吴门女科

临证精粹

主编◎许小凤

U0345452

人民卫生出版社

图书在版编目（CIP）数据

吴门女科临证精粹 / 许小凤主编 . —北京：人民
卫生出版社，2019
ISBN 978-7-117-29022-7

I.①吴… Ⅱ.①许… Ⅲ.①中医妇科学 – 中医临床
– 经验 – 中国 Ⅳ.①R271.1

中国版本图书馆 CIP 数据核字（2019）第 215936 号

人卫智网	www.ipmph.com	医学教育、学术、考试、健康，购书智慧智能综合服务平台
人卫官网	www.pmph.com	人卫官方资讯发布平台

吴门女科临证精粹

主　　编：许小凤
出版发行：人民卫生出版社（中继线 010-59780011）
地　　址：北京市朝阳区潘家园南里 19 号
邮　　编：100021
E - mail：pmph @ pmph.com
购书热线：010-59787592　010-59787584　010-65264830
印　　刷：保定市中画美凯印刷有限公司
经　　销：新华书店
开　　本：710×1000　1/16　印张：15
字　　数：277 千字
版　　次：2019 年 10 月第 1 版　2019 年 10 月第 1 版第 1 次印刷
标准书号：ISBN 978-7-117-29022-7
定　　价：48.00 元

主编

许小凤

编委（按姓氏笔画排序）

王　静　　王又佳　王利红　朱艳芳　朱蕴璞
仰　漾　　邬良岗　许小凤　苏恒香　何晓燕
张　吟　　陈　婕　陈宣伊　陈晴玥　邵　震
周素芳　顾　灵　顾　颖　徐　宁　徐冬艳
郭　恒　　谈　勇　曹雪梅　葛　华　虞　萍

学术秘书（兼）

王　静

作者简介

/ ---

　　许小凤,医学博士,主任中医师,教授,博士研究生导师,南京中医药大学苏州附属医院妇二科(生殖医学科)主任,苏州市不孕不育中医临床医学中心主任。省级重点学科、国家级重点专科学术带头人,江苏省有突出贡献的中青年专家,姑苏卫生领军人才,吴门女科代表性传承人。擅长中医、中西医结合诊治女性生殖障碍性疾病如月经病、不孕症、流产等。主持国家、省部、市局级科研项目30余项,获江苏省科技进步二等奖1项及江苏中医药科技三等奖2项、苏州市科技进步三等奖2项及苏州市新技术引进二等奖3项,国家科技发明专利2项;发表论文80余篇,参编出版专著14部;培养中医妇科学硕、博研究生58名。

序

一

泱泱中华,地域宽广;中医流派,诸子百家。长江三角之洲,阖闾古城苏州,历史悠久,文化底蕴深厚。吴门医派,享誉国医之秀;吴门女科,吴医一帜,积千年之发展,达明清之鼎盛。吴地水气氤氲,处方独特,体系理论渐成,薪火相传,典籍辈出,精彩纷呈。《吴门女科临证精粹》,名医汇聚,明清诸家翘楚,比肩一书。各家观点详述,诸人经验细表;地域风格凸现,用药特点见著。名家典范,条分缕析;共性特色,编者阐发;阅之获益匪浅,仿之亦能奏效。吴门女科力作,流派研究资料。

主编者许小凤,吴地姑苏人氏,行医卅载有余,师从国医大师,涉猎诸家,潜心研究经典,博采众长,擅于临证应用。吴门女科传人,姑苏领军人才,著书育人,誉满吴中。心怀不渝之志,胸揣传承之心;心地善良,心静善独,勤奋好学,刻苦执着,工作繁忙,不辞辛劳,率其团队,潜心编书,历时两年,了却多年心愿,以飨同道姐妹。其心可鉴,其情可明;成绩可喜,精神可嘉。

中医发展,依赖世代传承;中医传承,促进千年发展。中医流派,传承佳途,代代相传,发展壮大。吴门医学流派,地域特色鲜明,文化底蕴深厚,临证经验丰富。吴门女科,名扬世间;《吴门女科临证精粹》,流派韵味无穷,诸子众家,各领风骚。付梓在即,爱之为序。

肖承悰

2018 年元月于燕京

序二

苏州作为我国一个久负盛名的历史文化名城,建城已有 2 500 多年的历史。早在春秋战国时期,苏州就是吴国的都城,以后历为郡、府、省的首府,是江南的大都会,历史上有"吴中""吴下""三吴"之称。这里文化发达,经济繁荣,环境幽美,人杰地灵。

吴中医学可以上溯到春秋战国时期,据文献记载,在唐代以前,苏州的中医基本上是以医家兼道家占主导地位。到了唐代,吴中医学逐渐发展,出现了能够运用中医理论来指导治疗疾病的医家。明清两代,吴中名医辈出,著述洋洋,是吴中医学发展史上的鼎盛时期。清代医家唐大烈将苏州地区 31 位医家的医论、杂著汇编成《吴医汇讲》一书。从此,"吴医"这一名称始行天下,名扬四海。吴门医派的特点有三:其一为名医多。吴门医家主要集中在以苏州为中心的江南一带,据《吴中名医录》记载,苏州历代医家有 1 200 余人。其二为著作多。存世医籍有 500 多部。其三为理论贡献大。温病学的创立、络病理论和养胃阴学说的创新,对中医学的发展产生了巨大的影响。

吴门医派在不断发展的过程中,除了温病及内科杂病外,在女科领域,先贤们也为我们留下了大量的宝贵遗产。《吴门女科临证精粹》一书对历代吴门医派诸多医家、医著,特别是薛己、叶桂、徐大椿、王慎轩、钱氏、邵氏、郭氏、邹氏等有关女科的历史渊源、学术思想、临证特色、医案医话等进行挖掘、归纳、整理,探究吴门女科理、法、方、药的精髓,以满足广大中医妇科爱好者,继承、发扬、光大吴门女科,铸造吴门医派新的篇章。主编许小凤教授,苏州市中医院中医妇科主任,江苏省有突出贡献的中青年专家,姑苏卫生领军人才,吴门女科代表性传承人。在三十余年的医疗实践中,治学严谨,不断进取,集古今理论于一体,融诸家流派于一炉,继承与创新相结合,中医与西医相融合,担当起发扬光大吴门女科的重任,率领其团队及钱氏、邵氏、郭氏、邬氏等女科传承人整理和撰写本书,历时两年有余,不辞劳苦,为苏州中医妇科的发展增添了新的光彩。

葛惠男

2018 年春节于姑苏

前言

自吴王阖闾建城至今，已有两千五百多年历史的苏州，位于长江下游，太湖之滨。物产丰富，人文荟萃，形成了独特的地域文化——吴文化，如昆曲、评弹、苏绣、吴门画派等，当然也包括了"吴门医派"。吴门医派在中医药发展历程中具有举足轻重的作用，最具代表性的贡献是"温病学说"的创立。

"吴门女科"乃是吴门医派的一个重要部分，发展至明清时期已出现了诸多具有代表性的医家医著。如明代御医薛己，精通内、外、妇、儿、眼、齿、本草等科，其对女科的研究，著有《女科撮要》2卷30论。清代叶桂不仅为温病学泰斗，其对女科亦造诣深邃，著有《叶天士女科医案》《叶天士女科证治秘方》《临证指南医案·妇人卷》。清代徐大椿著有《女科指要》，沈金鳌著有《妇科玉尺》《妇婴三宝》六卷，吴道源著《女科切要》等。专门从事女科的主要有昆山的郑氏女科、姑苏的钱氏女科、常熟的邵氏女科、张家港的郭氏女科及吴中相城的邬氏女科等。其学术观点虽有差异，但临证用药却有共同之处：一是重视后天脾胃气血，用药甘温；二是兼顾痰湿，用药每加健脾利湿化痰之品；三是处方"轻、清、灵、巧"，避免大寒、大热、逐瘀、峻下之品。与此同时，吴门女科处方用药还以善用"血肉有情之品""单方验方""膏方调治"著称。几百年来，"吴门女科"为吴中大地广大女性的健康、子孙后代的繁衍昌盛做出了不可磨灭的贡献。时至今日，"吴门女科"的学术观点、临证特色仍在临床上广泛地运用。为继承和发扬"吴门女科"，作为"吴门女科"的传人，有责任、有义务整理出版一本能够比较全面地反映吴门女科代表性医家、医著中有关女科理、法、方、药精髓的专著，以飨广大中医妇科同道而了却心愿，也为吴门医派的发展添上精

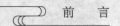

彩的一笔。

　　本书分上、下二篇。上篇阐述了吴地历史与文化、吴医渊源、吴门医派特点和吴门女科的代表性医家、医著,本篇由主编许小凤撰写。下篇分章详细论述了薛己、叶桂、徐大椿、王慎轩、钱氏、邵氏、郭氏、邬氏等吴门女科的历史渊源、学术思想、临证特色、医案医话等,突出强调了诸多医家、医著女科理、法、方、药的精髓和特点。下篇由现今在吴门女科一线工作的医师及钱氏、邵氏、郭氏、邬氏等女科传承人整理和撰写。附录收集了历代主要吴门女科常用方剂,以供读者进一步学习、研究参考。附录由主编许小凤携同周素芳及研究生徐宁、陈晴玥等整理。

　　本书编写历时两年,首先我要真诚地感谢参加编写的每一位成员,是你们的积极参与,克服了诸多困难,付出了辛勤的劳动才得以完成编写工作;感谢吴门医派研究院、苏州市中医医院葛惠男院长,苏州市中医医院程军平副院长、陈竞纬科长等单位领导对编写工作的大力支持;感谢北京中医药大学东直门医院首席教授,"京城四大名医"之首萧龙友先生之嫡孙女、学术继承人,国家级名老中医肖承悰教授多年来对吴门女科传承工作的指导和支持,并欣然为本书作序。由于时间仓促及水平有限,书中难免有不妥之处,敬请各位同道指正,谢谢大家!

许小凤于姑苏城

2018 年 1 月

目
录

上篇　总论

第一章　吴地历史与文化

【吴地历史】

相传商代末年,周古公亶父有三个儿子,长子泰伯,次子仲雍和幼子季历。季历有子昌,古公亶父认为昌有兴王业的才能,想把君位传给季历再传于昌。泰伯、仲雍了解这一意图后,为尊重父意,避让君位而来到当时被称为荆蛮之地的长江以南,并随乡入俗,自行"断发文身",表示他们已是荆蛮之人,而不能再回去继位了。他们的这一义行,以及他们所带来的先进的中原文化和农业生产技术,受到了当地居民的拥护,在梅里(今无锡梅村)泰伯被拥立为君长,国号为"勾吴"(由于笔误,后世勾吴被误写为勾吴),由此开始了吴地的历史。从泰伯起传至寿梦继位称王(公元前585年),吴国始有确切纪年。寿梦继位后,曾多次与中原诸侯会盟,促进了吴国与中原的交流。随着吴国的崛起,梅里的都城已日益不能适应国家发展的需要。而位于太湖东北岸的苏州,由于自然条件十分优越,交通方便,土地肥沃,物产丰富,人口众多,寿梦二十五年(公元前561年),正式将都城迁至苏州。当时的吴国以太湖流域为核心,在今天南可至浙江温州、永嘉之地,东至上海,北含南通至扬州以东沿长江一百里宽的狭长带,西至镇江丹阳的交界处。

公元前514年,吴王阖闾夺取王位以后,下令宰相伍子胥督造了水陆双棋盘格局的姑苏城,2 500年来原貌仍存,街巷、河道沿革至今,这在中国乃至世界也难觅其偶,故被誉为"中国历史第一古城"。公元前221年,秦始皇统一诸侯各国,在吴国设会稽郡,称为吴县,或称为吴州。589年,隋朝废吴郡,并改吴州为苏州(因苏州城西有姑苏山得名),这是苏州得名的开始。唐代苏州、吴郡两名通用,至唐天通元年(696年),分拆吴县另置长洲县,两县同治于苏州。五代时,一度叫吴洲。宋称苏州为平江府,辖吴县、长洲、常熟、吴江、昆山五县,府治设在苏州。从此,苏州城又称为平江城,明初平江府辖领太仓州和吴县、长洲、常熟、吴江、昆山、嘉定、崇明七县。清代沿称苏州府,苏州是江苏巡抚、

3

江苏布政使驻所。太平天国进驻苏州,建立苏福省,苏州为苏福省的首府,以后恢复称苏州府。民国成立,废苏州府,长洲、元和两县并入吴县,苏州则为吴县县城。中华人民共和国成立后,城乡分治,建立苏州市,为省辖市。1983年3月,实行市带县的行政体制,苏州市和苏州地区合并。

【吴地文化】

　　吴中历史源远流长,文化积淀十分深厚。泰伯、仲雍所带来的中原文化与吴地土著文化交融,是吴文化的起源。由于我国南方与北方的自然环境差别很大,尤其太湖流域,水乡泽国,地区性特别强,这种自然环境差异,必然导致经济发展与生活方式的差异,进而导致居民的气质、习俗、风情、意识、观念以及审美情趣的差异。吴人从上古时期起,就显得秀慧、细腻、柔和、智巧与素雅。到唐与两宋时代,吴地的城市经济和文化空前繁荣,跃居全国之首。自汉代起,吴地郡学林立,诵读之声不绝于途。隋唐时创建科举制度,分科学校应运而生。至宋朝,社学、义塾以及寺院经办的经舍遍布各地,而且由学者主持的书院也以吴地为盛。"天下有学自吴郡始",北宋著名的政治家、思想家、军事家、文学家,世称"范文正公"的范仲淹在吴地创办府学后,书院兴起,家学和私塾遍布城乡,苏州地区有社学七八百所,凡少年子弟均可入学就读,它们为苏州培养的才智贤士,不胜枚举。伴随着经济的发展,明代的文化、教育同样呈现出一派欣欣向荣的景象。崇文、重教成为各种社会思潮的主流。教育的兴起,进一步推动了当时社会经济、文化和医学的发展。吴人好读书,已成为传统风气。正是由于这种深广的教育基础,至明清两代,苏州一府的进士、状元人数遥居全国之冠,共有2 000多名,成为名副其实的状元之乡。即便是在新中国成立以后,从苏州走出去的两院院士也位列全国地级市之首。至2015年,苏州籍的两院院士共有111位,其中不乏王淦昌、贝聿铭、李政道、朱棣文等享誉海内外的院士,故苏州也被誉为院士之乡。

　　厚重的吴地文化,突出表现在以下几个方面。一是杰出的文学家代有辈出:陆机、陆云、昭明太子萧统、韦应物、陆龟蒙、范仲淹、范成大、高启、文徵明、冯梦龙、金圣叹等享有盛名;二是戏剧曲艺,独树新帜:著名的昆剧孕育于明代的吴地,自此苏州就成为中国传统戏剧最重要的发祥地与大本营。剧作家、剧本、演员数量之多,影响之大,在全国居前列,至今依然为海内外所注目;三是吴地古典园林小巧玲珑,变化有致,曲径通幽,在构思、布局、造型上深蕴诗情画意,堪称是艺术与自然之美的完美结合;四是吴门的书画艺术也为举世公认,沈周、祝允明、唐寅、文徵明等在世时,就为国内外有识之士所钦佩。那时的日本、朝鲜以及东南亚人士,都以得沈、唐、文三人之书画为一生中之殊荣;

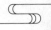

五是手工工艺精巧优良,不仅在历史上曾独步全国,而且在今天,丝绸、刺绣、木石雕刻、灯彩、制扇等方面仍为海内外人士所叹服。

综上所述,可以看出吴文化是一种具有鱼米水乡特色的"才智艺术型"地方文化,它孕育于"重视群体、遵守道德、讲究和谐、崇尚中庸"之道的大中华文化母胎之中。这种个性与共性的统一凝炼出了它的"秀慧、细腻、柔和、智巧、素雅"的社会文化特征。正是由于这种独特的社会文化特征,导致了吴地吴人千百年来物质文明、精神文明持久不衰的繁荣昌盛,而且也使她的文化具有更强的开放性、包容性、吸收性与融汇性的特点。文化心理的成熟、文化氛围的浓重、文化底蕴的深邃和文化内涵的丰富,铸就了吴门医派形成的基石。

（许小凤）

第二章 吴 医 渊 源

【吴医起源】

"吴医"这个名称,固然由"吴"地域名而来。但是吴医并非是"勾吴"小国的土特产,它的鼻祖应是金元四大家之一的朱震亨。朱震亨(1281—1358)与刘完素、张从正、李杲被称为"金元四大家",是中医学养阴学派的创始人。明朝杨循吉在《苏谈》一书中记载了浙江名医戴思恭是吴医形成的引导者。戴思恭,字原礼,号复庵,生于元代泰定元年(1324年),卒于明代永乐三年(1405年),浙江浦江(今金华)人,是我国明代著名医学家。戴思恭家传学儒,并数世业医。据《浦阳建溪戴氏宗谱》记载,自第14世行医始,戴思恭为第18世。戴思恭从小就深受家庭环境影响,博学广纳,勤奋向上。元至正三年(1343年),戴思恭与弟思温随其父不辞劳苦,徒步到义乌,一同拜在朱震亨门下。朱震亨要求戴思恭学医从《黄帝内经》和张机的《伤寒论》《金匮要略》等医书入手,并把记载自己治学心得和临床经验的笔记借给戴思恭。当时受业于朱门的弟子有很多,由于戴思恭颖悟绝伦,刻苦好学,所以最受朱震亨的赏识,得到的传授最为精深。学成后的戴思恭从浙江来到吴地悬壶行医,名声大震。吴地有一儒生叫王宾,字仲光,号光庵,明初吴县木渎人。王仲光原来不懂医道,因钦佩戴思恭的医术而去拜见他,向他请教学医之道。戴思恭说要熟读医书《素问》,王仲光就刻苦攻读三年。一日,在戴思恭外出的时候,王仲光拿了朱震亨的笔记、医案就回家研究,从此医术大进,终以医名驰誉吴地。于是"仲光之医名吴下,吴下之医由是盛矣"。

【吴医崛起】

宋室南迁,从中国的北方和中原地带涌来了大批官宦和知识分子,他们当中有不少人是精通医学的,有的还是职业医生,有的则家中自办药局。这在一定程度上给江南一带带来了不少新的医学资源,使发源于北方的医学思想得以在吴地传承与发扬,促进了吴门医派的发展。在南宋,苏州先后出现了医院和药局。现保存在苏州碑刻博物馆内的宋代石刻《平江图》,在图的东南隅上镂刻着"医院"两字。据考证,这所医院创建于宋嘉定年间,后来变成了专治囚犯的"安养院"。这是苏州历史上最早的医院,也是中国历史上有实物可考,并且定名为"医院"的最早一所医院。元末明初文人王伟曾言"予观近时言医者,莫盛于吴中"。元代吴门中医进入了初步的发展时期,约有医家58人,其中有九大世医家族,计有53人,如葛氏世医、韩氏世医、昆山郑氏女科等。"儒医多"亦为元代的显著特点,许多文人因战乱而由文转医或因儒通医,如刘岳、倪维德、王国瑛、葛应泽、陆文圭等。元末明初时期,意大利旅行家马可·波罗曾到过苏州,在其游记中提到苏州"医士甚众"。

明代吴门医派的发展进入了繁荣时期,约有医家392人,存世医学著作68部。在世医、儒医众多的基础上,因明初定都南京,使明代吴门涌现了大量的御医、医官,苏州召至太医院的医家共计72人,并出现家族聚集现象。如盛寅一门,有盛寅、盛宏、盛皑三人;薛铠、薛己与刘观、刘溥父子御医等。学术思想也呈现争鸣之景,易水学派、河间学派、伤寒学派等得以形成、传播与继承,并撰写出了大量的医学著作。期间,明朝正德年间御医、院判、吴县人薛己为明代吴医之代表。薛己(1487—1559),字新甫,号立斋。吴郡(今江苏苏州市)人。父薛铠,字良武,为太医院医士,治疾多奇,以儿科及外科见长。薛己得家传,原为疡医,后以内科擅名,精通内、外、妇、儿各科。1506年,薛己补为太医院院士,1511年升任吏目,1514年升为御医,1519年任南京太医院院判。薛己离职后,不辞辛苦,常远到嘉兴、四明、下堡、横金等处行医。薛己一生医著颇丰,大致有三类:一类是他自己的著述,有《内科摘要》2卷、《妇科撮要》2卷、《过庭新录》(一名《保婴金镜录》)1卷、《外科发挥》8卷、《外科新法》7卷、《外科枢要》4卷、《正体类要》2卷、《口齿类要》1卷、《疠疡机要》3卷、《外科经验方》1卷。《内科摘要》是我国第一次以内科命名学科及书名者,《疠疡机要》是麻风专著,《正体类要》是正骨科专书,《口齿类要》是口腔和喉科专著,都是现存最早的专科文献。第二类是经他校注和增补的著作,有宋代陈自明《妇人良方大全》24卷、《外科精要》3卷、宋代钱乙《小儿药证直诀》3卷、宋代陈文中《小儿痘疹方论》1卷、王纶《明医杂著》6卷、倪维德《原机启微》3卷、薛铠《保婴撮要》20卷。薛己校书,常附以己见和医案。第三类纯属校刊性质,有滑寿《十四经发挥》3卷、杜本《敖氏伤寒金镜录》1卷、徐用诚《本草发挥》4卷、陶华《痈疽神秘验方》1卷。

【吴医盛行】

明末清初,更有以王履、吴有性、叶桂、薛雪为代表的吴门医家温病学说的创立。王履在《医经溯洄集》中对"温病、热病混称伤寒"提出了异议,认为"当观其何时何气,参酌伤寒、温热病之法,损益而治之,尤不可例以仲景即病伤寒药通治也"。明末吴有性更是于《温疫论》中提出"温疫之为病,非风,非寒,非暑,非湿,乃天地间别有一种异气所感"的观点,对温疫的病因有了较为明确的认识。这些学术观点实乃清代温病学派创立于吴门的思想种子。

清代吴门医派的发展进入了鼎盛时期,共有医家约 693 人,存世著作 388 部。名医辈出,著述洋洋,温病学说的创立是吴门医派发展至鼎盛时间的标志。与此同时,伤寒学派中也出现了学术分野,喻昌、张璐父子、周扬俊等人主张以"错简重订"研究伤寒,而徐大椿、尤怡、钱磺等人主张从"辨证论治"研究《伤寒论》。在学术交流上,吴门医家间变得更为频繁,寓居、迁徙现象增多,游学、访师颇盛,如喻昌、缪希雍、李中梓、柯琴、陆懋修等人间的相互切磋、学习。学术交流的发展又衍生出了众多的学术沙龙、学术团体、学术期刊,如清乾嘉年间,吴中名医唐大烈将吴中地区的三十一位著名医家的医论杂著汇编成《吴医汇讲》十一卷,刊刻印行。《吴医汇讲》作为中国第一本医学期刊,从清乾隆五十七年(1792 年)到清嘉庆六年(1801 年),共办刊十年,有效地促进了吴门地区乃至全国的中医学术交流。从此,"吴门医派"这一名称也盛行于世。

【吴医发展】

清末民初,苏州涌现出了一大批名医,如吕仁甫、王霖、鲍竺生、陆方石、陈憩亭、艾步蟾、顾伯平、陈星华、陆晋笙、汪逢春、马筱岩等。民国时期的苏州中医,以其学术特点来分,主要有三:一是以顾允石为代表的杂病派,主治风、劳、膨、膈;二是以经绥章、李畴人为代表的温病派,主张用药轻清,以祛病邪;三是以顾福如为代表的中西汇通派,以中医中药为主,吸取西医西药的知识,并用于临床实践。但万变不离其宗,尽管学术特点不同,但基本上仍然保持吴门医派的传统本色。新中国成立后,吴门医派得到了崭新的发展,1956 年成立了苏州市中医医院,组织散在各联合门诊、个体门诊的名医,集中于中医院内应诊。在苏州地区,先后出现了黄一峰、陈明善、钱伯煊、承淡安、叶橘泉、王慎轩、宋爱人、葛云彬、费浩然、唐祥麟、顾君安、金昭文、金绍文、郑连山、马友常、奚凤霖、马云翔、陶君仁、金储之、尤怀玉、沈养吾、王寿康、吴怀棠、郑绍先、金里千、吴建章、龚凤歧、汪达成、周本善、俞大祥、龚正丰、何焕荣等一大批名医,为吴门医派的继承、发扬、光大做出了贡献。20 世纪 50 年代中期,吴门名医承淡安、叶橘泉、王慎轩、葛云彬、钱伯煊等奉命先后调入南京、北京,组建南京中医学院及中国中医研究院等,为开创新中国中医药事业做出了巨大的贡献。其中承淡安被江苏省人民政府聘请为首任江苏省中医进修学校(南京中医药大学前身)校长,他创办了中国历史上最早的针灸刊物《针灸杂志》,为中国针灸事业的发展倾注了全部心血,被誉为中国针灸一代宗师;叶橘泉调往南京担任江苏省中医研究所所长、中国医学科学院江苏分院副院长等职;王慎轩先生奉命先后调入南京、北京,被聘请为江苏省中医进修学校妇科负责人、北京中医学院附属东直门医院妇科副主任;葛云彬、钱伯煊先生分别调入卫生部中医研究院西苑医院,任骨科、妇科主任。正如吴怀堂《吴中名医录》序中所言"有闻名邦国者;有饮誉乡里者;有创造发明、著书立说而成为一代宗师者;有精于脉理、善诊妙治而留千百医案者;有广注阐解经典者;有专论克治时病者;有精通诸科者;有独善一技者。总观诸贤,不唯医道高超,且皆医德隆厚"。如果说江苏中医是新中国中医教育的摇篮,那么吴门医派是江苏中医的基石。

(许小凤)

第三章 吴门医派特点

【地域性】

吴门医家主要集中在以苏州为中心的江南一带,以太湖流域为核心,东至上海,南至浙江,西至镇江、丹阳,北至南通、扬州沿江一带。明代的苏州已成为中国的经济、文化、医学的中心,这片既古老又现代的富庶之地,孕育了名重天下、精彩纷呈的吴文化。先辈们在这里留下了丰厚的文化遗产,既有古城名镇、园林胜迹、街坊民居以及丝绸、刺绣、工艺珍品等丰富多彩的物质遗产,又有昆曲、苏剧、评弹、吴门画派等门类齐全的艺术遗产,吴门医派便是吴地文化中的一朵奇葩。

【影响大】

自吴门医派创立之始,前后四百多年间,名医辈出,并留下了大量的医学著作,形成了世人瞩目,传承不衰,具有"名医多、御医多、医学古籍多"等明显特点的吴门医派。名医多:苏州历代医家有1 200余人,明清时期,吴中名医有温病学派大家王履、吴有性、叶桂、薛雪等,仲景学派名家以柯韵伯、徐大椿、尤怡为代表,杂病大家以戴思恭、王仲光、缪希雍、李中梓、叶桂等为代表,又有以薛己、王维德、高秉钧等为代表的外科流派大家。御医多:世称吴中多名医,故被下令征诏或举荐入京为御医者众多,代表人物有唐代周广、盛寅等,明代钱瑛、卢志、薛铠、薛己、徐镇、刘观、何顺中等,清代徐大椿、曹沧洲、邓星伯、潘霨等,仅明代吴中籍御医就有70多位。医学古籍多:吴中历代医家,既有高超的临床技术,又有丰富的医学理论,善于著书立说,他们在长期的医疗实践中,为后人留下了大量的医学著作。据有关资料统计,历代吴医古籍600余种,内容丰富多彩,涉及中医学的各个方面。影响较大的有宋代的《女科万金方》,元代的《泰定养生主论》《十药神书》等,明代的《医经溯洄集》《薛氏医案二十四种》《神农本草经疏》等,清代的《绛雪园古方选注》《临证指南医案》《医经原旨》《温热论》《徐氏医书六种》《张氏医通》《伤寒贯珠集》《外科证治全生集》《世初斋医书》等。此外,还有许多珍贵的稿本、抄本、孤本及罕见的木刻本,如《暴证知要》《医便初集》《医林正印》《临证度针》《古今方案汇编》《内经病机纂要》等。1986 年以来,有关部门组织编辑出版了大型吴医古籍丛书《吴中医集》,收载了四十多部中医古籍,五百多万字数,并得到社会强烈的反响。以后《吴中名医录》《吴中十大名医》《吴中秘方录》《吴门医派》《吴医荟萃》等书的相继出版,使吴门医派的古籍整理有了一个新的开端。

【温病学说的创立】

　　吴门医派在中国医学史上占有重要的地位,这与吴门是温病学说的发源地有关。吴中一带湖河诸多,地处卑湿,水利资源丰富,一年四季气候分明,较之北方多温、多湿,这是吴中多温病的自然条件。因此,吴中医家也就有了更多的治疗温病的实践机会,构成了温病学说创立于吴中的必然因素。元末明初,苏州昆山人王履宗《黄帝内经》"冬伤于寒,春必温病"的学术思想,以感邪的即病与不即病区分,提出了温病与伤寒的不同,伤寒治以辛温解表,温病则应治以辛凉苦寒;苏州吴县洞庭东山人吴有性,在此基础上写出了《温疫论》一书,提出了温疫病因"疫气学说",为中医预防和治疗传染病做出了卓越的贡献,为吴中温病学派的崛起奠定了基础;苏州阊门外渡僧桥下塘名医叶桂在其著作《温热论》中提出"温邪上受,首先犯肺,逆传心包"的传变途径,明确了温病"卫、气、营、血"的论治大法,处方用药注重实效,具有"轻、清、灵、巧"的特色;清代医家吴瑭(吴鞠通)在《黄帝内经》及叶桂等医家论述的基础上,根据外感温热病发生发展的一般规律,在其医著《温病条辨》中创立了温病三焦辨证体系。从此,温病学说从病因病机到辨证施治有了较完整的理论体系,对中医学的发展产生了巨大的影响,于相当长的时期内,在治疗传染性疾病方面居世界领先地位,并对当今的烈性传染病如 SARS(严重急性呼吸综合征)等的诊治具有积极、有效的指导意义。

(许小凤)

第四章　吴门女科

吴门医派以"名医多、御医多、医学古籍多"著称,其中不乏有对女科研究精深的医家、医著。

【代表性医家医著】

一、薛己

薛己(1487—1559),字新甫,号立斋,姑苏吴县人,明代著名医学家。世医出身,承继医业,先后任御医及太医院使。精通内、外、儿、妇、眼、齿、本草等科,尤精疡科,生平著作 12 部。其对女科的研究,著有《校注妇人大全良方》及《女科撮要》2 卷 30 论。前者除对《妇人大全良方》的校注外,还增加候胎、疮疡两门,并附有个人治验和方剂。《女科撮要》收集验案 183 则,许多为《校注妇人大全良方》所未录者。上卷论经、带诸疾及妇人乳痈、阴疮等杂病,下卷论胎产诸疾。诸病后各附验案供参阅,遣用诸方罗列卷末。全书条分缕析,施治恰当。首言病机,继则分证阐述,确立治法,言简意赅,切合实用。该书精辟论述了经、带、胎、产及女科杂证的证治,是薛己妇产科临床经验的荟萃。其学术思想强调妇女以血为本,在病机方面,重脾胃,培源深流,认为经水不行,多有因脾胃损伤而致者,切不可认作经闭血凝,轻用通经破血之剂。凡遇此症须先审其脾胃何如,倘因饮食劳倦损伤脾胃,少食恶味,泄泻疼痛,或误服汗下攻克之药伤其中气,致血少不行,只宜调养脾胃。治疗方面,强调治病求本,既重视后天脾土,又重先天肾命,以温补养虚见长。在用药方面,重视温补,不善苦寒,惯用六味、八味、六君、补中益气等方药,而且常用补中益气汤、六味地黄丸朝夕分补。

二、叶桂

叶桂(1677—1746),字天士,号香岩。姑苏吴县人,世居苏州阊门外下塘上津桥畔。祖、父俱精通儿科,叶桂承家学初习幼科,后学力日进,扩充其道于内科一门,并长于温病及疑难杂病,是温病学说的奠基人。其对女科一门的研究也造诣颇深,著有《临证指南医案》妇人卷、《叶天士女科医案》《叶氏女科证治》四卷等。叶桂认为奇经八脉是维持女子正常月经来潮的主要机制,其论及月经生理时云:"思经水必诸路之血,贮于血海而下。其不致崩决淋漓者,任脉为之担任,带脉为之约束,维跷脉为之拥护,督脉以总督其统摄";论及不孕及崩漏病理时云:"不孕经不调,冲脉病也""肝肾内损,延及冲任奇脉,遂至经漏淋漓";至于产后淋痛病机"都是冲任奇脉内怯"。治疗奇经从脏腑论治,遵循"女子以肝为先天",从厥阴阳明而治,善调肝,暖肝益肾,强调通和奇脉。其医案中按奇经八脉辨证立法遣方用药者占1/4以上,尤重冲任,将冲任病变归纳为逆、结、虚、不固几类,治疗倡导运用血肉有情之品。

三、徐大椿

徐大椿(1693—1771),字灵胎,晚号洄溪老人。苏州吴江松陵镇人,清代名医。其自幼习儒,旁及百家,聪明过人,勤学勤思,博览群书。年近三十,因家人多致力医学,故攻研历代名医之书,尤其精研中医经典医籍,谓:"言必本于圣经,治必遵乎古法",并联系实际及所学所悟,加以注释。其一生著作甚丰,对女科的研究著有《女科指要》。其学术观点强调女科临证注重辨证论治,并巧用活用经方。例如,其认为产后多虚多瘀,治疗当以养血为主,辅以逐瘀,不同于当时的温补法作为产后常规治疗。他在点评《临证指南医案》中说:"近来诸医,误言产后属寒之说。凡产后,无不用炮姜、熟地、肉桂、人参等药。不知产后血脱,孤阳独旺,虽石膏、竹茹仲景亦不禁用,而世之庸医,反以辛热之药伤其阴而益其火,无不立毙,我见甚多。"

四、王慎轩

王慎轩(1899—1984),浙江绍兴人,从师于沪上名医丁甘仁等先生学医,是丁甘仁创办的上海中医专门学校的早期学生。毕业后于1924年迁居苏州悬壶应诊,在苏州阊门内吴趋坊设立了女科诊所,以女科著称于江浙沪。王慎轩先生治学严谨,精通古今理论。治疗女科常见病,强调首先要辨证求因,审因论治,在脏腑、经络、气血之生理关系的基础上分析病理变化,提出女子多气少血、气机不畅是女科百病的致病原因。先生总结自己对女科的理论研究和临床应用方面的独到见解,撰著出版了《胎产病理学》一书,在当时的中医女科界产生了较大影响。该书于1926年出版后,不久就售罄,又于1930年再版。新中国成立后,王慎轩的女科诊疗经验曾备受重视,当时出版的一些中医院校女科教材,都选用了王慎轩的女科医案。1926年,热心于中医学教育的王慎轩先生创办了"苏州女科医社",该社分实习、函授两部,历 7 载寒暑,毕业学生 4 届约 700 人。1933 年夏天,苏州女科医社改称为"苏州国医学社",社长为唐慎坊,总务主任为王慎轩。1934 年冬,"苏州国医学社"改组为"苏州国医学校"。苏州国医学校学制为 3 年,每届招生 40 名左右。1937 年 7 月,抗战爆发后,学校被迫停办。王慎轩创办的这所民办国医学校在中医教育、学术研究以及医学科普方面作出的巨大努力,在今天仍不失其借鉴意义。20 世纪 50 年代中期,王慎轩先生奉命先后调入南京、北京,曾执教于江苏中医学校(南京中医药大学前身)和北京中医学院(北京中医药大学前身)。其代表著作还有《女科医学实验录》《王慎轩晚年医案》等。

五、钱氏女科

钱伯煊(1896—1986),苏州市人,祖上三代名医,幼承家训,6 岁起寄读于清末状元洪钧家中,寒窗 10 年,饱读经史。16 岁师从姑苏名医曹融甫(清末御医曹沧洲之子),领会师意。侍诊之余,熟读《黄帝内经》《金匮要略》《难经》《本草纲目》等中医经典著作。20 岁又随其父临证,继承家学,22 岁便悬壶于苏州,开业行医,门庭若市。1948 年,国民党蓄意取消中医,钱伯煊不顾个人安危,毅然联合吴中名医黄一峰、葛云彬、李畴人、奚凤霖、祝怀冰等人,共建"同舟社",与扼杀中医政策相抗争。新中国成立之际,他主动捐献了家中的行医用具,进入政府开办的中医联合诊所门诊。1953 年,他又与葛云彬、李畴人等积极筹建苏州市中医医院。1955 年受命于卫生部调至中国中医研究院(现中国中医科学院),先后在广安门医院、西苑医院妇科工作。他以渊博的学识与丰富的经验积极投身于医疗、科研、教学等工作中,为新中国的中医事业殚心尽力,一直工作到 90 岁高龄。在女科疾病的诊治中,钱伯煊强调月经病调治重在肝脾气血,妊娠病对策着眼顾护脾肾,产后病意在攻补兼施,不孕症以调经种子为要,并善用单方验方,轻以祛疾。代表性医著有《妇科常用中药》《妇科常用方剂》《脉诊浅说》《女科证治》《女科方萃》《钱伯煊妇科医案》等。钱伯煊外甥女谈勇教授,中学阶段每到假期即在外公身边习字抄方,秉外祖父之令一直读完中医妇科博士研究生,就职于南京中医药大学,任妇科教研室主任。谈勇大弟子许小凤,随师攻读中医妇科学硕、博研究生,毕业后于苏州市中医医院从事中医妇科临床至今三十余年,为吴门女科代表性传承人。

六、邵氏女科

常熟邵氏女科创始于曾祖父邵荣芝,传于其子邵幼泉为第二代,再传邵景康为第三代,延至邵亨元先生为第四代,现至邵震为第五代世医。先辈们每日诊务繁忙,门庭若市,名震虞山。尤其是第四代世医邵亨元,治学严谨,注重理论和实践相结合,在女科方面,尤有独到见解,提出了"肝脾肾为本,五脏并重,温补为主"的学术思想,以及注重调畅情志、身心同治。邵老平素喜用花类药,认为花类药凝本草之精华,轻灵清化,性味平和,最能疏利气机,条达气血,尤适合体质娇嫩,不堪药性偏颇之妇女使用。临证若配伍得法,可收事半功倍之效。

七、郭氏女科

张家港郭氏女科创始于清同治年间,传承至今大约一百五十余年。高祖郭生春、郭子安研习岐黄,毕生从医,《江阴郭氏宗谱》卷七记载其"医学渊深,明于诊断,回春妙术,名噪一时"。曾祖郭汇泰,十八岁丧父,依父临终嘱托,从堂伯父郭子安习医,三年期满,又赴上海医学讲习所及苏州福音医院研究院深造,先后担任上海爱国女学和梁丰学校校医,后在镇上悬壶行医。自郭氏女科第三代传人郭守朴先生始渐渐形成郭氏女科独立的理论。著有医学著作《凤凰治验录》《单方杂萃》《矍叟见闻录》。郭氏女科博采诸家学说,结合临证之中心得,渐成一格:以调脾胃为主,顾护肝肾为总纲,虑及其他脏腑为辅。脾胃为后天之本,为一切生命活动基础,无论经、带、胎、产、女科杂病均与之关联最为密切。

八、邬氏女科

吴中相城邬氏女科始于邬俊才(1900—1954),昆山张浦镇周巷村人,自幼颖异,攻读儒书,博通诸经,14岁从师吴中角直名医汤逸生学习中医内科3年,复投师昆山戴莲汀学习中医女科2年,19岁学成返回周巷悬壶行医,治病良效,声誉鹊起,人称"邬一贴"。其长子邬贞白,承家传,随父学医,1947年复投上海女科名医朱小南门下2年,得奥窍而归,擅长伤寒、温病、内科、女科。著《续济庐医案》一册。邬贞白次子邬良岗,18岁随父学习中医,后随昆山玉山医院王志贤老中医侍诊中医内科2年,并于昆山行医20余年。1981年底调入吴中望亭镇卫生院(相城区中医医院前身)工作至今。邬氏女科擅于收集历代名家医述、医案,从经典文献、流派学术、临证思维,用药特色等方面对典型医案进行解析、阐释,获益良多,形成了邬氏女科治病求本及强调脾胃、情志在女科疾病中的作用的学术思想特征。

九、其他吴门女科医家医籍

朱丹溪(1281—1358),名震亨,字彦修,元代著名医学家,婺州义乌(今浙江义乌市)赤岸人。其力倡"阳常有余,阴常不足"之说,是"滋阴派"的创始人,同时也是吴门医派的鼻祖。他提出了以气、血、痰、郁辨证方法治疗杂病(包括女科疾病),在医学理论的发挥及杂病的治疗方面做出了巨大的贡献。著《丹溪心法》《格致余论》《局方发挥》《本草衍义补遗》《伤寒论辨》《外科精要发挥》。对于产前调治,主张养血清热,提出"产前安胎,黄芩、白术为妙药也"。

缪希雍(1546—1627),字仲淳,明嘉靖常熟人。其学有渊源,一本经旨,对中医学理论和实践进行了深入的探索。用药擅长甘润清灵,重视清热养阴,属于寒凉一派。在明代温补之学盛行期间,独树一帜,很有实际意义。《神农本草经疏》和《先醒斋医学广笔记》为其代表作,其中对女科血证的治疗及逐月安胎法具有精辟的论述。

李中梓(1588—1655),字士材,号念莪,出身官宦之家,上海浦东惠南镇人,明末清初名医。所著《医宗必读》被当时称作最完整的中医教材,在吴中医界广为传诵,其门人大多数也为吴门医派。主要学术思想女科病重视肾为先天之本、脾为后天之本和水火阴阳论,并强调肝肾同治。

张璐(1617—1699),字路玉,号石顽老人,江南长洲(现苏州)人。著有《伤寒缵论》《伤寒绪论》《张氏医通》《千金方衍义》《本经逢原》《诊宗三昧》等书,是一位自学成才的吴中杰出医家,也是清初的著名医家之一。张璐苦读经典医籍,博采众长,在研究伤寒学、本草学等方面均有很深的造诣。代表作《张氏医通》为综合性医书,十六卷,其中"妇人门"中,列经候、胎前、临褥、产后等篇,专论女科诸证,其中产后三冲、三急、三审最为医者熟知。

沈金鳌(1717—1776),字芊绿,晚号尊生老人,江苏无锡人,清代医学家。他博通经史,工诗文,举孝廉,屡试不进。曾说:"昔人云:'不为良相,当为良医',余将以技济人也",中年以后致力于医学。著有《沈氏尊生书》,其中包括《妇科玉尺》《妇婴三宝》六卷。其女科学术思想受儒学思想影响较大,全书始终贯穿"尊生重命",临证重脉法、重情志,调和气血,兼顾脾胃。

吴道源(1903—1941),字本立,常熟市人,清代名医。习举子业不售,改攻医学,行医达数十年之久,名噪乡邑。撰写了妇产科专著《女科切要》,对妇产科的发展有重要的影响。他认为肥人的月经失调与痰湿有密切的关系,原发性闭经与气血亏虚有关。书中对闭经、月经先期、月经过期、痛经、保胎、产时产后病均有涉及,详细描述了各种女科疾病的病因病机及治法方药。于1932年10月加入中国共产党,1941年2月22日,在执行任务中被投靠日伪军的反动武装硬拳道逮捕,受尽酷刑,始终不肯吐露党的秘密。同年3月1日,被硬拳道活埋。

【临证特点】

一、重视后天脾胃气血,用药甘温

历代吴门女科诸多医家在诊治女科疾病的临床实践中,强调妇人以血为本,学术思想的共性之一是女科病机重脾胃、冲任、气血。气血为脏腑经络活动的物质基础,若脾胃素弱,后天之源生化乏力;或饮食劳倦、忧思过度,损伤心脾,营血不足;或大病久病,或吐血、下血、堕胎、小产等数脱于血,或哺乳过长过久,以致气血、冲任大虚,脏腑经络失养,功能失常。治疗应强调治病求本,重视后天脾土。遣方用药以甘温补虚为主,惯用四君、四物、六君、补中益气、六味、八味等,切不可轻用通经破血或苦寒攻克之剂,伤其中气,变本加厉。

二、兼顾痰湿,每加健脾利湿化痰之品

吴中地带,水湿偏盛,且调补气血、脏腑、奇经之品均为滋腻生痰碍胃之剂,故处方时当须顾及健脾和胃、利湿化痰,有助于改善吴地女子多湿多痰的体质,也有利于对药物的消化吸收。诸家女科临证时常用的健脾和胃、利湿化痰之品有苍术、半夏、白术、茯苓、砂仁、薏米、石菖蒲、枳壳、木香、陈皮等。如叶桂《临证指南医案》调经方中,十有八九佐以茯苓、半夏、陈皮。

三、处方"轻、清、灵、巧",避免大寒、大热、逐瘀、峻下之品

吴中历史悠久,风物清嘉,小桥流水,粉墙黛瓦。吴人的气质、习俗、风情、观念以及审美情趣显示出了秀慧、柔和与素雅的特性,故而形成了吴门医派善用轻剂的特色。吴中女子身材小巧玲珑,秉性清静平淡,处方用药更是讲究"轻、清、灵、巧",避免大寒、大热、逐瘀、峻下之品。如叶桂所著《临证指南医案》、徐大椿著《女科指要》及昆山郑氏女科《女科万金方》中,一方药味均在5~8味之间,活血化瘀常用当归、五灵脂、生山楂、丹参、泽兰、柏子仁等,鲜用桃仁、红花、三棱、莪术等逐瘀破血之品。钱氏女科调治月经病,以通调气机、开郁行气为主,佐以养肝柔肝。用药轻清,不过用辛香燥烈之品,以免劫津伤阴,耗损肝血;健脾益气不过用辛温或滋腻之品,以免耗伤脾阴或困阻脾阳;行气活血不用破气峻药攻伐,善用理气行滞之品,如当归、川芎、香附、延胡索、丹参等,于"平淡之中见真情"。

四、强调奇经八脉,倡导运用血肉有情之品

清代名医叶桂,不仅为温病学泰斗,也为杂病大家,对其他各科亦造诣深邃。所著《临证指南医案》一书卷九中收集女科病例200余例。他认为,奇经八脉为妇人经脉之根本,如其论及月经生理时云:"思经水必诸路之血,贮于血海而下。其不致崩决淋漓者,任脉为之担任,带脉为之约束,维跷脉之拥护,督脉以总督其统摄";论及不孕及崩漏病机时云:"不孕经不调,冲脉病也","肝肾内损,延及冲任奇脉,遂至经漏淋漓";治疗奇经八脉从脏腑论治,尤其是肝肾脾胃。叶桂遵循"女子以肝为先天",奇脉阴虚,从足厥阴肝经论治,且谓"肝

血阴虚,木火内寄,古人温养下焦,必佐凉肝坚阴",常用生地、枸杞子、白芍、紫河车、白薇、黄柏等;若奇脉虚寒,无有储蓄,经水一月两至或几月不行,暖益肾肝主之,常用人参、紫河车、肉桂、紫石英、艾叶、小茴香、当归、熟地、白芍等。"夫冲任血海,皆属阳明主司",冲任虚寒,从阳明而治,扶持中土,望其加谷,四君子汤主之,加半夏、苏梗、枳壳等。叶氏医案中,按奇经八脉辨证立法、遣方用药者占 1/2 以上,尤重冲任,治疗倡导运用血肉有情之品(紫河车、龟板、鳖甲、鹿角、阿胶等)。昆山郑氏女科认为,冲任督是奇经八脉中的一源三歧,三脉失束,可见月经量多或淋漓不尽,甚者可见崩漏。调经治崩漏,在塞流、清源、引血归经的辨证论治前提下,注重调理冲任督,认为通补奇经可收事半功倍之效,往往不止血而血自止。后世诸多吴门女科医家的医案、医话中不乏对调补奇经八脉、运用肉有情之品的精辟论述。

五、轻以祛疾,善用单方验方

秉承吴门医派处方"轻、清、灵、巧"的特点,吴门女科医家善用单方验方治疗女科疾病,轻以祛疾。如钱氏女科继承家传衣钵,治疗女科疾病喜用单味中药研为细粉,另行冲服,增加疗效。紫河车粉 9~30g,用于先天不足,气精两虚,冲任失调导致的崩漏、闭经、不孕、流产等症;三七研粉 9~18g,用于瘀血阻络、肝气郁滞导致的月经不调、经行腹痛、腹胀等症;细辛粉(1.5~3g)辛温散寒、止痛通络,治疗气滞血瘀、寒凝血涩所导致的月经不调、经行腹痛,或以肉桂末3g,琥珀末 6g 配伍冲服。单方验方轻以祛疾机制在于①芳香药物其气辛窜,直通经络孔窍,若入药久煮,则伤其通经通窍之性,故在用某些芳香药物时常研末冲服。②某些贵重药物如鹿茸、鹿胎、真麝香等,如入汤剂煎煮,恐需量大而造成浪费,用小量研粉另冲,则量小而力专。③病情紧急,如果汤剂煎服恐耗时延误病情。女科有不少紧急情况如痛经剧烈、崩漏失血较多等症,用中药研为粉末,常备不懈,临床常常有救急之妙用。④许多常用药直接冲服更易被胃肠吸收。

六、强身与治病并举,善用膏方调治

苏州位列商业消费城市由来已久,城内绅士居多,城郊经济富庶,百姓人家冬令都有服用滋补膏方的习俗。膏方是在整体观念的原则指导下,兼顾复杂的体质特征和病情特点,用药药味较多,看似庞杂,但并不是"杂乱无章"。它是以辨证为依据,理法为准则,合理配伍用药,可能是数方组合,但君臣佐使,各司其职,互相协调,以期达到最佳的效果——平衡,具有强身与治病并举、不治已病治未病的作用。

膏方调治女科病主要运用于三大类疾病,一是先天肾气不足,后天脾胃虚弱之月经后期、闭经、经水早绝、不孕、流产等病证,运用膏方补肾健脾,养血填精。二是正气亏虚,邪气乘虚而入的慢性病患者,如痛经(子宫内膜异位症)、癥瘕(子宫肌瘤、子宫腺肌病、卵巢肿瘤)、妇人腹痛等,所谓"正气存内,邪不可干,邪之所凑,其气必虚"。三是肝脾失调、心肾不济的亚健康患者,常好发月经前后诸证或绝经前后诸证。随着社会经济、文化、生活环境及习惯、工作压力、情绪等的改变,越来越多的女性未能应顺四时、昼夜的变化而调节摄生,过度的消耗或调节的紊乱,失去了机体正常的气血、阴阳的平衡,导致了内分泌功能的紊乱,正如经云"上古之人,其知道者,法于阴阳,和于术数,食饮有节,起居有常,不妄作劳,故能形与神俱,而尽终其天年,度百岁乃去。今时之人不然也,以酒为浆,以妄为常,醉以入房,以欲竭其精,以耗散其真,不知持满,不时御神,务快其心,逆于生乐,起居无节,故半百而衰也"。运用膏方调治,以达到"阴平阳秘,精神乃治"及脏腑、经络、气血平衡的状态。

(许小凤)

下篇　各论

第五章 薛己女科

【历史渊源】

薛己(1487—1559年)(图5-1),字新甫,号立斋,吴县(今江苏省苏州市)人。名医薛铠之子,父薛铠曾为太医院医士,薛己自幼天资聪颖,继承父业,精研医术,初精攻疡科,后以内科得名,诸家旁通,内、外、妇、儿均有建树。1506年薛己补为太医院院士,1511年升任吏目,1514年升御医,1519年任南京太医院院判,1530年以奉政大夫南京太医院院使致仕。离职后,不辞辛苦,常远到嘉兴、四明、下堡、横金等处行医。李士材曾在其《删补颐生方论·医宗论》中言其:"敏而多学,诚为迩来名医之冠,有功于先哲后昆"。

薛己治学严谨刻苦,勤于著述,《保婴撮要》林懋序说,他曾偶见薛己在家中"蓬头执卷,抽绎寻思"地研究医学,其论著宏富,撰有《内科摘要》两卷、《女科撮要》两

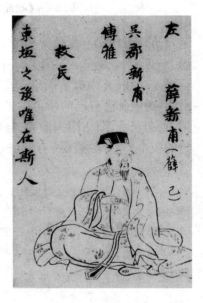

图5-1 薛己像

卷、《外科发挥》八卷、《外科心法》七卷、《外科枢要》四卷、《正体类要》两卷、《口齿类要》一卷、《疬疡机要》三卷、《外科经验方》一卷。校注陈自明《妇人大全良方》二十四卷、《外科精要》三卷,钱乙《小儿药证直诀》三卷,陈文仲《小儿痘疹方论》一卷,王纶《明医杂著》六卷及《保婴金镜录》一卷,又校勘元明医书七种。诸书合称《薛氏医案》,另有《本草约言》,薛己撰之。其中妇产科医著主要有《校注妇人大全良方》《女科撮要》。《校注妇人大全良方》(图5-2)是薛己在陈自明所著《妇人大全良方》的基础上,重予厘订,删繁就简,附入按

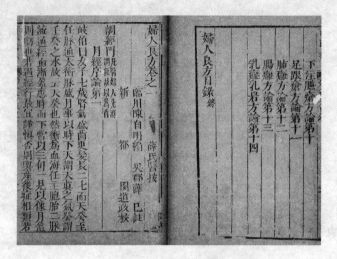

图 5-2 《校注妇人大全良方》明万历间刻本

语及治验而自成一编。全书共二十四卷,分为调经、众疾、求嗣、胎教、妊娠、候胎、坐月、产难及产后等门类,每门分若干病证,共二百余论,分述各病的病因、证候及治法,其内容不局限于文字的考订,在原著基础上进行补充修订或删减,并融入薛己自己的学术主张,将其自身诊治医案四百余例收录其中,即所谓"曾以己意删订,附入治验,自为一书",使《校注妇人大全良方》成为广为流传的版本。《女科撮要》(图 5-3、图 5-4)于《校注妇人大全良方》次年发刊问

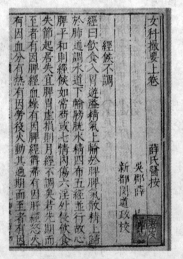

图 5-3

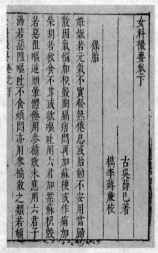

图 5-4

图 5-3、图 5-4 《女科撮要》明万历间刻本

世,共两卷,三十论,上卷论经、带、诸疾及妇人乳痈、阴疮等杂病,下卷论胎产诸疾,举列病证一百六十三种,辑录七百余条,附以按语,或阐发临床心得,或补充引述之未备,或订正前人之谬误。内容广泛,资料丰富,取舍公允,汇集了薛己妇产科丰富的临床经验,精辟论述了经、带、胎、产及女科杂证的论治,对女科临床辨治及学术研究有较大的参考价值。

【学术思想】

一、重视脾肾肝

薛己认为妇人疾病的发生与脾肾肝有关。《女科撮要》上卷开篇即云:"经曰:饮食入胃,游溢精气,上输于脾,脾气散精,上归于肺,通调水道,下输膀胱,水经四布,五经并行……脾胃虚损,则月经不调矣",揭示月经失调与脾之密切联系。薛己对脾胃的认识源于《黄帝内经》,并遥承李杲《脾胃论》中"脾胃为气血之本"的观点,认为脾胃为人之根、气血之本,受纳五谷,化为津液,润泽五脏六腑,即所谓"胃为五脏本源,人身之根蒂"之说;论述妇人病证,不仅重视后天之本脾胃,也强调先天之本——肾,并受王冰、钱乙命门思想的影响,着重强调肾-命门的温煦作用。除此之外,他还强调妇女以血为本,月经、胎孕都是以血为用。而肝藏血,肝之功能失调影响妇人月经、胎孕。如论经候不调时说:"若先期而至者,有因脾经血燥,有因脾经郁滞,有因肝经怒火,有因血分有热,有因劳役火动。其过期而至者,有因脾经血虚,有因肝经血少,有因气虚血弱……俱属不足";论经漏不止时言:"或因肝经有火,血得热而下行;或因肝经有风,血得风而妄行;或因怒动肝火,血热而沸腾;或因脾经郁结,血伤而不归经",皆论述了妇女月经疾病与肝的密切关系。

二、重视精神因素

薛己认为精神因素在妇人疾病中发挥着重要的作用。暴怒、恐惧、忧郁等情绪无不影响妇女的身心健康,指出孀妇、婢妾、师尼、高龄未嫁等人群容易因思虑忧心或心情抑郁导致各类女科疾病的发生。他认为精神因素致病主要与肝藏血、脾统血之功能失调有关,恼怒伤肝,肝气失于条达而横逆,可致月经失调、痛经等;忧思伤脾,脾为气血生化之源,又为统血之脏,脾气耗损,可致月经失调、闭经、崩漏等;恐惧过度则伤肾,肾失闭藏则冲任不固,引起经、带、胎、产诸病发生,其中尤以崩漏、堕胎等病为多。其著作附案中因七情致病者繁多,其中尤以怒、忧、思影响最甚,如"怒气伤肝""怒动肝火,血热妄行""怒动肝木克脾土","忧思郁怒,亏损肝脾""悲则伤肺、思则伤脾","思虑亏损脾血""思虑伤心","悲哀太过,胞络伤而下崩","惊则气散"等。七情因素不仅导致月经失调,如"月经先期""经水三月不行"等,还可形成"乳内结核""乳中疔疮"等乳房疾患,甚则关乎产妇及胎儿的生命,正如薛己所言:"大抵难产多患于郁闷安佚富贵之家",或因产妇受惊吓"未产而死"者不在少数。

【临证特色】

一、强调脾肾,治多温补

薛己在临证中追求辨明本原,在李杲"补土"思想的基础上注重脾胃的温补,治病求本,在女科经、带、胎、产、杂病等诸病中辨证属元气不足,脾胃虚弱者,多从虚损辨治,以"虚"立论,虚则补之,如治疗闭经:"若脾虚而不行者,调而补之;脾郁而不行者,解而补之;胃火而不行者,清而补之;脾胃损而不行者,温而补之;劳伤心血而不行者,逸而补之。"重视调养脾胃,使用甘温之品以生发脾胃之阳气,突出温补的特点,方用补中益气汤治疗。有学者曾统计《女科撮要》共列有 30 论,其中涉及补中益气汤者达 24 论,占 80%。另外,本书共收妇科医案184 个,而涉及使用补中益气汤者达 65 案,占 35.3%。可见,补中益气汤在薛己的论著中应用广泛。他所使用的补中益气汤由人参、黄芪、甘草、当归、白术、升麻、柴胡及陈皮组成,其用量较李杲《脾胃论》中的组方用量而言,除升提之药升麻及柴胡不变,余均增大药量,温补之力更强。薛己综合王冰、钱乙的命门学说,提倡温煦肾阳以达到补肾的目的。对于腰膝酸软、宫寒不孕、湿浊带淋等证,治疗多用六味地黄丸滋补肾水"以制阳光",用八味丸温补肾火"以消阴翳"。他在《校注妇人大全良方·经血篇》云:"左尺脉虚弱,或细数,是左肾之真阴不足也,用六味丸。右尺脉迟软,或沉细而数欲绝,是命门之相火不足也,用八味丸。至于两尺微弱,是阴阳俱虚,用十补丸。此皆滋其化源也,不可轻用黄柏、知母之类。设或六淫外侵而见诸症,亦因其气内虚而外邪凑袭,尤宜用前药"。又提示"若服苦寒之剂,复伤胃气,必至不起",防止动辄肆用寒凉之剂,防止伤及脾胃之本。

二、强调情志,疏肝为先

薛己认为因精神抑郁等导致的情志异常引发的妇人疾病是七情气血损伤,不可滥用攻伐,以小柴胡汤或加味逍遥散治疗为主。《女科撮要·热入血室》记载:"一妇人因怒,寒热头痛,谵言妄语,日晡至夜益甚,而经暴至。盖肝藏血,此怒动火,而血妄行。用加味逍遥散加生地,治之神思顿清,但食少体倦,月经未已,盖脾统血,此脾气虚不能摄,用补中益气治之,月经渐止。"《女科撮要·乳痈乳岩》中亦指出:"妇人郁怒,亏损肝脾,治者审之";"大凡乳证,若因恚怒,宜疏肝清热。"对于产妇临产,除重视产妇心理外还重视稳婆的心理对接生的影响,其心思转念之间即可决定产妇的生死,如"荆妇孟冬分娩艰难,产子已死,元气劳伤,用油纸捻烧断脐带,取其阳气以补之,俄间儿啼作声,即鹄儿也……其稳婆又喜平日常施少惠,得其用心,能安慰母怀,故无虞耳。此稳婆云:止有一女分娩时,适当巡街侍御行牌取我,视其室分娩,女为此惊吓,未产而死,后见侍御,更以威颜分付。迫视产母,胎虽顺,而头偏在一边,若以手入推正,可保顺生。因畏其威,不敢施手。但回禀云,此是天生天化,非人力所能立,俟其母子俱死",从中对稳婆心理建设的重要性一目了然。薛己要求妇人在日常起居生活中应抑制愠怒等情感,认为过于强烈的情感会使多余的"火"消耗阴津损伤身体,进而引起经、带、胎、产等妇人疾病的隐患。

三、擅脏腑辨证,治病求本

薛己治疗妇人疾病,强调脏腑辨证,每论必详列证治,如《女科撮要》论经候不调时指出,"若先期而至者,有因脾经血燥,有因脾经郁滞……其过期而至者,有因脾经血虚,有因肝经血少……主治之法,脾经血燥者,加味逍遥散;脾经郁滞者,归脾汤……肝脾血弱,补中益气为主;肝脾郁结,归脾汤为主;肝经怒火,加味逍遥为主";又如论带下时说,"若属肝则青,小柴胡加山栀;或湿热壅滞,小便赤涩,龙胆泻肝汤;属心则赤,小柴胡加黄连、山栀、当归;属肺则白,补中益气加山栀;属脾则黄,六君子加山栀、柴胡,不应,归脾汤;属肾则黑,六味地黄丸"。治疗上主张治病必求本,如"吴江庠友史万湖仲子室,年二十余,痎疾堕胎,时咳,服清肺解表,喘急不寐,请治。余以为脾土虚不能生肺金,药损益甚,先与补中益气加茯苓、半夏、五味、炮姜,四剂渐愈。往视之,又与八珍加五味及十全大补汤痊愈",否则不仅会导致疾病不愈,还会导致他症甚至死亡,如"一妇人善怒,经不调,唇肿裂,服消毒药,唇胀出血,年余矣。余曰:当培养脾胃,以滋化源。不信,仍服前药,及追蚀,状如翻花瘤而死";再如"一妇人溃后发热,予以为虚,彼不信,乃服败毒药,果发大热,竟至不救……此证之因,皆由气血素亏,或七情所伤,经络郁结,或腠理不密,六淫外侵,隧道壅塞。若不审其所因,辨其虚实,鲜不误人"。

四、内外合治,精于针灸

薛己不仅精于辨证,而且尤擅外治,常在汤药的基础上结合外治或针灸治疗妇人疾病,使疗效发挥极致,病瘥神速。他在《校注妇人大全良方》所载外治方共67首,使用药物101味。使用最多的药物依次为:皂角、当归、矾石、黄丹、大黄、官桂、白芷、赤石脂、甘草、蓖麻子仁、地黄、木香、丁香、乳香、麝香等。

大体可分为：化痰药（皂角、南星、半夏等），芳香走窜药（菖蒲、麝香等），补益药（黄芪、当归、地黄等），收敛固涩药（五倍子、赤石脂等），泻火解毒药（黄连、大黄等），杀虫止痒药（硫黄、桃叶、鹤虱等），温里祛寒药（官桂、附子、胡椒等），行气活血药（木香、赤芍、乳香等），去腐排脓药（黄丹、砒霜等），利湿药（滑石、车前草等），解表药（白芷、细辛、豆豉等），食品类药（油、盐、醋、葱、蒜等）。上述药物相互配伍组成的外治方具有以下相同点：治疗妇人脏腑气血功能失调的病证，多选用补益、芳香走窜、温经散寒等类药组成；治疗局部或外部的病证（如疮、疡、肿、痛等），则由收涩、泻火解毒、杀虫止痒、行气活血、去腐排脓类药物组成，且多直接用药。具体的使用方法又不尽相同，如吹鼻法中，菖蒲为末吹鼻，治"妇人尸厥脉动，静而若死"；浸法中，黄芪浓煎汤浸之，治"产子肠出"；洗法中，鹤虱草煎汤熏洗，治"阴蚀疮"；隔蒜灸，治"一切疮毒"；熏法中，将韭菜切入瓶内，注热醋，以瓶口对鼻，治"产后血晕"，以求气入即醒等。薛己在汤药的基础上结合外治或针灸，如治一妇人流注"或生于四肢关节，或流于胸腹腰臀，或结块，或漫肿……急用葱熨及益气养荣汤，则未成自消，已成自溃……凡溃而气血虚弱不敛者，更用十全大补汤，煎膏外补之。久溃而寒邪凝滞不敛者，用豆豉饼祛散之。其溃而内有脓管不敛者，用针头散腐化之，自愈"；又如治疗妇人难产时如没有药物口服，可"令产母仰面正卧，以小针刺儿手脚心三五次，用盐涂之，手脚即缩上，待身转顺而生"；遇妇人阴内痒痛，则"以桃仁研膏，和雄黄末纳阴中以杀之"；"一妇人项核肿痛……未成脓者，灸肘尖，调经解郁及隔蒜灸，多自消，有脓即针之。若气血复而核不消……须用必效散，其毒一下，即多服益气养荣汤，如不应，亦灸肘尖。如疮口不敛者，更用豆豉饼、琥珀膏"。除此外，薛己使用木香饼治一切气滞结肿，或痛或闪肭，及风寒所伤作痛并效，如"一妇人右乳内结三核，年余不消，朝寒暮热，饮食不甘，此乳岩，以益气养荣汤，百余剂，血气渐复，更以木香饼熨之，喜其谨疾，年余而消"；隔蒜灸治一切疮毒，大痛或不痛，或麻木如痛者，如"一妇人久郁，右乳内肿硬，用八珍汤加远志、贝母、柴胡、青皮及隔蒜灸，兼服神效瓜蒌散，两月余而消"。

五、朝夕分补，阴阳互滋

《素问·生气通天论》中言："阳气者，一日而主外，平旦人气生，日中而阳气隆，日西而阳气已虚，气门乃闭"，据此薛己认识到人体阳气的消长变化与自然界昼夜晨昏的变化相吻合，此为生理上的变化规律，病理上亦如此，所以治疗上采用朝夕不同的补益方式，朝温阳，暮滋阴，或朝养阴，暮补阳，或朝暮阴阳同补，使阴阳相互滋生，最终达到平衡状态。此方法是对三因制宜的一种体现。在方药方面，他常用六味地黄丸治肾水亏损，配合补中益气汤以培土生金，金复生水。如其在《女科撮要》中言"一妇人饮食后或腹胀或吞酸。彼服枳术丸……月经不行。余谓郁结所伤,脾虚湿热下注。侵晨用四君、芎归、二陈,午后以前汤送越鞠丸,饮食渐进,诸症渐愈……"又如薛己治疗妇人痃癖,辨为肝脾郁结之症者,治之"外贴阿魏膏,午前用补中益气汤,午后用加味归脾汤,两月许,肝火少退,脾土少健,午前以补中益气下六味丸,午后以逍遥散下归脾丸……"分时服用各药,发挥各方药最大的疗效作用。

【验案举例】

一、经候不调案

一妇人内热作渴,饮食少思,腹内近左初如鸡卵,渐大四寸许,经水三月一至,肢体消瘦,齿颊似疮,脉洪数而虚,左关尤甚。此肝脾郁结之症,外贴阿魏膏,午前用补中益气汤,午后用加味归脾汤。两月许,肝火少退,脾土少健,午前以补中益气下六味丸,午后以逍遥散下归脾丸。又月余,日用芦荟丸二服,空心以逍遥散下,日晡以归脾汤下,喜其谨疾,调理年余而愈。(《女科撮要·经候不调·治验》)

按语:

薛己认为:"饮食入胃,游溢精气,上输于脾,脾气散精,上归于肺,通调水道,下输膀胱,水经四布,五经并行。故心脾平和,则经候如常。苟或七情内伤,六淫外侵,饮食失节,起居失宜,脾胃虚损,则月经不调矣。"此妇人内热作渴,饮食少思,精气不足可散,以致肝脾郁结之证,经水三月一至。对此若处于平方,恐一方中难以兼顾及统筹,力量徐缓而不能奏效良好;若立方周虑,考虑面面俱到,则必然处之于大方、复方,药味之多、性味冗杂,又恐脾胃之虚弱难以消化吸收,反不得良效。薛己根据人体一天之中的阳气消长进退,以及自然界昼夜晨昏阳气的变化规律来决定治疗方法,系统性地提出了朝夕分补法。他认为:"若朝宽暮急,属阴虚;暮宽朝急,属阳虚;朝暮皆急,阴阳俱虚也。"故在治疗上采用朝夕不同的补益方式,朝温阳,暮滋阴,或朝养阴,暮补阳,或朝暮阴阳同补,使阴阳相互滋生,最终达到平衡状态。此妇人肝脾郁结,"外贴阿魏膏,午前用补中益气汤,午后用加味归脾汤。两月许,肝火少退,脾土少健,午前以补中益气下六味丸,午后以逍遥散下归脾丸。又月余,日用芦荟丸二服,空心以逍遥散下,日晡以归脾汤下",不仅是朝夕分补法的体现,更是朝夕分补法在疾病不同阶段下的不同应用,是三因制宜方法论的一种折射。

一妇人怀抱不舒，腹胀少寐，饮食素少，痰涎上涌，月经频数。余曰：脾统血而主涎，此郁闷伤脾，不能摄血归源耳。用补中益气、济生归脾而愈（《校注妇人大全良方·调经门·月水不断方》）。

按语：

此妇人郁闷伤脾，脾运化水湿失职，故痰涎上涌；脾不统血，故月经频数。薛己强调妇女以血为本，而脾胃为气血之本，其云："血生于脾土，故云脾统血。凡血病当用苦甘之剂，以助阳气而生阴血。"方以李杲之补中益气汤和《济生方》之归脾汤以健脾补气升提统血。

一妇人性沉静，勤于女工，善怒，小腹内结一块，或作痛，或痞闷，月经不调，恪服伐肝之剂，内热寒热，胸膈不利，饮食不甘，形体日瘦，牙龈蚀烂。此脾土不能生肺金，肺金不能生肾水，肾水不能生肝木，当滋化源，用补中益气、六味地黄，至仲春而愈（《女科撮要·经候不调·治验》）。

按语：

薛己推崇"治病必求其本"，其受张元素脏腑辨证说影响较大，认为脾胃为其他四脏的生化之源，脾为后天之本，肾为先天之本，所以脾胃与肾命皆为化源。在治疗上则根据五行相互滋生的关系，虚则补其母，达到滋其化源的目的。尤对于阴血亏损之证，首重调理脾胃之气，多用补中益气汤、六君子汤等方调治。当治脾无效时，则求之于肾，多用六味地黄丸滋补肾水"以制阳光"，用八味丸温补肾火"以消阴翳"。此患者妇人脾土不能生肺金，肺金不能生肾水，肾水不能生肝木，以致月经不调伴脾肺肾相关症状，唯以治病求本，滋其化源，用补中益气调理脾胃、六味地黄滋补肾水，方能从根本上治愈。

一妇人经候过期，发热倦怠，或用四物、黄连之类，反两月一度，且少而成块，又用峻药通之，两目如帛所蔽。余曰：脾为诸阴之首，目为血脉之宗，此脾伤，五脏皆为失所，不能归于目矣。遂用补中益气、济生归脾二汤，专主脾胃，年余寻愈（《女科撮要·经候不调·治验》）。

按语：

此妇人月经后期，发热倦怠，医者即用四物汤活血养血、黄连清热，月经周期及量、质反而未能得到改善，后用峻剂仍不效。薛己认为"脾为诸阴之首，目为血脉之宗"，脾气的损伤是本病的本源，脾气健旺，气血生化有源，气血充足，则诸证均可自除。故用补中益气、济生归脾二汤健脾益气养血,果然"专主脾胃,年余寻愈"。李杲的《脾胃论》提出了"甘温除大热"之论,薛己此医案中的辨证治法充分体现了这一经典理论。

二、经漏不止案

一妇人年六十有四,久郁怒,头痛寒热,春间乳内时痛,服流气饮之类益甚,不时有血如经行。又大惊恐,饮食不进,夜寐不宁,乳肿及两胁痛如炙,午后色赤,余以为肝脾郁火血燥,先以逍遥散加酒炒黑龙胆一钱、山栀一钱五分,二剂肿痛顿退,又二剂而全消。再用归脾加炒栀、贝母,诸症悉愈(《女科撮要·经漏不止·治验》)。

按语:

阴虚阳搏谓之崩。薛己认为崩漏关乎肝、脾两脏。"脾统血,肝藏血",或因脾胃虚损,不能摄血归源;或因肝经有火,血得热而下行;或因肝经有风,血得风而妄行;或因怒动肝火,血热而沸腾;或因脾经郁结,血伤而不归经;或因悲哀太过,胞络伤而下崩。治疗之法,脾胃虚弱者,六君子汤加当归、川芎、柴胡;脾胃虚陷者,补中益气汤加酒炒芍药、山栀;肝经血热者,四物汤加柴胡、山栀、苓、术;肝经怒火者,小柴胡汤加山栀、芍药、丹皮;脾经郁火者,归脾汤加山栀、柴胡、丹皮;哀伤胞络者,四君子汤加柴胡、升麻、山栀。此患者妇人久郁怒致"血如经行","又大惊恐,饮食不进",薛己辨为"肝脾郁火血燥",先以逍遥散加减,后用归脾汤加减,肝脾兼顾,病症悉愈。

一妇人面黄或赤,时觉腰间或脐下作痛,四肢困倦,烦热不安,其经若行,先发寒热,两肋如束,其血如崩,此脾胃亏损,元气下陷,与相火湿热所致,用补中益气加防风、芍药、炒黑黄柏,间以归脾汤,调补化源,血自归经矣(《女科撮要·经漏不止·治验》)。

按语:

薛己认为,如果脾胃虚损,则不能摄血,使其归源。脾胃为全身气机升降之枢纽,气血的升降有序,有赖于中州脾土功能的正常。若脾胃枢机正常,脾升胃降,两者升降自如,则水谷之精气能濡养机体五脏六腑,水谷之精可上行于心,化赤为血,在女子则气血注于冲任二脉,血海盈满,冲任通畅,月水规律而至。反之则气血逆乱,女子月水混乱。此患者妇人脾胃亏损,元气下陷,不能收敛固涩血脉,则致"其血如崩",此为气虚不摄之崩漏,薛己用补中益气汤,间以归脾汤,两者同用参、芪、术、草以益气补脾。一方以补气药配伍养心安神药,一方是补气药配伍升阳举陷药。其中归脾汤原载于宋代严用和的《济生方》,但方中无当归及远志,至薛己方加其两味,全方养血宁神之效更彰,尤应此患者妇人之烦热不安。

三、经闭不行案

一妇人,久患血崩,肢体消瘦,饮食到口则闻腥臊,口出清液,每食少许,腹中作胀。此血枯之症,肺肝脾胃亏损之患。用八珍汤、乌贼骨丸,兼服两月而经行,百余剂而安(《校注妇人大全良方·调经门·血枯方》)。

按语:

此妇人久患血崩(或便血),或多产房劳,损及肝肾,从而导致精血两虚之证。精血不足,冲任失养,则经闭不行,此即"血枯"。薛己对血枯的认识在《校注妇人大全良方》中提到:"若饮食起居失宜,而脾胃虚损,当滋化源,而佐以乌贼丸等药;若因脾土虚寒,而不能生血,宜补命门火;若服燥药,郁火内作,而津液消烁,宜清热养血;若脾胃亏损而气血虚,宜补中益气;若胃热消中而血液耗损,宜清脾胃之火;若大便秘涩,小便清利,而经不行,宜清胞络之火;若劳伤心火,血涸而经不行,宜补心养血。"从此可见,薛己对血枯的辨证还是以脏腑为本,分虚实寒热,根据气血变化的不同而进行攻补兼施。此患者妇人血枯施以八珍汤、乌贼骨丸,固精止血、补肺肝脾胃之损的同时又益气活血养血,最终"兼服两月而经行,百余剂而安。"

一妇人胃气素弱,为哭母吐血咳嗽,发热盗汗,经水三月不行,余以为悲则伤肺,思则伤脾,遂朝服补中益气加桔梗、贝母、知母,夕用归脾汤送地黄丸而愈(《女科撮要·经闭不行·治验》)。

按语:

妇人经水,属冲任二脉,上为乳汁,下为月水。薛己深受脏腑理论观点的影响,对闭经的辨证以脏腑为本。世代医家也不乏探讨闭经与各脏腑的关系,但关于肺与闭经的关系,论述较少。薛己在《女科撮要》中提出:"有因肺气虚不能行血而闭者……肺气虚而不行者,补脾胃……损其肺者益其气",指出肺气虚可以导致闭经。肺主一身之气,薛己在《校注妇人大全良方》中强调:"然血之所统者气也,故曰气主煦之,血主濡之,是以气行则血行,气止则血止。"妇人需以血为本,方能化为经水,而血又源于水谷精微,水谷精微需上达于肺才能化赤为血。所以血之生化与肺气密切相关。此患者妇人因"哭母"悲伤、思虑过度,悲则伤肺,思则伤脾,肺脾均伤,气血乏源,无血可下,发为闭经。在治法上,薛己采用朝夕不同的补益方法,"朝服补中益气加桔梗、贝母、知母,夕用归脾汤送地黄丸而愈",最终可达到培土生金,金复生水的平衡状态,人体气血循流往复,经水规律而至。

四、带下病案

一妇人带下,四肢无力,劳则倦怠。余曰:四肢者土也,此属脾胃虚弱,湿痰下注。遂以补中益气、济生归脾二药,治之而愈(《女科撮要·带下·治验》)。

按语:

此妇人病带下,伴有四肢无力,劳则倦怠,薛己认为此病病机为脾胃虚弱,湿痰下注。脾主四肢,脾虚可见四肢无力,劳则倦怠。患者之痰为带下之因,但产生该痰的根源在脾,即脾为生痰之源。故薛己在此未用祛痰之品,而是究其本源,施以补中益气汤和归脾汤治疗,使脾复健运之常,脾健则痰自化,痰化则带下病除。

一孺妇,腹胀胁痛,内热晡热,月经不调,肢体酸麻,不时吐痰。或用清气化痰,喉间不利,带下青黄,腹胁膨胀;又用行气之剂,胸膈不利,肢体如麻。此乃郁怒伤损肝脾,朝用归脾汤,以解脾郁,生脾气;夕用加味逍遥散,以生肝血,清肝火,百余剂而愈(《校注妇人大全良方·调经门·带下方》)。

按语:

薛己认为带下的成因"或因六淫七情,或因醉饱房劳,或因膏粱浓味,或服燥剂所致,脾胃亏损,阳气下陷;或湿痰下注,蕴积而成"。带下其色有五:属肝则青,小柴胡加山栀;或湿热壅滞,小便赤涩,龙胆泻肝汤;属心则赤,小柴胡加黄连、山栀、当归;属肺则白,补中益气加山栀;属脾则黄,六君子加山栀、柴胡,不应,归脾汤;属肾则黑,六味地黄丸;若气血俱虚,八珍汤;阳气下陷,补中益气汤;湿痰下注,前汤加茯苓、半夏、苍术、黄柏;气虚痰饮下注,四七汤送肾气丸。此患者妇人带下青黄,肝脾俱损,薛己朝用归脾汤,夕用加味逍遥散,解脾郁、生脾气的同时生肝血,清肝火,最终达到治愈的目的。

五、妊娠病案

一妊娠呕吐恶食,体倦嗜卧,此胃气虚而恶阻也。用人参橘皮汤,二剂渐愈;又用六君加紫苏,二剂而安(《校注妇人大全良方·妊娠疾病门·妊娠恶阻方》)。

一妊娠吞酸恶心,时欲作呕,此因脾胃虚而饮食停滞。用六君汤加枳壳、香附治之而愈(《校注妇人大全良方·妊娠疾病门·妊娠恶阻方》)。

按语:

妊娠早期约有半数妇女发生脾胃功能失调,如恶心、嗜酸、厌食、择食,或晨间呕吐清涎,这些都是妊娠早期常有的反应,经过一段时间,即可自行恢复。若呕吐频频,甚至完全不能进食者,称为妊娠恶阻。多有脾胃虚弱,中脘停痰,冲脉之气上逆所致。薛己认为"若中脘停痰,用二陈汤加枳壳。若饮食停滞,用六君子加枳壳。若脾胃虚弱,用异功散。若荣气不足,用人参橘皮汤。兼气恼,加枳壳;胸胁痞闷,再加苏梗;胁痛,再加柴胡。若饮食少思,用六君子加紫苏、枳壳;头晕体倦,用六君子汤;若脾胃虚弱,呕吐不食,用半夏茯苓汤。"此两患者妇人妊娠恶阻,因脾胃虚弱,薛己施六君子加减均有治验。

一妊妇下血,服凉血之药,下血益甚,食少体倦。此脾气虚而不能摄血,余用补中益气汤而愈。后因怒而寒热,其血仍下,此肝火旺而血沸腾。用加味逍遥散,血止,用补中益气汤而定(《校注妇人大全良方·妊娠疾病门·妊娠漏胎下血方》)。

按语:

此妇人病胎漏,妊娠时经水时下,此为冲任气虚,不能约制。薛己辨不同的病因施以不同的处方:因风热,用防风黄芩丸;因血热,用加味逍遥散;因血虚,用二黄散;因血去太多,用八珍汤,未应,补中益气汤;因肝火,用柴胡山栀散;因脾火,用加味归脾汤;因事下血作痛,用八珍汤加阿胶、熟艾;因脾胃虚弱,用补中益气汤加五味子;因脾胃虚陷,用前汤,倍用升麻、柴胡;若晡热内热,宜用逍遥散。此患者妊妇不同原因的下血使用不同的方药,脾气虚用补中益气汤;肝火旺用加味逍遥散,辨证论治即愈。

六、产后病案

一产妇大便八日不通,用通利之药,中脘作痛,饮食甚少,或云:通则不痛,痛则不通。乃用蜜导之,大便不禁,吃逆不食。余曰:此脾肾复伤,用六君加吴茱、肉果、骨脂、五味数剂,喜其年壮,不然,多致不起(《女科撮要·产后大便不通·治验》)。

按语:

薛己认为,产后大便不通,是因"肠胃虚弱,津液燥竭"所致。产后中气不足,阴血亏虚,补气生津,则能增液行舟,大便通利。产后大便不通,不可计其日期,饮食数多,用药通之润之,必待腹满觉胀,欲去而不能。若服苦寒之剂,反伤中焦元气,或愈加难通,或通而泻不能止,必成败症。若属血虚火燥,用加味逍遥散;气血俱虚,八珍汤。慎不可用麻子、杏仁、枳壳之类。薛己在治疗本病时,审因论治,在该妇人脾肾复伤之时,考虑其正当年壮,运用六君加味,体现了他注重脾胃的温补的特色,治病求本,病愈。

　　一产妇咳嗽声重,鼻塞流涕,此风寒所感,用参苏饮一钟,顿愈六七,乃与补中益气加桔梗、茯苓、半夏,一剂而痊,又与六君加黄,以实其腠理而安(《女科撮要·产后咳嗽·治验》)。

按语:

　　薛己言"产后咳嗽,或因阴血耗损,或因肺气亏伤,或阴火上炎,或风寒所感。主治之法:若阴血虚者,用芎、归、熟地、参、术。肺气伤者,用四君、芎、归、桔梗。阴火上炎者,六味地黄加参术。风寒所感者,补中益气加桔梗、紫苏。若瘀血入肺发喘,急用二味参苏饮,多有得生者。若兼口鼻起黑,或鼻出血,急用前散,亦有得生者。然而,所患悉因胃气不足,盖胃为五脏之根本,人身之根蒂,胃气一虚,五脏失所,百病生焉。但患者多谓腠理不密所致,殊不知肺属辛金,生于己土,亦因土虚不能生金,而腠理不密,外邪所感。只阴火上炎亦壮土,金生肾水以制火为善。若迳治其病,则误矣。"该产妇正是风寒感者,与补中益气加桔梗、茯苓、半夏,一剂而痊,又与六君加黄,以实其腠理而安。

　　一产妇恶寒发热,用十全大补加炮姜治之而愈。但饮食不甘,肢体倦怠,用补中益气而安。又饮食后犯怒,恶寒发热,抽搐切牙,难候其脉,视其面色,青中隐黄,欲按其腹,以手护之,此肝木侮脾土,饮食停滞而作,用六君加木香一剂而安(《女科撮要·产后寒热·治验》)。

按语:

　　薛己认为产后寒热"因气血虚弱,或脾胃亏损,乃不足之症。经云:阴虚则发热,阳虚则恶寒。若兼大便不通,尤属气血虚弱,切不可用发表降火。若寸口脉微,名阳气不足,阴气上入于阳中则恶寒,用补中益气汤。尺部脉弱,名阴气不足,阳气下陷于阴中则发热,用六味地黄丸。大抵阴不足,阳往从之,则阳内陷而发热;阳不足,阴往从之,则阴上入而恶寒。此阴阳不归其分,以致寒热交争,故恶寒而发热也,当用八珍汤。若病后四肢发热,或形气倦怠,此元气未复,湿热乘之故耳,宜补中益气汤。若肌热大渴引饮,目赤面红,此血虚发热,用当归补血汤,若认为寒则误矣。"

七、杂病案

妇人阴中挺出一条五寸许,闷痛重坠,水出淋漓,小便涩滞,夕与龙胆泻肝汤分利湿热,朝与补中益气汤升补脾气,诸症渐愈,再与归脾加山栀、茯苓、川芎、黄柏,间服调理而愈。后因劳役或怒气,下部湿痒,小水不利,仍用前药即愈。亦有尺许者,亦有生诸虫物者,皆用此治(《女科撮要·阴疮·治验》)。

按语:

薛己认为"妇人阴疮,乃七情郁火,伤损肝脾,湿热下注。其外症有阴中舒出如蛇,俗呼阴挺;有翻突如饼,俗呼阴菌;亦有如鸡冠花,亦有生诸虫,亦有肿痛湿痒,溃烂出水,胀闷脱坠者。其内症口干,内热,体倦,经候不调,饮食无味,晡热发热,胸膈不利,胁肋不调,小腹痞胀,赤白带下,小水淋涩"。其治法:肿痛者,宜用四物加柴胡、山栀、丹皮、胆草;湿痒者,宜用归脾加山栀、丹皮、柴胡;淋涩者,宜用龙胆泻肝加白术、丹皮;溃腐者,宜用加味逍遥散;肿闷脱坠者,宜用补中益气加山栀、丹皮,佐以外治之法,备见治验。本病案中薛己运用了"夕与龙胆泻肝汤分利湿热,朝与补中益气汤升补脾气"的朝夕分补法,而后再运用归脾汤加减,病愈。

一妇人右乳内结三核,年余不消,朝寒暮热,饮食不甘,此乳岩,以益气养荣汤,百余剂,血气渐复,更以木香饼熨之,喜其谨疾,年余而消(《女科撮要·乳痛乳岩·治验》)。

按语:

薛己认为:"乳岩属肝脾二脏郁怒,气血亏损,故初起小核,结于乳内,肉色如故"。在诊断方面注意四诊合参,尤注意望诊切诊。其云:"脉者,人身之造化,病机之见,医家之准绳,不可不精究而熟察。"而望诊对于疮疡,无论是局部症状抑或是全身情况,乃至颜色,都极为重要。如乳疾多种,善恶难明,而乳岩的早期诊断更难,薛己通过观察,指出乳房生肿块,不论时日,"凡势下陷者,皆曰乳岩",将肿块处皮肤的内陷作为乳岩诊断的指标。治疗上,提倡内外兼治,在内顾护胃气,补益脾胃,同时为托法立论。在校注南宋陈自明所著《外科精要》时就有精辟按语:"大凡疮疡之作,由胃气不从,疮疡之溃,由胃气腐化,疮疡之敛,由胃气营养。余尝治初结未成脓者,托而散之;已成欲作脓者,托而腐之;脓成未溃者,托而开之;脓已溃者,托而敛之。"薛己在总结治疗经验中首次提出患者的依从性非常重要,其治疗该妇人之乳岩病,"益气养荣汤百余剂,血气渐复,更以木香饼灸之,喜其谨疾,年余而消",从此可以看出,患者对疾病的重视以及对大夫医嘱的遵从是很重要的。同时薛己认为须慎用攻克击伐药,"一妇人亦患此,余谓须多服解郁结养气血药,可保无虞,彼不信,乃服克伐之剂,反大如覆碗,日出清脓,不敛而殁。"指出对于乳岩病,攻克击伐药可能是不适用的。此外,薛己认为乳岩初期隐核状态时早发现、早诊断、早治疗是很有必要的,因为"不痛不痒,人多忽之,最难治疗",同时要注意生活饮食起居的调摄保养。

　　一妇人项核肿痛,察其气血俱实,先以必效散一服下之,更以益气养荣汤补之,三十余剂而消。常治此症,若必欲出脓,但虚弱者,先用前汤,待其气血稍充,乃用必效散,去其毒,仍用补药无不效。未成脓者,灸肘尖调经解郁及隔蒜灸,多自消,有脓即针之。若气血复而核不消,却服散坚之剂,月许不应,气血不损,须用必效散,其毒一下,即多服益气养荣汤,如不应,亦灸肘尖。如疮口不敛者,更用豆豉饼、琥珀膏。若气血俱虚,或不慎饮食七情者,不治。然此症以气血为主,气血壮实,不用追蚀之剂,亦能自腐。但取去使易于收敛耳,血虚而用追蚀,不惟徒治,适足以败矣(《女科撮要·瘰·治验》)。

> **按语:**

　　薛己认为瘰疬"属三焦肝胆二经怒火风热血燥;或肝肾二经精血亏损,虚火内动;或恚怒气逆,忧思过甚,风热邪气,内搏于肝。盖怒伤肝,肝主筋,肝受病,则筋累累然如贯珠也。其候多生于耳前后项腋间,结聚成核。"薛己认为瘰疬非膏粱丹毒火热之实证,是因虚劳气郁所致,故治疗宜"补形气,调经脉",则其疮自消散。其认为本病以气血为主,与肝胆经、肾经关系密切,故临证以滋肾水、培肝木、健脾土、养肝血、清肝火为治疗总则。对于瘰疬初起而血气虚弱者,先用益气养荣汤,待其气血稍充,乃用必效散以去其毒,再兼以补益之剂。若气血壮实者,不用追蚀之药,亦能自腐。若气血虚而用追蚀,不惟无益,反致败症。同时,薛己在治疗该病时,充分体现了他擅长外治的特色,在汤药的基础上结合灸肘尖、隔蒜灸、豆豉饼、琥珀膏等,内外兼治,使疗效发挥极致,病瘥神速。

　　一妇人因怒,胁下肿痛,胸膈不利,脉沉滞,以方脉流气饮,数剂少愈,以小柴胡对二陈,加青皮、桔梗、贝母,数剂顿退,更以小柴胡汤对四物,二十余剂而瘥(《女科撮要·流注·治验》)。

> **按语:**

　　薛己认为:"妇人流注,或因忧思郁怒,亏损肝脾;或因产后劳役,复伤气血,以致营气不从,逆于肉理;或因腠理不密,外邪客之;或湿痰流注;或跌扑血滞;或产后恶露。盖气流而注,血注而凝。或生于四肢关节;或流于胸腹腰臀;或结块,或漫肿,皆属虚损。"治疗上,薛己认为"暴怒所致,胸膈不利者,调气为主。抑郁所致而不痛者,宜调经脉,补气血。肿硬作痛者,而然,健脾除湿为主。闪肭瘀血凝滞为患者,和血气,调经络。寒邪所袭,筋挛骨痛,或遍身痛,宜温经络,养血气。"此妇人乃属"暴怒所致,胸膈不利者",故治以调气为主,先以方脉流气饮数剂,再"以小柴胡对二陈,加青皮、桔梗、贝母,数剂顿退,更以小柴胡汤对四物,二十余剂而痊",充分体现了薛己强调情志,疏肝为先的临证特色。

(朱蕴璞 王 静)

第六章　叶桂女科

【历史渊源】

　　清代名医叶桂(1666-1745 年),字天士,号香岩,别号南阳先生,其高祖叶封山从安徽歙县蓝田村迁居苏州阊门外,居上津桥畔(图 6-1、图 6-2、图 6-3、图 6-4),故叶桂晚年又号上津老人。

图 6-1	图 6-2
图 6-3	图 6-4

图 6-1~ 图 6-4
叶天士故居图

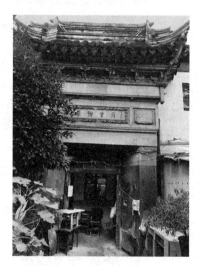

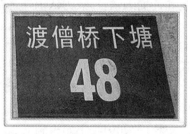

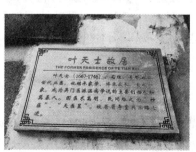

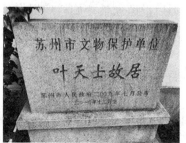

叶桂(图6-5)是我国清代一位耀古烁今的吴地名医,四大温病学家之一,后人称其为仲景一流人也。其祖父叶时、父亲叶朝采皆为名医。叶桂博取诸家之长,从小熟读《黄帝内经》《难经》等古籍,对历代名家之书也旁搜博采。不仅孜孜不倦,而且谦逊向贤;不仅博览群书,而且虚怀若谷、善学他人长处,信守"三人行必有我师"的古训,多方求师问医,从12~18岁的6年间,前后拜师17名,其中包括周扬俊、王子接等著名医家,因而后人称其"师门深广"。

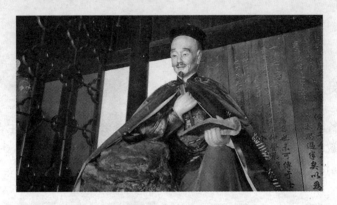

图6-5 叶天士肖像

清代乾隆以后,江南出现了一批以研究温病著称的学者。他们以叶桂为首,总结前人的经验,开创了治疗温病的新途径。叶桂著的《温热论》为我国温病学说的发展,提供了理论和辨证的基础。他首先提出"温邪上受,首先犯肺,逆传心包"的论点,概括了温病的发展和传变的途径,成为认识外感温病的总纲;还根据温病病变的发展,分为卫、气、营、血四个阶段,作为辨证施治的纲领;在诊断上则发展了察舌、验齿、辨斑疹、辨白疹等方法。在杂病方面,他补充了李杲《脾胃论》详于脾而略于胃的不足,提出"胃为阳明之土,非阴柔不肯协和",主张养胃阴;在女科方面,阐述了妇人胎前产后、经水适来适断之际所患温病的症候和治疗方法;他对中风一症有独到的理论和治法;他还提出久病入络的新观点和新方法;所著《临证指南医案》卷九中收集妇科病案200余例之多,为后世医家治疗妇科病提供了丰富的临床经验。可见叶桂不仅是温病学派的奠基人物,也是一位精通内、外、妇、儿、五官等科的临床大家。

【学术思想】

叶桂治疗女科疾病的主要学术思想是强调奇经八脉,认为奇经八脉是维持女子经、带、胎、产的主要机制,其论及月经生理时云:"思经水必诸路之血,贮于血海而下。其不致崩决淋漓者,任脉为之担任,带脉为之约束,维跷脉为之拥护,督脉以总督其统摄",论及不孕及崩漏病理时云:"不孕经不调,冲脉病也""肝肾内损,延及冲任奇脉,遂至经漏淋漓",至于产后淋痛病机"都是冲任奇脉内怯"。叶桂之所以如此重视奇经,是因为胞脉不仅沟通与子宫的联系,而且直接与心肾两脏相联系,其心血、肾精、天癸可直接或间接通过胞脉而注入胞宫,使其按期行经及孕育胎儿。

叶氏认为奇经八脉具有蓄贮十二经脉充盈之气血的功能,故为"十二经脉之海",具有"担任""约束""总督""维续""护卫""包举"全身阴阳、气血、脏腑、津液之正常运行的生理功能。如《临证指南医案·崩漏》云:"任脉为之担任,带脉为之约束,维跷脉为之拥护,督脉以总督其统摄。"十二经脉如江河,奇经如湖泽,江河水满则溢入湖泽,故湖泽有涵蓄水量和调剂江河之水的作用。另外,十二经脉载营气血而周历人体,流转不息;奇经则涵蓄人身精血和阴阳真气,灌溉于体内组织,起着内温脏腑,外濡腠理的作用。

奇经八脉不仅在生理上有着密切联系,在病理上也会相互影响,既可单独一条经脉发生病变,也可多条经脉同时受病,如《临证指南医案·产后》篇治疗徐氏患者中提出:"冲脉逆,则诸脉皆动"。与同篇陈氏"冲任督带伤损,致阴阳维跷不用",还有治疗朱姓案:"产后冬月,右腿浮肿,按之自冷。若论败血,半年已成痼疾。针刺泄气,其痛反加。"叶桂认为此因于产后,故"冲任先虚,而致维跷脉不用。"此说明八脉之间可相互影响致病。且奇经与脏腑之间的病理也可以相互影响,凡肝、脾、胃之病,久虚不复,精血亏损,势必延及奇经。如《临证指南医案·产后》治疗郭氏下损及胃奇脉虚案中载:"奇经八脉皆丽于下,肝肾怯不固,八脉咸失职司……下损及胃,食物日减"。此说明奇经有病,亦可以影响至脏腑,但不论是脏腑影响至奇经或是奇经影响至脏腑,均与肝肾的关系最为密切。盖肝肾内藏精血,灌输于奇经。"肝肾下病必留连奇经八脉,不知此旨,宜乎无在"。叶桂之论说明奇经依附于肝肾,肝肾虚损,精血耗乏,必累奇经致病,即"下元之损必累八脉"。

叶桂根据奇经八脉的生理病理特点,提出了调补肝肾是治疗奇经的主要法则。奇经虽察于肝肾,但又依赖脾胃水谷之气的涵养,脾胃旺盛,八脉由此而充实,以任固摄之职。如果阳明久虚,脉不固摄,有开无合,亦致奇经之病,故叶桂治奇经又时时不忘顾护脾胃。叶桂倡导填补奇经,应取血肉有情之品。其谓:"夫精血皆有形,以草木无情之物为补益,声气必不相应。桂附刚愎,气质雄烈,精血主脏,脏体属阴,刚则愈劫脂矣。余以柔剂阳药通奇经不滞,且血肉有性,栽培身内之精血,但王道无奇功,多用自有益"。故叶桂对奇经虚证多取血肉有情之味,如鹿茸、鹿角胶、紫河车、龟板、鳖甲、淡菜等。这是其奇经用药的一个显著特点。他在用药上同时强调奇经不同,治法各异。如冲脉之病,叶桂根据《难经·二十一难》"逆气而里急"的记载和"冲为血海""冲为气血要冲"的生理特点，强调治冲脉以调畅气血为主，多选用川楝子、香附、郁金、降香、乌药、元胡、芫花等品。又因"冲脉隶属阳明"，故又有通补阳明之法，常用半夏、厚朴、茯苓、姜汁等品。任脉主一身之阴，为"阴脉之海"，首选龟板以补任脉，因"龟体阴，走任脉"。任脉虚热又可采黄柏、知母、生地之属。督脉主一身之阳，其病多为阳气虚损，他主张以阳剂柔药调之，因"鹿性阳入督脉"，故多取鹿茸、鹿角胶、鹿角霜等配以补肾之品。带脉为病多见下焦不固，常见带下淋浊，除补肝肾外多配五味子、莲子肉、芡实、金樱子、山药等品。

以上是叶桂奇经治法大略，其宗旨是以调补肝肾为主，兼顾阳明。实者治以通，虚者治以补，攻要缓攻，补要通补，虚中夹实，通补兼施，或温奇经之阳，或育奇中之阴，或降奇中之逆，或涩奇经之脱，通补固涩，相得益彰，灵活巧用，至精至妙。而结合具体女科疾病，又可归纳为：

一、月经病强调"三本说"，最尚调肝

女子经水失调，前贤多从冲任失调立论，治法亦以养血居多。惟明代张介宾倡女子"三本说"，即冲脉为月经之本，阳明为冲脉之本，心脾为生化统摄血脉之本。叶桂旁通其说，认为冲脉为血海，经水由血液所化，而冲脉又赖胃气为其化源，心脾为其统摄，且女子以肝为先天，所以，妇人化源充沛，冲任盈满，情志舒畅，气血通调，经水自能常至。反之，若是化源不足，血海亏损，心脾不能统摄，便可影响冲脉而致月经不调。倘若肝气横逆，侵犯胃气，可令化源窒塞；或是肝血不足，或者肝的调血功能障碍，亦可直接影响胃气、心脾、冲脉而导致月经不调。因此，调经不仅应重视调治心脾、胃气、冲"三本"，而且尤应重视调肝。肝主疏泄，协调气机，且有藏血之功。因此，叶桂在治肝调经时，尤重"气血"。病于气者，多因"少欢悦，多愁闷"而致肝郁气滞，治以"通剂"；病于血者，分别可见血瘀、血虚、血寒、血热诸证。若肝枯血闭者，养血柔肝为上；血瘀经愆者，活血理血为要；血寒血热者分别投以温通或凉清之剂。总之，肝气顺，气机调，脾胃健，化源充，血海盈，气血和畅，月事当调。这便是叶桂调经重肝重本的治疗特色。

二、带下病注重八脉，药慎刚柔

带下病为女子常见病证，历代医家多从湿热、寒湿、脾虚、肾虚立论。而天士认为，"带下"多属"奇脉空虚"或"八脉无气"而"不司束固"，治宜"通摄之剂"。且"通则达下，清则固下"，八脉通达，带下自已。断不可滥用刚燥之剂。因为带下如注，必液耗阴伤，若误投附桂之属，便会招致"劫阴不效"之后果。然而，过分阴柔之品也需慎用。因为"骤用阴药，则有防胃纳矣"，"阴药沉降，

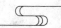

徒扰其滑耳",反而会使带下加重,皆非奇经治法,即使阴液耗损日甚,偶见内风日动,也只能"竣下柔剂,和其阴阳"。因此,无论是带下阴冷者,或是带下黄白未净者,或是日久不止者,均以调摄八脉为主,然后根据寒热燥湿之性,或温养,或清养,或佐通利之品。足见叶桂的治带之法是独具匠心的。

三、崩漏病分因论治

妇人以血为本,血海充盈,流行常道,按月而至,方为正常。若非行经之时,反而暴崩注下,或淋漓不断,是为"崩漏"之证。究其病因,有因肝不藏血者;有因脾不统血者;有因热在下焦,迫血妄行者;有因元气大虚不能敛血者;亦有因血瘀而血不归经者。诸种因素又可导致冲任不固,摄血无权,崩漏不止。因此,叶桂治疗崩漏,以固摄冲任为恪守,进而溯其原由分而治之。如肝气郁结,脾气亏损者,用人参逍遥散之类;因血瘀久漏不止者,用泽兰之属;因中焦气虚不能摄血者,首选参芪;因下焦元气火衰者,以鹿角霜、炮姜或附子理中温摄为先;血热暴下者,用旱莲、地榆急塞其源。总之,不是"见血治血",而是究其因,分其治,以固摄冲任为关键。

四、妊娠病参考胎龄,攻补不悖

叶桂治疗胎动不安有两大特色:其一,参考妊娠月份,采用不同的安胎之法。他认为,妊娠三月,多为肝气攻冲,即使有吐红痰之肺系病证,仍以平降肝气为主,其言:"殒胎多在三月,是因肝血虚损,不养胎元而致","怀娠百日,丙丁养胎",丙丁属火,征见火象,当养阴制火;"五六月当脾胃司胎",此时正是胎儿蓬长之际,理应脾胃健旺,化源充足,方能滋养胎元。此际若是罹患病证,用药当重脾胃,不可肆行攻伐,以伤助长之源。娠八月,见血热或肝风病证,治宜"凉血"或"息风和阳"。参照胎龄辨证,施用安胎之法,这无疑给后人临证以启迪。但是,人各有异,虽然生长规律一样,因体质、禀赋和其他外因的影响,出现的病证则不尽一致。因此,第二特点就是有邪当除邪,"正虚当复正,病去身安,自为不补之补","以偏求偏,幸勿畏虚以遗患",谆谆告诫我们,有是证即用是方,叶桂的这一观点与"有故无殒,亦无殒"之旨意相通。

五、产后病着眼虚、瘀,毋忘外感

产后病证,临床颇不乏见。张机曰:"新产妇人有三病:一者病痉,二者病郁冒,三者大便难。"后代不少医家又多倡"产后多虚多寒"之说,药施辛热之品。而叶桂则认为,产后多虚多瘀。虚者,阴阳气血之虚损也,临证当辨孰轻孰重,投以补气、助阳、养血、滋阴为治。《叶天士晚年方案真本·杂证》曰:"产后不复元,血去阴伤骨热,大凡实火可用清凉,虚热宜以温补,药取味甘气温,温养气血,令其复元,但产伤之损,蓐劳病根,全在肝肾,延及奇经八脉,非缕杂治所宜",此温药,是温养之义,非温热之谓,提出了温补的重要性。在用药上人参、紫河车、紫衣胡桃为产后温养常用药。与此同时,叶桂也指出体内正气固然已虚,绝不可单用扶正之剂,因为单纯扶正,非但正不复,反会纵邪贻患,更伤其正,故宜祛邪扶正,有表邪需注重解表,有火邪当注重清热。如叶桂在暑伤营阴案中指出:"初病舌赤神烦,产后阴亏,暑热易深入,此亟清营热,所谓虑虚其阴"。在竹叶连翘解热的基础上,因其阴血不足故加入滋阴药,如生地黄、麦冬、玄参等。这样邪去正复,症状得解。另外产后由于耗伤气血,体质虚弱,加之内外因素的影响,血行失度,瘀结于脉中,治法宜通。有患者初产,汗出眩晕,胸痞,腹痛,常用山楂、赤芍、炒牛膝、益母草等活血化瘀,更加延胡索、郁金、香附等行气消瘀以止痛,诸药配伍,使恶露祛,新血生,疾病随之痊愈。故恶露不下,常可成为致病之因,宜通;若因瘀而致淋漓者,乃宜通因通用之法,以通塞流;产后失血过多而致阳气上冒者,"开泄则伤阳,辛热则伤阴,俱非新产郁冒之治道",当用滋阴潜降之品。他还认为,产后血海、冲任空虚,外邪陷入易耳。诸如暑热寒湿之邪均可乘虚而入,酿成病症。祛邪扶正,如此清上勿得碍下,便是"理邪"。即做到除邪不伤正,扶正不恋邪,并行不悖。正如张介宾所云:"既有表邪,不得不解;既有火邪,不得不清;既有内伤停滞,不得不开通消导"。叶桂学宗明哲,不拘守"产后多虚多寒,宜温宜补"之说。

六、癥瘕病强调攻补兼施

"络病学说"源于《黄帝内经》,发展于《伤寒杂病论》,而成熟于叶桂。叶桂所说的"络"指血络而言,久病入络是指某些慢性疾患迁延日久,病邪深入,血络受病。《难经·二十二难》指出:"气留而不行者,为气先病也;血壅而不濡者,故血后病也。"说明气病与血病原有一定的先后传变次第,叶桂在其临床实践中也发现了这一规律。认为"初病湿热在经,久则瘀热入血","其初在经在气,其久在络在血"。疾病传变的一般规律是由气及血,由经至络。气与血、经与络之间的传变经过了一个较长的传变过程。邪气一旦入络,就会形成"瘀",即络脉瘀阻。一个"久"、一个"络",准确地揭示了久病入络的病机特点。由其病机特点所决定,久病入络有其特殊的证候表现。其特征性证候是癥积有形,着而不移。叶桂指出:"初病胀痛无形,久则形坚似梗,是初为气结在经,久则血伤入络。"邪入血络,瘀阻成形,故望之高突有形,触之着而不移,是为络病的显著特征。络病的另一个特征性证候是久痛。血络瘀阻不通,故而作痛。然初作之痛未必就是络病,只是久延之痛才有可能是络病之痛。正如叶桂所说:"久痛必入络。"络病之痛又有虚实之分,瘀实则痛而拒按,络虚则痛而喜按。叶桂所谓"络虚则痛","痛而重按少缓,是为络虚一则"。所谓络虚,并非指纯虚无邪，应当理解为虚中夹瘀，虚瘀兼夹。"凡久病，病必在络，络空必成胀满"，盖经脉纵行，络脉横行。络脉为连接经脉与脏腑、肌肉、器官左右、前后、内外之通路。经脉与络脉虽均为气血所充盈，而经脉以气为主，故能贯彻上下，统领全身气血之运行。络脉以血为主，故为器官、肌肉间营养传输之通路。一旦脏腑气血虚弱，则经脉必然空虚，然此时病尚在气分。若再发展累及络脉，则络脉之营血空乏，通路亦为之不畅。脏与脏之间，气血不周且渐次虚衰。腑与腑之间，传输失衡，气机不运则成胀满。气血不继则空虚处自虚，而郁滞处自郁滞。此时气病延及于血，甚者久郁化水，癥瘕、水臌等病由是而成矣。总之，叶桂认为络病传变由经到络，由气及血，虚实交结为病机，以胀、痛、水、实为临床表现，尤其妇科癥瘕病常以此四症并见，值得临床观察和总结。

在癥瘕病的治疗上，叶桂强调攻补兼施，药用"辛香入络"之品。治疗取法于张机鳖甲煎丸："疟发既多邪入于络。络属血分，汗下未能逐邪，仲景制鳖甲煎丸一法，搜剔络中伏留之邪，五六日必效"。疟疾失治，迁延日久，邪入血络，发为疟母，结于胁下，仲景治以鳖甲煎丸，内有虫蚁类飞行走窜之品。叶桂于此而悟出络病治法。他说："考仲景于劳伤血痹诸病，其通络方法，每取虫蚁迅速飞走诸灵，俾飞者升，走者降，血无凝滞，气可宣通，与攻积除坚，徒入脏腑者有间"。叶桂据此而制定了络病的治疗大法："通血脉，攻坚垒，佐以辛香行气，是络病大旨"。通血脉，攻坚垒是治疗络病的主要方法。络虚则胀，气阻则痛者以辛香苦温入络通降。久病入络，虽说邪气痹阻络分为实，然病既久延，正气多已受伤，故治疗不可企求速效，当以丸剂缓攻为上。即叶桂所说"久病当以缓攻，不致重损之义"。攻补兼施是其治疗络病的思路和方法，值得借鉴。其用药与一般的活血化瘀药有所不同，须借助于虫蚁飞走之属，如水蛭、虻虫、地鳖虫、穿山甲、蜂房、鳖甲、地龙、全蝎、蜣螂等。辛香行气也是治疗络病所不可或缺的。因为攻坚通脉之剂，"非辛香无以入络"。辛香之品，宣通气机，具有将诸药领入络中的作用，药如小茴香、青陈皮、薤白汁、川楝子、延胡索等。故治疗络病，选药常常以辛为用，如辛润之品当归须、桃仁、柏子仁等，具流通之性，善能入络通脉；辛温善散络中沉寒，如乌头、桂枝、吴茱萸、姜汁等；辛咸善能入络软坚散结，如瓦楞子、牡蛎、鳖甲、全蝎等。

【临证特色】

一、审证求本，从因论治

《黄帝内经》云："治病必求于本"。叶桂辨治月经病十分重视对发病原因的具体分析，善于溯本探源，从因论治。主要有如下两方面：其一重视食物致病。如治李案,因酸涩入里,气血呆钝,经来痛自心胸,胀及少腹,月经愆期。叶桂认为其病因病机是"食酸气血滞",治疗上宗"辛以胜酸"法,于理气活血药中加入薤白汁以治其本。其二重视年龄因素。若妇女年已五旬,天癸当止之时而发崩漏,血色淡红,无明显寒热证候,则属"冲任督带损伤,阳明胃脉衰微少气"所致,投以人参、黄芪、炙甘草或理中汤等温中摄血止血。盖年届五旬,肾气渐衰,天癸当竭,全赖脾胃后天之本充养,脾胃气虚则每易影响先天肾气致冲任不固而发崩漏,故治疗上应着眼于温健中焦,此亦治根求本之法。

二、重视肝肾,通补奇经

女子以肝为先天,《傅青主女科》谓:"经水出诸肾""经本于肾",因此在妇科调经种子篇目中,历代医家均重视肝肾。叶桂也不例外,其在《临证指南医案·淋带》中曰:"女科病,多倍于男子,而胎产调经为主要,淋带瘕泄,奇脉虚空,腰背脊膂牵掣似坠,而热气反升于上,从左而起,女人以肝为先天也"。由于肾阴、肾阳是濡养、滋润和维持机体正常生理功能的根本,肾之阴阳亏虚往往导致肝之阴阳不足,肝肾阴阳虚而失调、奇脉不和则致愆期、经闭、倒经、崩漏诸病。盖肾藏精,肝藏血,精血互生,乙癸同源,血少则精必不足,血旺则阴精自充,此血中求阴法也。肾阳不足,常以肉桂、肉苁蓉、鹿角霜、补骨脂等温补肾阳,同时每每加入人参补益脏气,于气中求阳。肝肾阳虚,内热不著,则以熟地、白芍、天冬、麦冬、枸杞、女贞子补阴配阳,兼五心烦热或经血上逆者,多以生地易熟地,以取其甘寒之性径入血分以清血分之热,同时加入知母、白薇滋阴清退虚热,或加黄柏"凉肝坚阴"。更进一步的是叶桂擅用奇经理论,寓补益肝肾于通补奇经之中。认为"虚者以血肉有情之品通补奇经,实者以苦辛及芳香之法通其脉络",在《临证指南医案》中尤多阐发,且遍及各门。奇经病多为失血或久病内耗气血阴精所致,在妇女有久崩、淋、带、瘕聚、产后病等。而在妇科中用得较多的是通补奇经法,本法以鹿茸、鹿角胶、鹿角霜、杞子、沙苑子、柏子仁、茯苓、菟丝子等为主药,适用于奇经诸脉交伤虚损之虚劳、淋浊、泄泻、崩漏及产后诸病,为奇脉虚衰的主要治法。其理论于续集沈案及产后门程案可窥一斑。叶桂认为奇经八脉隶于肝肾,乃一身之纲维,病延日久,虚损不复,肝肾内伤,则真阴衰,五液涸,致八脉亏损而运用乏力。《临证指南医案》所载女科病医案共235则,其中65则提到奇经论治,叶桂论治女科病重视奇经理论可见一斑。此外,叶桂还于补益肝肾阴阳的同时加入山楂、牛膝、茺蔚子等活血通经之品,随证用药,灵活变通,寓通于补,通补结合。其在诊治妇女崩漏日久,月经愆期兼不孕、倒经、痛经等病中均有体现。如朱案,经水一月两至或几月不来,五年不孕,下焦肢体常冷,叶桂以为"冲任脉损,无有贮移",治以"暖益肝肾",采用人参、熟地、白芍、肉桂、小茴香、紫石英、当归、川芎、茯神、香附、河车胶。其中熟地、白芍补益肝肾之阴;肉桂、小茴香乃温养肝肾之阳;河车胶益肾精,补气血;人参、当归益气养血;香附、川芎理气活血通经;紫石英暖子宫,镇心安神;茯神宁心安神。叶桂填阴潜阳时,喜用介属、有情之品,填补下焦。尝谓"滋填阴药,必佐介属重镇",故填阴常用血肉有情之品,潜阳常用龟板、鳖甲、牡蛎、龙骨等介属。此外还适当加用一二重镇之品为佐,以引他药直达下焦。如固本丸加淡菜、阿胶、秋石或磁石,六味加龟板等。强调血肉有情之品以填精,介类以潜阳,重镇以下达,这不但能使肝肾得以补益,而且使既补之精因介属类的固摄作用而不至于重泄。所以"介类"与"有情"相伍,佐以重镇,就能更好地起到填精、潜阳、固摄的多种作用。

三、着重胃气,理中调经

着重胃气以治疗月经病是叶桂治疗女科疾病的又一特色。叶桂认为中焦脾胃乃气血生化之源,也为冲脉血海之源。中焦脾胃功能失常,可影响冲脉而致月经不调诸证。冲、任、血海均由阳明主司,饮食不节、苦寒辛散皆伤胃系,阳明胃土衰微,经事乃难向安,故见有经闭、经漏、经期浮肿、便溏等证。在临证治疗中,叶桂对崩漏、闭经、不孕、月经愆期等妇科疾病均十分重视从中调治,理中以治下。叶桂关于冲脉所论甚多,如"凡女人月水,诸络之血,必汇集血海而下。血海者,即冲脉也,男子藏精,女子系胞。不孕,经不调,冲脉病也","冲脉不和,则经水不调","女子四十九,天癸当止,谓阳明脉衰,冲脉力怯,不能招集诸络之血聚于血海,按月行经,此向老皆然","凡下焦多属血病,瘕属气聚,为血痹,病在冲脉","冲脉隶于肝肾,二脏失藏,冲气沸乱","凡经水之至,必有冲脉而始下","而冲脉隶于阳明","冲任血海皆阳明主司"等。在治疗上,叶桂以扶持中土、温运脾胃为法。临证根据病之深浅,药分轻重。强调从中焦入手,运用建中和营、温中摄血或通理胃阳的方法以调补冲任治疗女子月经愆期、经闭、崩漏等下焦病证,可谓"理中以治下也"。若脾胃阳伤,中气愈馁,冲脉乏血贮注乃见经闭之症,并认为"冲隶于阳明,阳明久虚,脉不固摄,有开无合",可演为崩漏之症。指出藏血统血固在肝脾,必得阳明脉络充旺,故冲脉之不固亦由阳明胃气之衰弱所致。故叶桂治法主张斡运中宫,奠其后天之本。调经,尝按"劳者温之,损者益之"之旨,先用甘温之四君、理中二方适益中土,药忌苦寒滋腻。如月经推后而至,郁伤肝脾,罹损胃气,叶桂以安胃理中丸去黄柏、细辛。若素体胃气虚弱,血海渊源匮乏而致月经不来。中气不足,症兼食欲不振,脘闷腹胀,气短乏力,脉弱者,方用四君子汤益胃健运,脾胃阳虚,症兼食衰泛涩,便溏浮肿,倦怠无力,脉虚者,方用理中汤温补脾胃;予人参、半夏、陈皮、茯苓、益智仁、煨姜等以振奋胃阳而调经。如妇女月经愆期、闭经不孕,兼见呕恶痰涎、脘腹痞阻等证,脉缓者,叶桂以为"胃阳不运"所致;治

"以理胃阳为要务","务宜宣通、从阳明厥阴立方"。方选二陈汤去甘草加苏梗、枳壳疏运胃阳。药用半夏曲、茯苓、生姜和胃健脾化痰,苏梗、广陈皮、枳壳、厚朴、香附等理气疏肝化痰。若他脏病变造成脾胃虚弱,出现营血亏虚,月经闭阻之症,叶桂给予当归建中汤去姜治疗或四君子汤以恢复脾胃功能。叶桂重视胃气多从胃阳入手进行治疗。临床喜用人参、云苓、半夏、白术、陈皮、桂枝、白芍、饴糖、山楂等。其根据"有形精血难生,无形元气须急固"的原理,仍主张在治疗上以建中为主,或建中稍佐滋肾之品。如:用大小建中汤或五味异功散加五味子。叶桂还强调淡薄滋味,重视食养,提出"食物自适者即胃喜为补"的观点,用以辅助药力,恢复胃气。

四、擅调心脾,多用苓神

后世医家统计了《临证指南医案》《未刻本叶氏医案》《叶氏医案存真》《叶天士女科》共 65 例月经病证后发现,叶桂治疗月经病用药很广,达 118 味之多,其中尤以茯苓、茯神运用次数最频。病证属虚者用之,偏实者也用之。肝郁脾虚为主者多用茯苓,肝肾阴血亏虚者多用茯神。茯苓、茯神均有益脾和胃,宁心安神之功,所异的是茯苓益脾宁心力强,茯神宁心安神功著。由于心主血脉而藏神,"胞脉者属心而络于胞中",心血旺盛,神明正常,心气下通,入于胞脉、胞宫,则经候如常。又因女子情绪易受激惹,忧思过度,心脾气血两伤,或肝肾亏虚,心血不足,终至心神失充,胞脉、胞宫失养,则经候随之失常。叶桂以茯苓、茯神调心脾而安心神,寓意之深,于此可见一斑。对于肝郁脾虚,心脾两亏者以茯苓健脾宁心,一举两得,肝肾阴血亏虚,心火易亢,故以茯神加强宁心安神之功。此乃"欲补心者,须实肾,使肾得升,欲补肾者,须宁心,使心得降"之意义所在。心主血脉及胞脉,与心有直接联系。治心主要有两种措施:一是宁心安神,使经血下行,胞脉流畅,二是清心降火,使胞脉宁静,行归藏之功。叶桂治心侧重前者。如《临证指南医案·调经门》某案:"寒热无汗,经先腹痛,喉中燥痒,咳逆,食物不思,此郁伤气血。八脉主病,姑先与泽兰汤,药用泽兰、归身、丹参、白芍、柏子仁、茯神等。"考叶桂所用泽兰汤,其重点是治心而兼调奇经,特别是调胞脉之血气。叶桂在调理奇经气血中常用丹参、柏子仁、茯神、琥珀等以宁心安神,通调血脉,清心降火,安抚胞络,行其归藏。这是防崩止漏,护胎保产的重要措施。对于新产失血较多,心神失养如惊似风,症见:心悸、怔忡、失眠、惊恐不安、头晕神迷、气从少腹直冲心胸、舌淡、脉弱。叶氏认为:"此属肝肾内怯,肾不交心,神气无以收纳自固,故见魂魄飞越之象"。治疗急宜补虚宁神,使神气益之固之耳。常用人参、龙齿、枣仁、茯神、龙眼肉、炒黑杞子、紫石英(捣碎)煎服。若下元虚冷,四肢厥逆者,加黑附子、桂枝、炮姜、乌梅回阳救脱。

五、用药特点

1. 善用经方,灵活化裁　叶桂勤求古训,博采众方,对《伤寒论》《金匮要略》理法方药研究更是有极为高深的造诣。叶桂在运用仲景原方的同时,善于根据病情灵活化裁。

(1) 运用原方:叶桂对于张机的经方体会最深,应用也最广,基于对张机原方的深刻理解,叶桂常常运用仲景原方进行治疗。如原案:"因外疡复烦劳,致营卫交损,寒热咳嗽盗汗,经阻两月,渐延干血痨疾,小建中汤。"干血痨多是由于虚火久蒸干血内结所致,属于虚劳病的范畴,《黄帝内经》谓此类病当以甘药调之,《金匮要略》遵经旨而立建中汤。此患者因为有外疡而复加烦劳,造成阴火内炽,营卫交损,症状已经出现痨象,所以叶桂断为"渐延干血痨疾",因此处以小建中汤原方以培其本。叶桂以建立中气为先,砥柱既固,继当以薯蓣丸、大黄䗪虫丸之类治之。

(2) 化裁经方:除直接运用原方进行治疗者外,叶桂亦常常根据病情对张机方进行灵活化裁,如原案:"经事参差,不时寒热盗汗,阴血下夺,阳无所附,营卫为之不谐也,炙甘草、白芍、火麻仁、生地、粗桂枝、牡蛎、麦门冬、阿胶。"炙甘草汤是张机为治疗伤寒心动悸脉结代而创立的,而此病病机为血气虚衰,不能相续,故用炙甘草汤以益虚补血气而复脉,此患者阴血不足,故经事参差,虚阳躁扰,营卫不和,故寒热盗汗,叶桂治用炙甘草汤去参姜枣,加白芍、牡蛎,其中以炙甘草汤益虚补养阴血为主,加白芍敛阴益营,加牡蛎以收摄浮阳,俾使阴阳合而上下交,精血生而经脉平。由此可见叶桂对于经方的加减十分纯熟。叶桂对经方在女科疾病中的灵活运用,精准化裁,纵观《临证指南医案》,现搜集归纳总结如下:炙甘草汤(妇人伏暑月经不当期而来或经期感受燥热、经后寒热而便秘肠中之垢不行、月经愆期、经闭、崩漏、淋带、胎前温病伤阴、产后诸病、热入血室)、黄连阿胶汤(妊娠感疟寒少热多、崩漏、产后痉厥、产后暑热伤阴)、乌梅丸(经闭)、桂枝汤(产后心悸欲呕遇寒腹痛、妇人病奇经损伤)、旋覆花汤(妇人经闭或经漏)、鳖甲煎丸(妇人经闭、痛经)、木防己汤(产后风湿)、小青龙汤(妇人经闭或胎前或产后兼发咳喘)、理中丸(吐泻胎动不安、半产后呕吐青绿水)、白通汤(产后昏冒、产后欲脱)、肾气丸(半产后咳逆不得卧、经阻腹痛、产后腹大满痛或腹痛不随利减)、旋覆代赭汤(产后感疟食减气壅)、桂枝去芍药加蜀漆牡蛎龙骨救逆汤(热入血室的脱证、产后郁冒、产后寒邪内陷神昏)、小建中汤(经阻寒热、咳嗽食减便溏经闭)、黄芪建中汤(经迟或经少)、甘麦大枣汤(月经不调、崩漏)、当归生姜羊肉汤(闭经少腹痛胀下坠、产后诸症:腹坚胀满、腹中刺痛、恶露紫黑、腰痛牵引少腹、疟母瘕聚、汗出惊悸肢体痿废)、桃核承气汤(妇人热入血室)、五苓散(经闭)、牡蛎泽泻散(下肢肿经闭腹痛泻不爽)、桂苓五味甘草汤(小产劳伤咳嗽)、枳术汤(产后浮肿腹胀)、防己茯苓汤(水肿经闭)、芎归胶艾汤(月经先期不育、月经不调、崩漏、胎漏)。叶桂对张机《伤寒论》和《金匮要略》的灵活运用与精准发挥，反映了他读古而不泥于古，采方而不执于方，于继承中有发扬，师古不泥古、博采众方、传承中有创新。

2. **药博方精**　叶桂在治疗女科疾病时用药广博，组方精细，处方用药平淡却颇有巧思。其用药广博，在诸女科医案之中，用药种类达八十余味，可见叶桂治疗女科疾病时制方用药，因症转移，并不局限于某几味女科常用之品，这与叶氏"剂之寒温视乎病……病有见证，有变证，必胸有成竹，乃可施之以方"的学术思想是一脉相承的。叶氏选药虽然广博，但组方选药却向以精细著称，其处方用药以六味最多，多则八味、十味、十二味不甚多见，其选药味至精当，一味之换，深意存焉。叶桂女科处方选药精当，常以平淡之品而见功在其处方之中，应用频率最高的几种中药如茯苓、当归、炙甘草、白芍、人参、白薇、地黄、南枣等，无不是临床常用之药，并无当时时医为炫神奇而用难寻之品的陋习。叶桂用药虽多平淡之品，却淡中见巧。如原案："娠五月，足太阴司胎，太阴与阳明为表里，阳明隶乎冲脉，冲脉空虚，是以易于堕胎，法宜固之升之，白粳米、南枣"。患者冲脉空虚，血海不足，胎元失养，故有堕胎之虑，正如王叔和所谓冲脉病则女子绝孕。治疗当培补太阴阳明，法宜固之升之，但若用滋腻补品则有碍脾胃运化，若用升举气药又恐剋伐正气有损胎元。叶桂选用白粳米与南枣，二药均为日常食物，至平至淡，无虑其损伤胎元，白粳米养胃而益气，南枣健脾而补血，俾戊己二土得固而清阳自得升发，胎元无下堕之患。药虽是平淡之品，配伍却颇具巧思。至于是否有效，正如华岫云所谓："案中评证，方中议药，咸合于理，据理设施，自必有当"。

3. **擅用虫甲**　叶桂认为瘀血证大多为慢性久病，证候复杂，部位比较深，瘀久胶着，一般的发表攻里、扶正补虚均难有所见树。所谓"散之不解，邪非在表；攻之不驱，邪非着里；补正却邪，正邪并树无益"。草木攻涤之力，不能逐除深痼之邪，须虫类迅速才能深入隧络，松动痼结病根。正如叶桂所说："虫蚁迅速飞走诸灵，俾飞者升，走者降"，"追拔沉混气血之邪"，"攻积除坚，入脏腑有间"，从而达到"血无凝着，气可宣通"的治疗目的。故叶桂方中多用鳖甲、牡蛎、乌贼骨、地龙、土鳖虫、全蝎、露蜂房、水蛭、虻虫、蜣螂等虫甲类药物。

4. **善用药对**　叶桂善用古方，然通常效法其意，随证化裁，多取用药对。常见药对如人参、紫河车用于产后温养气血；人参、茯苓用于通补阳明之虚；禹余粮、赤石脂固补阳明，用于阳明失阖之下血；鹿茸、人参用于升固督脉之气；鹿角霜、桂枝用于温通脉络；鹿茸、龟板通补任督；杜仲、沙苑子强腰固带；川椒、小茴香辛温通阳，常于瘕泄及阳维脉虚用之；淡苁蓉、当归温润通补常用之；当归、桃仁辛润通络；黄柏、白薇用于阴虚阳浮，清热坚阴；薤白、两头尖常用于淋浊,以浊泄浊;川楝子、橘核、茴香常于男子㿗疝用之;南楂肉、茺蔚子、香附用于女子通经。其他常用药对如当归、生姜、羊肉;乌贼骨、茜草;女贞子、墨旱莲;人参、熟地黄;熟地黄、当归;延胡索、川楝子等。

5. 喜用丸剂 叶桂认为"新邪宜急散,宿疾宜缓攻",数十年之久病"非区区汤散可效",故其平生治疗血瘀顽痰,常仿张机之立法,喜用丸剂。"丸者,缓也",取其缓攻图治之意。

6. 择时服药 叶桂辨治女科病十分重视人与自然的整体关系,认为妇女月经病的发生与时令因素有关。如他认为女子二七天癸未至,先天质薄,阴本未充,至春最多倒经之虞。盖阴血未充复加春天阳气升发,经血容易上逆。对月经病的治疗叶桂也注意到顺时施治。此外叶桂还认识到时令因素与月经病的预后有关,并据此判断月经病的预后转归。如经漏因肾阴涸竭,病深且重时,当于"秋半收肃令行,可望其脏聚气交",奇经渐固,经漏向愈,"若当收肃令而病日加增料难入冬"。

【验案举例】

一、月经先期案

张二九 经先期色变,肤腠刺痛无定所,晨泄不爽利,从来不生育。

川芎、当归、肉桂、生艾、小茴、茯苓、生香附、南山楂。

益母膏丸。

按语:

此案患者情志不畅,肝失疏泄,气血失循于脉道,久则不通,进而郁滞,致月经先期,肌肤刺痛无定所。叶桂认为调经不仅应重视调治心脾、胃气、冲脉"三本",而尤应重视调肝,所谓"女子以肝为先天",在治肝调经时,尤重"气血"。《素问·五脏生成》云"人卧血归于肝。"王冰为此作注曰:"肝藏血,心行之,人动则血运于诸经,人静则血归于肝脏,何者?肝主血海也。"指出只有肝脏功能正常,才能充分调动全身的气血以维持机体的正常生理功能。肝气顺,气机调,脾胃健,化源充,血海盈,气血和畅,月事当调。方中川芎为女科要药,有"血中气药"之称,既能行散,又入血分;当归补血养肝,活血调经,当归、川芎均为血分药,两者配伍祛瘀而不伤血,补血而不壅滞;山楂活血通痹;肉桂、小茴、生艾辛香通络,温养肝肾之阳;佐以香附疏肝行气;茯苓振奋胃阳,健脾止泻,叶桂在通络药中常配以茯苓,认为茯苓淡而渗,其性上行,能引阳入阴,故常将茯苓与辛味药相配。全方用疏肝理气药配伍活血药,旨在理气活血调经。

二、月经后期案

姚二二　久嗽背寒,晨汗,右卧咳甚,经事日迟,脉如数而虚,谷减不欲食。
黄芪、桂枝、白芍、炙草、南枣、饴糖。

按语:

此案患者情志为病,肺气虚损,肺为气出入之道,五脏之邪上逆于肺则咳嗽,此则久嗽,背寒晨汗,全是肺气受伤。气虚则血亏,久则月经后期,甚则闭经。脉数分虚实,此患者气虚,属虚证,虚则不可再以苦寒之剂损伤脾胃,况且谷减不欲食为中气虚弱之象,宜甘缓益营。叶桂认为凡肝、脾、胃之病,久虚不复,精血亏损,势必延及奇经。故治疗以小建中汤温中补虚,加黄芪补气行血,从而使外解背寒,内补虚损,气足则血亦生,月事不调亦可恢复。

华二三　郁伤肝脾,是因怀抱不畅,致气血不和。逍遥散减白术,加山楂、香附,不欲其守中,务在宣通气血耳。今经来日迟,郁痹宜通。而气弱不主统血,况春深泄气之候,必佐益气之属,方为合法。
归脾汤。
又　向有郁伤肝脾,用逍遥散、归脾汤甚合。
安胃理中丸去黄柏、细辛。

按语:

此案患者因肝气郁结,导致气血不和,方中逍遥散疏肝解郁,健脾和营,与香附配伍可加强其疏肝理气之功;山楂入肝、脾、胃三经,旨在开胃消食、活血散气。因患者肝气不疏致脾失健运,气弱而不主统血,故合归脾汤旨在益气摄血。纵观全方疏肝又理气,补脾又养血,使肝气疏,脾气运,气血兼治,药到病除。

王三一　脉右缓左涩,经水色淡后期,呕吐痰水食物,毕姻三载余不孕。
半夏、广皮、茯苓、厚朴、茅术、淡吴萸、小香附、山楂肉。
姜汁法丸。
又　三月中,用辛温宣郁方,痰瘀自下,胸次宽,呕逆缓。今喜暖食恶寒,经迟至五十余日,来必色淡且少。
八珍去术、草、地,加小茴、肉桂、蕲艾、香附、紫石英,河车胶丸。

按语:

此案患者经水色淡后期,婚后三年不孕,脉左涩,为肝肾亏虚之症,又因右

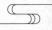

脉缓,缓为虚为湿,故叶桂认为此为气滞痰凝,由郁而得。呕吐痰水食物,为脾虚无力运化痰湿。法当开郁豁痰,药用苍附导痰之意。姜汁味辛,发散止呕,化湿祛瘀,经络畅通,再行补益。二诊又因"冲脉隶属阳明",故从阳明厥阴立方。议用温养冲任、栽培生气方法。方以八珍补气血,去白术、甘草,因其妨胃气通降,河车胶丸益精血温阳,肉桂、蕲艾、香附、紫石英温通气血,使补而不滞,精气渐充,自可痊愈。

秦二一 气冲心痛,呕涎,气坠少腹为泻,经来后期,其色或淡或紫。

川连、小茴、川楝子、归尾、炒半夏、茯苓、桂枝、橘红。

按语:

此案患者所指心痛指胃脘部疼痛,又有呕吐痰涎之症,病在胃经。月经后期,色或淡或紫,为寒凝血脉。故从厥阴、阳明两治。方中川楝子调畅气血为主,二陈化阳明之痰,归尾养血活血,桂枝用法仿张机桂枝加桂汤治奔豚之法,又因"非辛香无以入络",故以小茴香宣通气机,将诸药领入络中。

三、月经先后无定期案

周十七 室女经水不调,先后非一,来期必先腹痛,较之平日为重,饮食大减。始于初夏,入秋下焦常冷,腹鸣,忽泻忽结。

南山楂、生香附、延胡、当归、青皮、三棱、蓬术、牛膝、川楝子、泽兰、肉桂、炒小茴。

葱白汁丸。

按语:

叶桂究脉察色之后认为其病因病机是居室郁怒,肝气偏横,胃先受伐。而由于奇经冲、任、跷、维诸脉,皆隶属于肝胃,故又影响脉中之血不循序流行,气血日加阻痹。叶桂还进一步指出,若上述病证失治,必造成结、瘕、聚、疝、痞之累。故治疗原则以理气不燥,活血不峻为度。方中南山楂、当归、三棱、蓬术、牛膝、泽兰均为活血通痹之品,生香附、延胡、青皮、川楝子调畅气血止痛,肉桂、小茴温阳散寒。

四、崩漏案

徐三三 肝脾郁损,血崩。

人参逍遥散去柴、术、炙草,加桑螵蛸、杜仲。

按语：

肝藏血,脾统血,肝为刚脏,体阴而用阳,郁而不疏则脾受其害,脾失其用,则血失所摄而为崩。叶桂治疗此病意在补血养阴以达疏肝,恐柴胡、白术之燥耗伤肝阴;炙草有壅气之弊,故亦去之。"有形之血不能速生,无形之气所当急固。""运血者即是气,守气者即是血。"故用人参益气固气;当归、白芍养阴生血;杜仲非独补肾治腰痛,尤能"润肝燥,补肝虚";桑螵蛸功专收涩,"精血同源",涩精即止血也。

龚　脉数,寒热汗出,腹胁痛。病起经漏崩淋之后,是阴伤阳乘。消渴喜凉饮,不可纯以外邪论。合营卫调中,甘缓主治。

当归、白芍、淮小麦、炙草、南枣、茯神。

按语：

此案患者寒热汗出,看似感外邪无疑,但因其缘起于经漏崩淋阴血损衰之后,阴虚生内热,阳乘阴位,是以脉数,消渴喜凉饮;胁为肝经所布,阳乘之则痛。虽微有外邪不足虑,唯救营阴之虚衰为急也。叶桂巧用养心、润燥、补脾之甘麦大枣汤为主方,且大枣易南枣以增其生津止渴润燥之功。尤能助炙草补中益气。归芍养阴生血,疗崩后血虚。正如张介宾所明示"但以纯甘至静之品培之养之,……则营气自将宁谧,不待治血而自安矣。"

文五五　产育频多,冲任脉虚,天癸当止之年,有紫黑血如豚肝,暴下之后,黄水绵绵不断。三年来所服归脾益气,但调脾胃补虚,未尝齿及奇经为病。论女科冲脉即是血海,今紫黑成块,几月一下,必积贮之血,久而瘀浊,有不得不下之理。此属奇经络病,与脏腑无异。考古云:久崩久带,宜清宜通。仿此为法。

柏子仁、细生地、青蒿根、淡黄芩、泽兰、樗根皮。

接服斑龙丸。

按语：

女子产育频多,冲任脉虚,冲为血海、任主胞宫、冲任之络伤,则血内溢,是为奇经络病。故曰"与脏腑无与"。经曰"阴虚阳搏谓之崩",阳搏必由阴虚,络伤必致血溢,络伤血溢,其阴更虚,虚热愈甚,崩不止矣。故叶桂用清、通、补兼进之法。因非清无以制其阳搏,非通无以入奇经消瘀滞而固八脉,非补无以实冲任疗络伤。故用淡黄芩清血热;泽兰、樗根皮通瘀浊固冲任;生地、柏子仁补血养阴实冲任。

朱　崩漏两年,先有带下。始而半月发病,今夏季每交申酉,其漏必至。思下午为阳中之阴,阴虚阳动,冲脉、任脉皆动,下无堤防约束。夫奇经,肝肾主司为多,而冲脉隶于阳明,阳明久虚,脉不固摄,有开无阖矣。医但以涩剂图旦夕苟安,未及按经论病,宜毫无一效。

海螵蛸、鲍鱼、茜草、生菟丝子、石壳广莲肉。

接服乌贼鱼骨丸。

按语:

此案患者乃因崩漏日久,病缠绵未治愈,造成血海空虚,冲任失调,肝肾虚损乃至阳明脾胃虚弱,统摄无权,夏季湿盛,脾喜燥恶湿,午后阳衰而阴气上升,阴盛阳动,冲任失职,诱发经漏不止。叶桂认为光固摄止崩漏,不治源流,功必不成。应从阳明经入手,填补肝肾,通调冲任,润养脉络,补脾和胃来达到止漏之目的,宜后人之效法也。

某　经漏三年。诊色脉俱夺,面浮跗肿,肌乏华色,纳谷日减,便坚不爽,自脊膂腰膑酸楚如堕。入夏以来,形神日羸。思经水必诸路之血,贮于血海而下,其不致崩决淋漓者,任脉为之担任,带脉为之约束,维跷脉为之拥护,督脉以总督其统摄。今者但以冲脉之动而血下,诸脉皆失其司,症固是虚。日饵补阳不应,未达奇经之理耳。考《内经》于胸胁支满妨食,时时前后血,特制乌鲗丸,咸味就下,通以济涩,更以秽浊气味为之导引,同气相需。后贤谓暴崩暴漏宜温宜补,久漏久崩宜清宜通,正与圣经相符。况乎芪、术皆守,不能入奇脉。无病用之,诚是好药;藉以调病,焉克有济?夏之月,大气正在泄越,脾胃主令,岁气天和,保之最要。议以早进通阴以理奇经。午余天热气泄,必加烦倦,随用清暑益气之剂,顺天之气,以扶生生。安稳百日,秋半收肃令行,可望其脏聚气交,而奇络渐固。此久损难复,非幸试速功矣。早上汤药议以通阴潜阳方法。早服:

龟甲心(秋石水浸)、鹿角霜、真阿胶、柏子霜、生牡蛎、锁阳。

另煎清人参汤,入清药,煎取五十沸。乌鲗丸方。乌鲗骨四分(米醋炙去甲另研,水飞)、藘茹(一分),上为细末。用雀卵量捣为丸,每服三钱。用药前,先饮淡鲍鱼汤一小杯为导引。

又　进潜阳颇投,但左耳鸣甚,肠中亦鸣。肝阳内风升动未息,减气刚,用柔。早服:

龟甲心(照前制)、真阿胶、柏子霜、天冬、女贞实、旱莲草。

另煎人参汤二钱,加入滤清药内,再煎五十余沸。

又 两进柔润,清补颇投。询知病由乎悲哀烦劳,调理向愈,继因目病,服苦辛寒散太过,遂经漏淋带,年前七八日始净,今则两旬而止。此奇脉内乏,前议非诬。据述周身累现瘾疹痦瘰,瘙痒不宁。想脂液久渗,阴不内营,阳气浮越,卫怯少固,客气外乘。凡六淫客邪,无有不从热化。《内经》以疮痍诸病,皆属于火。然内症为急,正不必以肌腠见病为治。刻下两三日间,又值经至之期。议进固脉实下,佐以东垣泻阴火意。经至之先用此方。

龟甲心、真阿胶、人参、桑螵蛸、生白龙骨、旱莲草、茯神、知母。早上服。

又 当经行,周身寒凛,腰酸腹膨,白疹大发。议用固气和血方。

人参、熟地、阿胶、川芎、当归、白芍、南山楂、蕲艾。早上服。

又 经来腹坠腰酸,疹现肌痹,鼻孔耳窍皆然。想阴血下注,必阳气鼓动,内风沸起。风非外来,乃阳之化气耳。昨因经至,用胶艾四物汤和补固经。今午诊脉,右大而涩,左小数,中有坚疾如刃之象。洵乎液枯风动,初定乌鲗鱼丸当进。其早上汤药,凡气味之辛裁去。虽为补剂,勿取动阳耗液也。早上服:

人参、生地、天冬、阿胶、生白芍、女贞子、旱莲膏、地榆。

又 两日早进清补柔剂,夕用通固下焦冲任,是月经来甚少,起居颇安。与先哲云:暴崩当温涩,久漏宜宣通,若合符节矣。连次候脉,必小弱为少安,则知阳动不息,内风必旋。芪、术呆守,归、艾辛温,守则气壅,辛则阳动,皆不知变化之旨,坐失机宜耳。余未能久候,焉有经年经月之恙骤期速愈?故丸药创自《内经》七方之一,世多渺忽,实出轩岐秘奥。再议理阴息风早用,谅不致误。拟长夏调理二法。晚服乌鲗丸三钱,晨进养肝阴,和阳熄风以安胃。盖冲脉即血海,隶于阳明胃脉,乃仿经旨立方。

人参、阿胶、白芍、生地、旱莲膏、女贞子、桑寄生、咸秋石、细子芩、三角胡麻。药末,胶膏,再加熟蜜三两,捣千余杵,丸宜细光,早上服四钱。小暑至处暑,生脉散送。

又 此番经后,带下仍有。久漏奇脉少固,前案申说已著。丸剂专司通摄冲任,恪守定然必效。但外来寒暄易御,内因劳嗔难调,余谆谆相告者为此。

人参、生地、阿胶、白芍、茯神、女贞子、旱莲膏、小黑稆豆皮。早上服(初十日)。

又 昨晚烦冗,阳动气升,头额震痛,经再下注。更定镇摄一法,久后亦可备用。

人参、生地、阿胶、龟甲心、生牡蛎、天冬、黑壳建莲。

又 十二日午诊脉,仍用初十日早服方法,去稆豆皮,加生牡蛎。交小暑后骤热,午后另煎生脉散,微温服一次。

此法为通阴潜阳法，乃调理奇经以治久年经漏之方。叶桂认为"鹿性阳，入督脉；龟体阴，走任脉；阿胶得济水沉伏，味咸色黑，息肝风，养肾水；柏子芳香滑润，养血理燥；牡蛎祛湿消肿，咸固下……锁阳固下焦之阳气，乃治八脉之意。"叶桂论奇经八脉与崩之关系云："思经水必诸路之血，贮于血海而下，其不致崩决淋漓者，任脉为之担任，带脉为之约束，刚维跷脉之拥护，督脉以总督其统摄。今者，但以冲脉之动而血下，诸脉皆失其司，症固是虚，日饵补阳不应，未达奇经之理而。"李时珍云"八脉散在群书者，略而不悉，医不知此，罔探病机。"则奇经八脉之重要可知矣。

五、闭经案

王二十　脉右虚，左虚弦数。腹痛两月，胸痹咽阻，冷汗，周身刺痛，寒果。此属内损，有经闭成劳之事。

桂枝汤加茯苓。

又　照前方加当归、肉桂。

又　内损，情怀少畅，非偏寒偏热可以攻病。方中温养气血，以使条达，非因寒投热之谓。开怀安养为宜，勿徒恃药。

归桂枝去姜，加茯苓。

此案患者脉右虚，左虚弦数，究其性质多属内损，属郁损营阴，有经闭成劳之虑。治疗这类腹痛，目的在于温养气血以使条达，故加当归、茯苓以增强温营通阳之力。又因患者情怀失畅，必须开导其开怀安养，勿徒恃药物的作用。继之再予温营止痛之法，方可奏效。

王三八　苦辛泄降，胸脘胀闷已舒。此嗽血。皆肝胆气火上逆。必经来可安。

南山楂、桃仁、黑山栀、丹皮、橘叶、降香末、老薤白汁。

此案患者肝气郁滞，久而不疏，进而化火，故需疏肝以泻火。方中黑山栀善清肝热，并导热下行，兼可除烦；丹皮苦寒，凉血活血，使凉而不瘀，活血而不妄行，以清血中之伏火，丹皮入血分，栀子主气分，二药为伍，主清肝胆郁热；橘叶疏肝行气，且化痰止咳；降香行气活血，旨在气行则血行，郁火自消；南山楂、桃仁活血化瘀,使月经正常行至;老薤白汁味辛,性温,温中行气,因方中大部分为寒性药,可防其太过寒凉致使血液瘀滞。

董 脉数色夺,久嗽经闭,寒从背起,热过无汗。此非疟邪,由乎阴阳并损,营卫循行失其常度。经云:阳维为病,苦寒热矣。证属血痹成劳,为难治。痹阻气分,务宜宣通。

生鹿角、川桂枝木、当归、茯苓、炙草、姜、枣。

另回生丹二服。

按语:

此案患者为久病虚损成劳,属于奇经病变,而对于奇经病,医者多只知治肝治肾,不知有治八脉之妙。叶桂主张以阳剂柔药调之,因"鹿角性阳入督脉",善温补奇经,故方以生鹿角温补肾阳;当归、桂枝、生姜辛温通补;佐以流行脉络,务在气血调和,病必痊愈。

某二二 心下有形不饥,经水涩少渐闭。

炒桃仁、炒五灵脂、延胡、苏梗、生香附、木香汁、半夏、姜汁。

按语:

此案患者由气滞渐至血结,左右隧道不行,大便坚秘不爽。叶桂认为此类患者治疗应以通络为主。药用桃仁、五灵脂、延胡、香附理气活血通络,半夏、姜汁和胃健脾,苏梗、木香汁行气通络,引药入经。

王 经闭半载,面色苍白,脉来细促,久嗽不已,减食,腹痛,便溏。

归芪建中汤去姜。

按语:

叶桂诊后认为:"此三焦脏真皆损,干血劳怯之疴,极难调治。"并在案中批评说:"俗医见嗽见热,多投清肺寒凉,何以挽回?"他根据"有形精血难生,无形元气须急固"的原理,主张在治疗上以当归建中汤去姜之辛燥,稍佐滋肾之品,以培补生气,滋养营血。

六、居经案

王三一 居经三月,痞闷膨胀,无妊脉发现。

大腹皮绒、半夏曲、老苏梗、橘红、炒山楂、茺蔚子。

又 经停,腹满便秘。

郁李仁、冬葵子、柏子仁、当归须、鲜杜牛膝。

按语:

此案为气血虚滞兼湿。叶氏细询病史之后,知为劳碌致病,因而断其必属脾胃阳伤,中气愈馁,冲脉乏血贮注之证。

七、痛经案

孙二九 奇脉下损,经迟腹痛。当先用当归建中汤,续商八脉治法。

归芪建中汤。

又 久嗽,遇劳寒热。

归芪建中去姜。

按语:

叶桂认为此案为奇经下损所致,治疗先用当归建中汤以培中土,补气血,使气血充沛之后,再调治奇经八脉。此案虽寥寥数语,却体现了其遵从《黄帝内经》"治病从本"的指导思想。因为只有通过培补中焦脾胃,才能使气血冲任充盈,从而使月经得以恢复正常。

李 酸涩入里,气血呆钝。痛自心胸,胀及少腹。昔经行三日,今四日犹未已。

薤白汁、桃仁、延胡、小茴、当归须、川楝子。

按语:

此为食酸气血"凝涩所致,痛胀何疑。读《内经》遗意,以辛胜酸主治。但辛气最易入表",故叶桂认为当"求其宣络者宜之"。方中桃仁、归须活血通痹,延胡索、川楝子行气止痛,薤白汁、小茴香通泄气机,引药入络。

八、倒经案

张十七岁天癸不至,咳嗽失血。乃倒经重症,先以顺气导血。

降香末、郁金、钩藤、丹皮、苏子、炒山楂、黑山栀。

又 震动气冲,咳呛失血。

鸡子黄、阿胶、鲜生地、天冬、生白芍、炒牛膝。

又 脉细数,腹痛营热,经不通。

人参、天冬、鲜生地、白芍、丹参。

调入琥珀末三分。

按语：

《傅青主女科》谓："火太旺则血热，水太旺则血多。"而叶桂主张不可太寒凉泻火，只宜清肝凉血，顺气导血。方用降香末、郁金、钩藤、丹皮、苏子、炒山楂、黑山栀，使其气血通行各归常道，清肝凉血、滋肝阴以制相火，则气阴复，经自调。

朱　冲年天癸未至，春阳升动，寒热衄血。平昔溺后腰酸，耳目甚聪明。雄乌骨鸡、生地、生白芍、茯神、天冬、知母、牛膝、茺蔚子、女贞子、阿胶。

按语：

此案患者先天质薄，阴本难充易亏，最多倒经之虑。方中雄乌骨鸡、阿胶为血肉有情之品能填补肾经，加强滋阴补阳之效；生地、白芍、女贞子补益肝肾之阴；于补益肝肾阴阳的同时加入牛膝、茺蔚子等活血通经之品，寓通于补，通补结合。

九、带下过多案

吴　崩带淋漓，阴从下走；晕厥汗出，阳从上冒。
人参、阿胶、生龙骨、生牡蛎、五味、茯神。
又　血液去则脏阴失守，神不内附，致目中妄见，非鬼祟也。当先镇阳神为主，若骤用阴药，则有妨胃纳矣。
人参、龙骨、五味、茯苓、芡实、建莲肉。
又　淋带黄白未净，五更心悸汗出。
人参、炒枸杞、五味、茯苓、芡实、湖莲肉。

按语：

此案患者逢谷雨暴凶，身中阴阳不相接续，怕延虚脱。戌亥时为剧，故叶桂认为此病治疗应从肝肾入手，寓补益肝肾于通补奇经之中。治以人参、茯苓、芡实、湖莲肉益气健脾；枸杞子、五味子补益肝肾，通阳摄阴。

王二七　产后漏淋成带，入暮溺频不爽，惊恐神呆，骨骱尽痛。
枸杞子(炒黑)、鹿角霜、归身、菟丝子(炒香)、生杜仲、沙苑子、茯苓、补骨脂(盐水煎淡)

60

此案患者肝肾内损,渐及奇经,不司束固,是产后虚在下。治疗应以甘辛润补肝肾为主,不宜用燥药,因肾恶燥,肝忌刚也。叶桂对奇经虚证多取血肉有情之味,方中鹿角霜正是其奇经用药的一个显著特点。

十、妊娠恶阻案

朱　脉右涩小数,左弦促,纳食脘胀,常有甘酸浊味,微呕吐清涎,旬朝始一更衣,仍不通爽。

金石斛、黑山栀、茯苓、半夏曲、橘红、竹茹、枳实。

此案患者病起情怀抑郁,由气郁化热,痰热上扰所致之恶阻。"如《内经》五志过极,皆从火化"。按徐之才的逐月安养理论,病在足少阳经,应治以清热养胎。《石室秘录》上说"调理妊娠在于清热养血,养胎全在脾胃"由此可见,古人对妊娠的调治原则是清热养血。况且此患者肝胆相火内寄,叶桂认为当治以凉剂。故以温胆汤去生姜、甘草,加金石斛、黑山栀,化痰清热,和胃止呕。方中半夏曲降逆和胃,燥湿化痰,竹茹清热化痰,止呕除烦,枳实行气宽中化痰,陈皮理气燥湿,茯苓健脾渗湿,石斛益胃生津,滋阴清热,栀子清热利湿。诸药共奏清热除烦,化痰止呕,凉血安胎之效。

十一、胎动不安案

某　触胎下血,腹痛而坠。

人参、炒白芍、炙草、广皮、熟地炭、炒砂仁末。

加纹银一二两、青苎一两。

又　照前方去熟地,加炮姜、熟术。

又　人参、熟地、炒归身、炒白芍、炙草、茯神、广皮、炒砂仁。

叶氏治疗胎动不安有两大特色:其一,参考妊娠月份,采用不同的安胎之法。该患者妊娠三月,多为肝气攻冲,治以平降肝气为主。第二特点就是有邪当除邪,"正虚当复正,病去身安,自为不补之补","以偏求偏,幸勿畏虚以遗患",谆谆告诫我们,有是证即用是方,叶桂的这一观点与"有故无殒,亦无殒"之旨意相通。而胎前凉血顺气以肝、脾、胃三经,尤为所重。因肝藏血,血以护胎,肝血失荣,胎无以荫矣。胎气系于脾,脾气过虚,胎无所附,堕滑难免矣。

至于胃为水谷之海,妊妇全赖水谷之精华,以养身护胎,故胃气如兵家之饷道,不容一刻稍缓也。

十二、胎死不下案

华　血下,殒胎未下,浊气扰动,晕厥呕逆,腹满,少腹硬,二便窒塞不通。
川芎、当归、芒硝、茺蔚子、大腹皮、青皮、黑豆皮。
调回生丹。

按语:

此皆有形有质之阻。若不急为攻治,浊瘀上冒,必致败坏。仿子和玉烛散意。方中川芎、当归、茺蔚子理气活血通络,大腹皮、青皮为辛香之品,起宣通气机,引药入络的作用。

十三、子嗽案

王　先寒后热,咳呛,是春月风温肺病。
泡淡黄芩、知母、鲜生地、花粉、阿胶、天冬。
又　喘热减半,四肢微冷,腹中不和,胎气有上冲之虑。昨进清润之方,漐漐有汗。可见辛燥耗血,便是助热。今烦渴既止,问初病由悲哀惊恐之伤。养肝阴,滋肾液为治,稳保胎元,病体可调。
复脉去桂、麻、姜、枣,加天冬、知母、子芩。

按语:

此案热壅气分,肺与大肠同病,是以清热降火润燥进治,邪去胎安。复诊"昨进清润之方,漐漐有汗。可见辛燥耗血,便是助热"即验证初诊指出的"辛温守补辛热皆胎前忌用",温邪已解(喘热减半,烦渴既止),紧接着结合病因(问初病由悲哀惊恐之伤),养肝阴、滋肾液、清余热安胎。可见祛邪正所以安胎,胎得凉则安。此案体现了叶桂治疗胎前病的一大特点,即有邪当除邪,"正虚当复正,病去身安,自为不补之补","以偏求偏,幸勿畏虚以遗患"。

十四、产后郁冒案

吴　新产阴气下泄,阳气上冒,日晡至戌亥,阳明胃衰,厥阴肝横。
生龙骨三钱,生牡蛎三钱,桂枝五分,淮小麦百粒,炙甘草三分,南枣二钱。
又　气从涌泉小腹中,直冲胸臆,而心下痛,巅晕神迷。此肝肾内怯,无以收纳自固。每假寐必魂魄飞越,惊恐畏惧,非止一端。救逆法镇阳颇应,但少补虚宁神,益之固之耳。

人参二钱,龙齿三钱,捣,枣仁三钱,茯神三钱,炒黑杞子二钱,黑壳建莲肉五钱。

用紫石英一两,捣碎,水三盏,煎减半,用以煎药。

又 两法皆效,下元虚损无疑。八脉无气把握,带下淋漓不止,梦魂跌仆,正经旨下虚则梦坠也。议镇固奇脉方。

人参二钱,龙齿三钱,枣仁三钱,茯神三钱,桑螵蛸炙二钱,炒黑远志五分。

用紫石英煎汤煎药。

又 昨午忧悲嗔怒,大便后,陡然头晕,继以呕逆。胸痞止,心洞嘈杂,仍不能食,子夜寒战鼓栗,寅刻津津微热,神昏妄见,巅痛乳胀,腹鸣,短气呵欠,似乎叹息之声。此乃下元根蒂未坚,偶触心机,诸阳神飞旋动舞。仲景论先厥后热,知饥不能食,干呕,列于《厥阴篇》中,盖危病初效,未沾水谷精华,则胃土大虚,中无砥柱,俾厥阴风木之威横冲震荡,一如释典混沌劫于地水,大风卒来莫御矣。当此医药,全以护阳固阴。但血舍耗涸,刚猛及滋腻总在难施之例。无暇理病,存体为要。

人参五钱,熟附子一钱,川桂枝木一钱,炮姜炭一钱,炙黑甘草五分,茯苓三钱。

按语:

叶桂认为产后失血过多而致阳气上冒者,"开泄则伤阳,辛热则伤阴,俱非新产郁冒之治道",当用滋阴潜降之品。本案叶桂化裁张机之古方,取"桂枝救逆汤"加减,以达救逆镇阳之效。

十五、产后发热案

张 产后十三朝,舌黄边赤,口渴,脘中紧闷,不食不饥,不大便。

细生地、天冬、生鳖甲、丹皮、丹参、茯神。

又 产后血络空虚,暑邪客气深入,疟乃间日而发。呕恶,胸满,口渴,皆暑热烁胃津液也。此虚人夹杂时气,只宜和解,不可发汗腻补。

青蒿梗、淡黄芩、丹皮、郁金、花粉、川贝、杏仁、橘红。

又 脉缓热止,病减之象,但舌色未净,大便未通。产后大虚,不敢推荡。勿进荤腻,恐滞蒸化热。蔬粥养胃,以滋清润燥,便通再议补虚。

生首乌、麻仁、麦冬、蜜水炒知母、苏子、花粉。

按语:

本案乃产后发热,叶桂认为产后患者体质虚弱,体内空虚之处较多,虚处受邪则难治,所以在应用祛邪之药时应该注意勿损伤肝肾之阴,若不顾患者虚弱之体,而一味祛邪容易造成正气益虚,应该多备少服,中病即止,无犯实实虚虚之禁。本案选细生地、天冬、生鳖甲、丹皮、丹参、茯神,全方清中有补,祛邪而不伤正,顾护人体阴液。充分体现了叶桂治疗产后病"勿拘于产后,亦勿忘于产后"的原则。

十六、产后腹痛案

程　脉濡,恶露紫黑,痛处紧按稍缓。

炒归身、炒白芍、肉桂、茯苓、小茴、杜仲。

又　脉濡空大,营络虚冷。

人参、炒归身、炒白芍、茯神、炙草、桂心。

又　当归羊肉汤加茯苓、茴香。

按语:

此案产后腹痛,证属营络虚寒,治疗以辛甘理阳。叶桂认为"大凡络虚,通补最宜",络虚通补法常用于络病日久,营卫失常,络脉失于濡养,脏腑组织失于渗灌的病证。常用药如益气之人参,温阳之鹿茸,滋阴之麦冬,养血之阿胶。血肉有情之品通灵含秀,可填补络气,亦是叶桂络虚通补的治疗常用药。如鹿角胶、紫河车、猪羊脊髓、牛胫骨髓。叶桂指出,"奇脉之结实者,古人必用苦辛和芳香,以通脉络;其虚者,必辛甘温补,佐以流行脉络,务在气血调和"。本案乃奇经虚证则用辛甘温补的药物来和络,也即通理奇经。方中肉桂、杜仲、小茴香辛甘温补;而当归、白芍调血和营,始补而不滞;方中加入茯苓,盖因肝肾阴血亏虚,心火易亢,故以茯苓加强宁心安神之功,体现了叶氏"善用茯苓"的临证特色。

十七、产后恶露不绝案

某二五　恶露淋漓,痛由腰起,攻及少腹。

当归、楂肉炭、炒丹皮、泽兰、川断、制首乌。

按语:

本案恶露不净,伴腹痛,其病机为新产瘀血不去,恶露瘀滞胞宫。叶桂认为,新产感寒,七情郁怒,气血凝滞,瘀血恶露停留胞宫,阻碍新血复生。治疗上以化瘀通露为宜。恶露不下,常可成为致病之因,故宜通;若因瘀而致淋漓者,乃宜通因通用之法,以通塞流。体现了叶桂不拘守"产后多虚多寒,宜温宜补"之说。

十八、产后身痛案

某　产后身痛,少腹满。

楂肉、川芎醋炒、延胡醋炒、泽兰、丹皮、艾叶、小茴、香附醋炒、茯苓。

益母膏丸。

又　当归、桂心、茴香、香附、紫石英、茯苓。

羊肉胶丸。

此案属产后身痛之血虚寒滞。叶桂云:"至于产后之法,按方书慎用苦寒,恐伤其已亡之阴也。"因产时失血耗气,气血两虚,外邪乘虚而入所致,给后世临床指明了方向,提供了参考。正是由于有产后多虚的特殊生理变化,故一旦得病,均应处处照顾这一特点,治疗产后病时,由于产后患者阴血大量耗损,阳气亦衰减,所以在应用耗液伤阴的苦寒类药物时,一定要慎之又慎,历代医家有产前宜凉,产后宜温的说法。本案药选楂肉、川芎、醋炒延胡、醋炒泽兰、丹皮、艾叶、小茴、香附、醋炒茯苓、益母膏,方中牡丹皮虽味苦性寒,但其余诸药均可制约牡丹皮之苦寒,防其耗液伤阴,正是慎用苦寒,恐伤其已亡之阴的体现。

十九、产后小便淋痛案

吴　产后十二朝,先寒战,后发热,少腹疠痛,腹膨满,下部腰肢不能转侧伸缩,小溲涩少而痛。

小生地、生姜、车前、牛膝、五灵脂、炒楂肉。

调入琥珀末一钱。

又十六朝,诸症稍减,每黄昏戌亥时,冲气自下而上,至胸中即胀闷,肢冷汗出,右腹板实。此厥阴肝脏,因惊气逆。今恶露未清,重镇酸敛,均为暂忌,拟和血调血为稳。

归须、炒桃仁、延胡、炒楂肉、官桂、香附、川楝、小茴。

又　人参、当归、白芍、炙草、茯神、香附、桂心、广皮。

此案产后淋痛,系因素体虚弱,复因产时产后失血伤阴,肾阴亏虚,阴虚火旺,热灼膀胱,气化不利,致小便淋痛,证属肾阴亏虚。治疗以滋肾养阴通淋为原则,方中生地滋阴清热,车前子利尿通淋,牛膝既补益肾阴,又引药下行;五灵脂、炒楂肉活血通淋滴;生姜解表。

二十、产后血劳案

某 产虚,下焦起病,久则延胃,不饥不食。

人参一钱,杞子炒焦,三钱,归身一钱,牛膝盐水炒焦,一钱,巴戟天一钱,浙江黄甘菊花炭五分,茯苓一钱半。

丸方:人参二两,另研,茯苓二两,蒸,萸肉二两,炒焦,五味一两半,杞子二两,炒,桑螵蛸壳盐水煮,烘,一两,生白龙骨一两,浙江黄菊花一两,炙炭。

蜜丸,早服四钱,开水送。

按语:

本案乃产后虚劳,证属阴血暴脱,脑髓失养,脏器虚损成劳。精血亏损、脾肾虚损是产后血劳的主要病因。叶桂治疗此案以当归、枸杞、牛膝、巴戟天滋阴养血,填精益髓;同时顾及久病亏及脾胃,故加以人参、茯苓补脾益肾。诸药合用,使精髓填,天癸充,脾胃健旺而诸症减轻。

二十一、不孕症案

程三七 十三年不孕育,其中幻病非一。病人述经期迟至,来期预先三日,周身筋骨脉络牵掣酸楚,不得舒展。

河车胶、生地、枸杞、沙苑、杜仲、白薇、山楂、黄柏、白花益母草。

按语:

叶桂认为,女子经来,下腹多畏寒怕冷,因此下腹宜温不宜凉,而肾气充足,肾阳振作,则周身脉络通畅,子宫温暖。此案中河车胶补肾益精,益气养血;生地滋阴清肝经之热;枸杞、沙苑、生杜仲温补肾阳,滋补肝肾,使肾气足,肝血充;白薇、黄柏清虚热,清肝经之热;山楂行气散瘀,补而不滞;白花益母草活血行血。纵观全方,旨在温补肾阳,滋补肝肾,清肝经之热,又兼以行气活血,使肾气足,阳气旺,肝血充,月经方能如期而至,从而孕育胎儿。

朱二六 经水一月两至,或几月不来,五年来并不孕育,下焦肢体常冷。

人参、河车胶、熟地(砂仁制)、归身、白芍、川芎、香附、茯神、肉桂、艾炭、小茴、紫石英。

益母草膏丸。

按语:

本案病属月经先后不定期,不孕;证属冲任脉损,无有贮蓄。治疗予以暖肝补肾之法。肾为先天之本,其内藏精,精化气二生血,又肝为肾之子,肾精虚损,肝血自然不充,故滋肾需兼以益肝。予以人参、紫河车、熟地、归身、白芍、川芎、香附、肉桂、艾炭、小茴等暖益肾肝之药治之。方中熟地入肝肾,大补精血。砂仁制又防熟地滋补过腻,使其补而不滞;当归补血和血调经;川芎行气活血;香附辛香,使白芍养血柔肝而无凝滞,白芍酸甘,令香附理气疏肝而无耗血伤阴,两者合用气血兼顾;人参、茯苓健脾益气,旨在后天之气血而充养先天之精气;河车胶、肉桂补益肝肾而强腰膝;艾炭、小茴、紫石英益血暖宫;益母膏丸以活血调经。

二十二、脏躁案

潘二七　经水不来,少腹刺痛鸣胀,大便不爽,心中热痛,食辛辣及酒,其病更甚。

甘麦大枣汤。

按语:

此案病属脏躁。脏躁多属内伤虚证,以精血不能营养五脏,阴阳失去平衡,虚火妄动,上扰心神,或灼伤肺金,或心肾不交,或心肝火旺,肝阴受损,或素体有痰,痰火交炽而致。故见心烦脏躁,情智失控,神情恍惚,哈欠频作,不能自主等。叶桂治疗脏躁"不敢通经,姑与甘缓",故选用张机之甘麦大枣汤养心安神,和中缓急。

二十三、癥瘕案

张　久痛在络,营中之气结聚成瘕,始而夜发,继而昼夜俱痛,阴阳两伤。
青葱管、新绛、当归须、桃仁、生鹿角、柏子仁。

按语:

本案病属络病范畴,络病的特点以疼痛为主,多为针刺样疼痛或胀痛且病史较久,脉涩、舌色隐青或紫黯等。叶桂针对络病的不同证候,宗《黄帝内经·素问·至真要大论》"疏其血气,令其条达"之旨,在"络以通为用"的原则下,提出了不同的治疗方法。本案治疗以辛润通络。辛润通络法是叶桂在《金匮要略》旋覆花汤启发下创立发展而来。旋覆花汤原为张机治疗肝络凝瘀之要方。本案叶桂去覆花之咸降,加鹿角之上升,同时加入当归须、桃仁、泽兰、柏子仁等药物。诸药合用,味辛而性润。味辛可辛香走窜,行气化瘀通络;性润能养血补肝润燥,既通络也不伤阴血。正如叶桂所言"络以辛为泄","酸苦甘腻不能入络"。

周三十　瘕聚结左，肢节寒冷。

鹿角霜、桂枝木、当归、小茴、茯苓、香附、葱白。

按语：

本案病属癥瘕，位在奇脉，其病因为是由于气血凝滞奇脉，阳气不达四肢之虚实夹杂证，治疗以辛香通络为大法。方中以鹿角霜、小茴香温养下元以补虚，桂枝木、香附、葱白辛苦芳香通畅气机，以治疗虚实夹杂之证。

谭　瘕聚有形高突，痛在胃脘心下，或垂芥腰少腹，重按既久，痛势稍定，经水后期，色多黄白。

延胡、川楝、香附、郁金、茯苓、降香汁、茺蔚子、炒山楂、乌药。

又　瘕聚痌结，痛胀妨食，得食不下，痛甚，今月经阻不至，带淋甚多。病由冲任脉络，扰及肝胃之逆乱，若不宣畅经通，日久延为蛊疾矣。

炒桃仁、当归须、延胡、川楝子、青皮、小茴、吴萸、紫降香、青葱管。

按语：

本案属奇脉失畅之实证，由寒凝气阻而为病。叶桂云："皆冲脉为病，络虚则胀，气阻则痛"，同时提出，"非辛香何以入络，苦温可以通降"。故治疗以苦辛芳香，温通脉络为原则，以辛香温热散寒之香附、茯苓、小茴、桂枝木、葱白、乌药，配以辛润养血活血通络之品，诸药合用，共奏辛温通络之功。

某　脐下瘕形渐大，气塞至心胸及咽喉，饮不解渴，遂气攻至背部，经水百余日不来，小溲得利，大便不爽，气滞血瘀。

胡黄连、山栀仁、南山楂、芦荟、鸡肫皮。

化服回生丹半丸。

按语：

本案癥瘕为病，叶桂辨证属肝郁化火，由于肝生于左，中夹相火，自下而出，气机上升，故见冲气上逆之证。多由于患者情志易怒，或肝气不疏，或惊恐、嗔怒而致肝气逆上。治用苦辛清降之法。方中胡黄连、山栀仁、芦荟清热凉血以清肝经郁火；南山楂、鸡肫皮破气消积以消脐下之瘕。此处体现了叶桂治疗癥瘕之病，虽以"苦温通降"为治疗总则，但亦不拘泥于此法，每临证辨证以治之。

（顾灵　虞萍）

第七章 徐大椿女科

【历史渊源】

　　清代著名医家徐大椿(图7-1),原名大业,字灵胎,晚号洄溪老人。生于清康熙三十二年(1693年),卒于乾隆三十六年(1771年),苏州吴江松陵镇人。大椿自幼习儒,旁及百家,聪明过人。年近三十,因家人多病而致力医学,攻研历代名医之书,速成深邃。其精湛的医术完全是无师自通,自学成才。悬壶济世,洞明药性,虽至重之疾,每能手到病除。徐大椿不仅有精湛的医术,而且在天文、地理、数学、水利、文辞、音乐、武术等多个方面均有很高的造诣,可以算得上是一个天才型的中医大师。

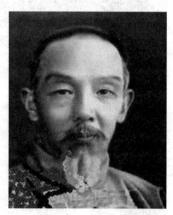

图7-1　徐灵胎像

　　徐大椿曾两度奉诏赴京。首次为乾隆二十五年(1760年),直言质朴而得乾隆帝嘉赏,原拟留职京师,坚辞放归隐居画眉泉;第二次为乾隆三十六年(1771年),年已七十八岁,自知不豫,携子徐爔同行,到京后三日卒。死前自拟墓前(图7-2、图7-3、图7-4、图7-5)对联曰:"满山芳草仙人药,一径清风处士坟。"可谓平生写照。徐大椿初葬于吴县越来溪(今吴中区越溪镇)之牒字圩,乾隆五十七年(1792年),迁葬于吴江县大窼下圩(今吴江区八坼镇凌益村)。

　　徐大椿通过临床实践,结合实际,把前人的经验加以整理提高,一生著述甚多。其中《难经经释》(图7-6)用《黄帝内经》和《难经》互相比勘,从而疏释《难经》。《神农本草经百种录》为徐氏从《神农本草经》上、中、下三品中采掇出上品六十三种,中品二十五种,下品十二种而成书。《医学源流论》(图7-7)两卷,上卷论文五十二篇,下卷论文四十七篇。主要是对当时医界现状和弊端,

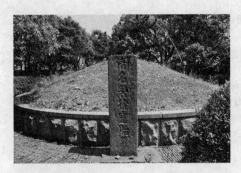
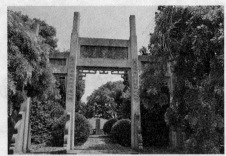
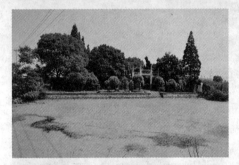
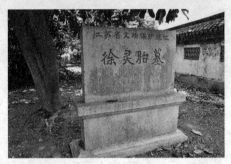
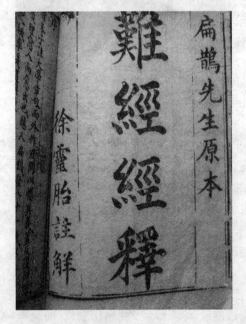

图 7-2	图 7-3
图 7-4	图 7-5
图 7-6	

图 7-2~图 7-5　徐灵胎墓

图 7-6　《难经经释》

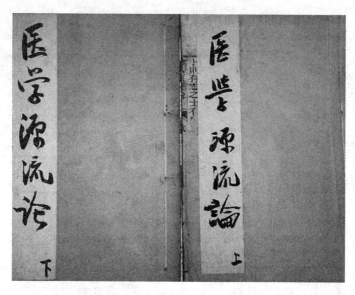

图 7-7 《医学源流论》

从医学方面结合《黄帝内经》《伤寒论》进行论说，明其渊源，正其异说。《医贯砭》(图 7-8) 为徐氏评议明代医家赵献可《医贯》而作，成书约在乾隆六年(1741 年)，上下两卷。《兰台轨范》共 8 卷，此书颇适用于临证参考。《伤寒类方》是对张机《伤寒论》的笺释和重编，书中徐大椿对张机医法具有独到见识，为

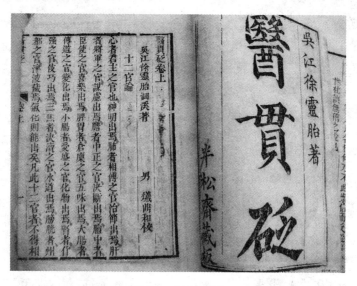

图 7-8 《医贯砭》

研究仲景学说之佳作。徐大椿治学的态度严谨，一丝不苟，往往"十年磨一书"。《慎疾刍言》（图7-9）为其较晚些时著作，剖析了当时医界的流弊。《洄溪医案》（图7-10）一书为徐大椿临证医案，收载内科杂病、时病、妇人病、小儿病、外科病案百余则。抄本虽是王士雄编次加案，但系王士雄得之于吕慎庵，吕谓得之于徐大椿及其弟子金复村。后人辑刊徐大椿著作或伪托其名的著作也很多，已刊行的徐大椿医学丛书有《医略六书》六种，《徐灵胎医学全书》十六种，《徐氏医书》（图7-11）八种，《徐氏医书》十三种，《徐灵胎医书》三十二种(图7-12、图7-13、图7-14、图7-15)。集中论述妇产科临证方面的著作主要是《女科指要》《女科医案》及《种子要方》。其中《女科指要》虽较其他著作精简，但体现了徐大椿在治疗妇产科疾病上的高深造诣、独特经验及精辟之论，至今仍有很大的临床借鉴作用。

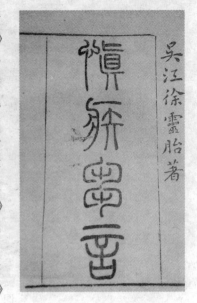

图7-9 《慎疾刍言》

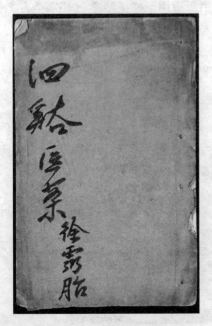

图7-10 《洄溪医案》

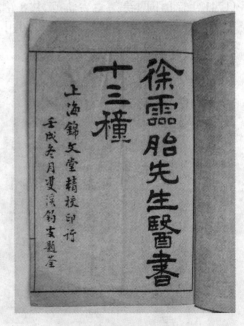

图7-11 《徐氏医书》

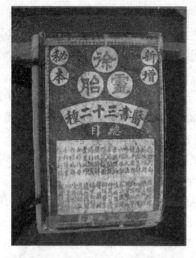
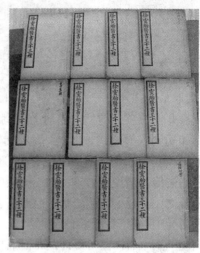
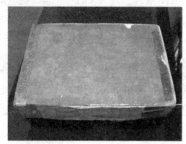
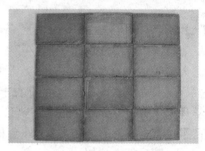

图 7-12~图 7-15　《徐灵胎医书》三十二种

图 7-12	图 7-13
图 7-14	图 7-15

　　《清史稿》中记载:徐大椿,原名大业,字灵胎,晚号洄溪,江苏吴江人,翰林检讨釚孙。生有异禀,长身广颡,聪强过人。为诸生,勿屑,去而穷经,探研易理,好读黄老与《阴符》家言。凡星经、地志、九宫、音律、技击、句卒、嬴越之法,靡不通究,尤邃于医,世多传其异迹。然大椿自编医案,惟剖析虚实寒温,发明治疗之法,归于平实,于神异者仅载一二。其书世多有,不具录。乾隆二十四年,大学士蒋溥病,高宗命征海内名医,以荐召入都。大椿奏溥病不可治,上嘉其朴诚,命入太医院供奉,寻乞归。后二十年复诏征,年已七十九,遂卒于京师,赐金治丧。大椿学博而通,注神农本草经百种,以旧注但言其当然,不言其所以然,采掇常用之品,备列经文,推阐主治之义,于诸家中最有启发之功。注《难经》曰《经释》,辨其与《灵枢》《素问》说有异同。注《伤寒》曰《类方》,谓:"医家刊定《伤寒论》,如治《尚书》者之争《洪范》《武成》,注《大学》者之争古本、今本,终无定论。不知仲景本论,乃救误之书,当时随证立方,本无定序"。于

73

是削除阴阳六经门目,但使方以类从,证随方定,使人可案证以求方,而不必循经以求证。一切葛藤,尽芟去之。所著《兰台轨范》,凡录病论,惟取《灵枢》《素问》《难经》《金匮要略》《伤寒论》、隋代巢元方《病源》、唐代孙思邈《千金方》、王焘《外台秘要》而止。录方亦多取诸书,宋以后方,则采其义可推寻、试多获效者,去取最为谨严。于疑似出入之间,辨别尤悉。其论医之书曰《医学源流论》,分目九十有三。谓病之名有万,而脉之象不过数十,是必以望、闻、问三者参之。如病同人异之辨,兼证兼病之别,亡阴亡阳之分。病有不愈不死,有虽愈必死,又有药误不即死。药性有古今变迁,《内经》司天运气之说不可泥。针灸之法失传。诸说并可取。又《慎疾刍言》,为溺于邪说俗见者痛下针砭,多惊心动魄之语。《医贯砭》,专斥赵献可温补之弊。诸书并行世。大椿与叶桂同以医名吴中,而宗旨异。评桂医案,多所纠正。兼精疡科,而未著专书,谓世传《外科正宗》一书,轻用刀针及毒药,往往害人,详为批评,世并奉为善本。

【学术思想】

徐大椿吸取各家经验博古通今,形成了自己独特的诊病思想。其学术思想,远宗于《黄帝内经》《难经》《神农本草经》、张机之书,近则取法诸家思想,在医学理论上崇尚《黄帝内经》,在辨证论治上源于《伤寒论》与《金匮要略》,并汲取了唐代《备急千金要方》《外台秘要》等书的精华,集唐代及其前人之大成,自成一家,颇有建树。

一、重视审证求因

徐大椿在《兰台轨范·序》中指出"欲治病者,必先识病之名,而后求其病之所由生,知其所由生,又当辨其生病之因各不同,而病状所由异,然后考其治之之法"。他主张看病求因,根据疾病的不同表现找出病因去治疗。他在《医学源流论·病同因别论》中对"病"和"证"提出了自己的见解:"凡人之所苦,即谓之病",他认为一种疾病往往有数个"证",数"证"合之则为病,分之则为"证"。《医学源流论·治法·知病必先知症论》中提及"凡一病必有数证,有病同证异者,有证同病异者,有证与病相因者,有证与病不相因者。盖合之则曰病,分之则曰证"。其在《医学源流论·知病必先知症论》中指出:"学医者,当熟读《内经》,每症究其缘由,详其情状,辨其异同,审其真伪,然后遍考方书本草,详求古人治法。"

徐大椿治病根据患者的不同体质、不同病因和不同受病部位而精确地进行辨证施治,强调凡病必有因,病因相同,治则相同;病因不同,当审病求因,按因施治。他在《医学源流论·病同人异论》中指出:"夫七情六淫之感不殊,而受感之人各殊。或气体有强弱,质性有阴阳,生长有南北,性情有刚柔,筋骨有坚脆,肢体有劳逸,年力有老少,奉养有膏粱藜藿之殊,心境有忧劳和乐之别。更加天时有寒暖之不同,受病有深浅之各异。"故在治疗的时候强调"细审其人之种种不同,而后轻重缓急,大小先后之法,因之而定";他在《医学源流论·病症不同论》中指出病有本症及兼症,治疗"或当合治,或当分治;或当先治,或当后治;或当专治,或当不治。尤在视其轻重缓急,而次第奏功";他在《医学源流论·病同因别论》中指出"凡病之因不同而治各别者尽然,则一病而治法多端……若不问其本病之何因,及兼症之何因,而徒曰某病以某方治之,其偶中者,则投之或愈,再以治他人,则不但不愈而反增病。"由上可知,徐大椿的"知病必先知证论""病证不同论""病因不同论""病同人异论"比较全面地回答了在临床上如何诊治患者。徐大椿认为病机的变化多端,人体的虚实不一,故治疗疾病既要注重辨证,又要灵活组方用药。

二、重视脏腑经络辨证

在辨证施治过程中,十分重视脏腑经络辨证,他认为,治病首先应分清脏腑经络之所在,还要了解其七情、六淫所受何因,然后才能有目的地选择针对何经何脏对症之药,而收到理想的疗效。然而徐大椿又认为,对于脏腑、经络的辨证用药,必须灵活运用和全面掌握。一般来讲,临床诊治疾病当分清脏腑经络,但有时亦不能拘泥于此。他在《医学源流论·治病不必分经络》中指出:"不必求经络脏腑者,盖人之气血无所不通,而药性之寒热温凉,有毒无毒,入于人身,其功用亦无所不到,岂有某药只入某经之理"。他在《医学源流论·治病不必分经络》还举例说明"如参芪之类,无所不补;砒鸩之类,无所不毒。故古人有现成通治之方,如紫金锭、至宝丹之类,所治之病甚多,皆有奇效"。

三、重视元气盛衰

元气既是肾主命门之本,又为抵御外邪战胜疾病的保证。徐大椿认为"至于疾病之人,若元气不伤,虽病甚不死;元气或伤,虽病轻亦死。"他认为元气是维持机体活动的物质基础,元气的盛衰直接影响疾病的预后。在元气与疾病正邪关系上,先伤元气而病者,正难敌邪,则医治棘手,若病因误治而伤及元气,或元气虽伤未甚者,医治得法,正胜邪退尚可保全。徐大椿云"五脏有五脏之真精,此元气之分体者也",他认为元气和脏腑相依为用,察脏气则可知元气焉。"人之死,大约因元气存亡而决。故患病者,元气已伤,即变危殆。盖元气脱,则五脏六腑皆无气矣……如心绝,则昏昧不知世事;肝绝,则喜怒无节;肾绝,则阳道萎缩;脾绝,则食入不化;肺绝,则气促声哑。"个别脏腑先伤,最终将累及元气。

四、慎温补,重视火热之邪

当时世医受温补流派的影响,滥用温补已成风气,每病都以"邪之所凑,其气必虚"而予以六味、八味等,形成了执一二温补方剂而通治百病的流弊。针对这种偏激倾向,徐大椿据理力争,他在《医学源流论·中风论》中阐述了攻与补的关系,他指出"邪之所凑,其气必虚,故补正即所以驱邪,此大谬也,惟其正虚而邪凑,尤当急驱其邪,以卫其正,若更补其邪气,则正气益不能支矣。即使正气全虚,不能拖邪于外,亦宜于祛邪药中,少佐扶正之品,以助驱邪之力,从未有纯用温补者。"徐氏强调了纯用温补以治病是"助盗矣",虚固当补,然邪不先去,"邪气补住,则永不复出,重则死,轻则迁延病变。"徐氏又在《医学源流论·热药误人最烈论》中指出大热大燥的药物杀人最烈:"盖热性之药,往往有毒,又阳性急暴,一入脏腑,则血涌气升。若其人之阴气本虚,或当天时酷暑,或其人伤暑热,一投热剂,两火相争,目赤便闭,舌燥齿干,口渴心烦,肌裂神躁,种种恶候,一时俱发。"若医家不察,误以为是阴证,继续予热药或大补之品,长此以往,阴愈虚而阳愈亢,必将阴阳离决而亡。

徐大椿目睹滥施温补所致的严重后果,使得他对火热之邪极其重视。他认为火热之邪可分外感和内伤,且特别指出了"郁"和"极":"寒郁热炽""寒郁为热"和"湿甚之极必兼燥化……岂可执定往年所治祛风逐湿之方,而以治瘟邪燥火之证耶!",其中内伤者可由劳倦、饮食、七情所伤而致,如汪夫人忧劳过度致血崩,此乃情志劳倦而伤;"肥滋湿热,而令人内热",此乃饮食所伤;妇科中的滑胎、胎漏、胎动不安等则主要由于血虚内热导致,至于病后,由于气血不足,往往是热多寒少,而大部分医家不知,竟喜用温补,最为害人。徐大椿针对火热病因,在治疗上注重人体之阴精,将清火跟养阴结合起来,以治病求本,提出了"滋阴以治虚火,苦寒以治实火"。

五、产后多虚多瘀

徐大椿在《慎疾刍言·妇人》中指出"产后,则阴血尽脱,孤阳独立,脏腑如焚,经脉如沸,故仲景专以养血消瘀为主,而石膏、竹茹亦不禁用。余每遵之,无不立效。"他认为产后属多虚多瘀,治疗当以养血为主,辅以逐瘀。若寒则固当温,若蓄热则亦当清,寒凉不必禁忌。而当时常以温补法作为产后常规治疗,清凉之剂视为禁忌。他指出"及近人造为产后宜温之邪说,以姜、桂为主药。夫果阴阳俱脱,脉迟畏寒,血水淋漓,面青舌白,姜、桂亦有用时。乃血干火燥,纯现热证,亦用热药,则经枯脉绝,顷刻而毙,我见以百计。更有恶露未净,身热气塞,烦躁不寐,心烦腹痛,皆由败血为患,亦用姜、桂助其火而坚其瘀,重则即死,轻则变成褥劳,世之所谓女科名家,一例如此。"他在点评《临证指南医案》中说:"近来诸医,误言产后属寒之说。凡产后,无不用炮姜、熟地、肉桂、人参等药。不知产后血脱,孤阳独旺,虽石膏、竹茹,仲景亦不禁用,而世之庸医,反以辛热之药,伤其阴而益其火,无不立毙,我见甚多。"徐大椿指出"产后瘀血,得寒则凝,得热则行"这一观点的错误性,他认为"凡瘀血凝结,因热而凝者,得寒降而解;因寒而凝者,得热降而解"。同时他认为产后瘀血,病因以热结为多见,"若热瘀成块,更益以热,则炼成干血,永无解散之日。其重者阴涸而即死,轻者成坚痞、褥劳等疾。惟实见其真属寒气所结之瘀,则宜用温散。"

【临证特色】

一、辨证论治

徐大椿在临证时"能识病情与古方合者,则全用之;有别症,则据古法加减之;如不尽合,则依古方之法,将古方所用之药,而去取损益之,必使无一药之不对症,自然不背于古人之法,而所投必有神效矣"。其在临证过程中从不人云亦云,时常提出与其他医者不同观点,对于病因病机每每能精准地做出判断,对症治疗,用药精炼,直中要害,病症得以迅速消除。在《女科医案·热入血室门》中一妇人病伤寒发寒热,遇夜则如见鬼状,经六七日,忽然昏塞,涎响如引锯,牙关紧急,瞑目不知人,徐大椿指出之前诊治的大夫不知此为热入血室,投以刚剂,导致患者胸膈不利,涎潮上涌,喘急息高,昏冒不知人,治疗当先化其痰,后除其热,予一呷散投之,次以小柴胡汤加生地黄,三服而病除。在《女科医案·积聚门》中徐大椿诊治一位15年不孕的妇人,丈夫急欲弃之,徐大椿诊其脉沉而迟,尺脉洪大而有力,非无子之候,故以三圣散吐涎一斗,次服白术调中汤、五苓散,后以四物汤加木香、香附,调和经脉,终妇人数余月而连孕二子皆育。徐大椿认为此乃冷痰凝结,气机不畅,阳气不敷。又如《女科医案·脏躁悲伤门》中讲述一娠妇,悲哀烦躁,无故而自欲哭耳,脉虚数微涩,徐大椿认为此乃气血两虚,虚阳内郁而神志不伸,治疗予淡竹茹汤为主,佐以八珍汤。由此可见,徐大椿精于辨证,灵活用药。

二、提倡主方主药

徐大椿临床制方遣药见解独到,提倡主方主药,深得医家赞赏,他在《医学源流论·单方论》认为"一病必有一方,专治者名曰主方,而一病又有几种,每种亦各有主方,此先圣相传之法,莫之能易也","凡人所患之证,止一二端,则以一药治之,药专则力厚,自有奇效。若病兼数证,则必合数药而成方"。徐大椿主张,医家临床治病,不论病情简单复杂,在辨证论治时,必须要确定主方主药,不可主次不分,杂乱无章,势必误己害人。他批评有些医家诊病处方"如云中望月,雾里看花,仿佛想象而已"。

徐大椿对于方药的配伍运用很有见解,他认为方和药有密切的关系,但方和药不能混为一谈。他在《医学源流论·方药离合论》中说:"方之与药,似合而实离也。得天地之气,成一物之性,各有功能,可以变易血气以除疾病,此药之力也,……制方以调之,或用以专攻,或用以兼治,或相辅者,或相反者,或相用者,或相制者。故方之既成,能使药各全其性,亦能使之各失其性,……此方之妙也"。其主要目的是使药物更好地切合病情,有效地发挥治疗作用,他对一些医家在制方遣药时的随意性提出了严厉的批评,他在《医学源流论·方药离合论》中指出"按病用药,药虽切中,而立方无法,谓之有药无方;或守一方以治病,方虽良善,而其药有一二味与病不相关者,谓之有方无药"。因此,他要求医家在临床制方遣药之时,务必切合病情,做到既守法度,又不拘泥。使所创制之方"分观之而无药弗切于病情,合观之则无方不本于古法"。

徐大椿特别推崇古方,他在《医学源流论·古方加减论》中指出:"古人制方之义微妙精详,不可思议。盖其审察病情,辨别经络,参考药性,斟酌轻重,其于所治之病,不爽毫发。故不必有奇品异术,而沉痼艰险之疾,投之则有神效"。他在运用古方时,仍然强调审证求因,提倡主方主药,并且要随着病情的变化进行加减,不能盲目遣方用药,《医学源流论·执方治病论》指出:"欲用古方,必先审病者所患之病,悉与古方前所陈列之证皆合,更检方中所用之药,无一不与所见之证相符,然后施用,否则须加减。无可加减,则另择一方。断不可道听途说,闻某方可以治某病,不论其因之异同,证之出入,而冒昧施治,虽所用悉本于古方,而害益大矣"。

三、善用经方

徐大椿在《医学源流论·古方加减论》中指出:"古人制方之义,斟酌轻重,不可思议。"他最赞赏张机的立方之法,并且给予了高度评价:"古圣人之立方,不过四五味而已。其审药性,至精至当。"徐大椿将孙子兵法运用于处方用药上,其在《医学源流论·用药如用兵论》解释到:"以草木偏性,攻脏腑之偏胜,必能知彼知己,多方以制之,而后无丧身殒命之忧。是故传经之邪,而先夺其未至,则所以断敌人之要道也;横暴之疾,而急保其未病,则所以守我之岩疆也。挟宿食而病者,先除其食,则敌之资粮已焚;合旧疾而发者,必防其并,则敌之内应既绝。辨经络而无泛用之药,此之谓向导之师;因寒热而有反用之方,此之谓行间之术。一病而分治之,则用寡可以胜众,使前后不相救,而势自衰;数病而合治之,则并力捣其中坚,使离散无所统,而众悉溃。病方进,则不治其太甚,固守元气所以老其师;病方衰,则必穷其所之,更精益锐,所以捣

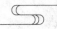

其穴。若夫虚邪之体,攻不可过,本和平之药而以峻药补之,衰敝之日不可穷民力也。实邪之伤,攻不可缓,用峻厉之药而以常药合之,富强之国可以振威武也……"。徐氏在治疗妇科疾病时巧妙运用经方,如四物汤、芎归胶艾汤、小柴胡汤、逍遥散、桂枝茯苓丸等,在其记载的医案中尤以四物汤出现频率最高。他在《女科指要》治疗闭经采用四物汤作为主方,根据血之寒、热、瘀、枯,分别加减药物,展示出不同的治疗方法:血热者,加山栀、丹皮,以示凉血;血寒者,加炮姜、肉桂,以示温经;血瘀者,加桃仁、五灵脂,以示破消;血枯者,加阿胶,以示润补。另外,兼风,加荆芥、防风以祛风;兼湿,加苍术、白芷以除湿;兼暑,加香薷、藿香以祛暑;兼气滞,加香附、木香以行气。其在不孕症治疗上也采用了四物汤作为基础方,辨证地进行药物加减:血瘀加桃仁、红花,血虚加阿胶、黄明胶,血热加山栀、丹皮,寒加炮姜、肉桂,气滞加木香、香附,气虚加人参、黄芪,虚寒加秦艽、肉桂,血热加先期汤。《兰台轨范》中白术散用于妊娠养胎,药物组成:白术、川芎、蜀椒、牡蛎,上四味杵为散,徐大椿在临证时随证加减:但苦痛,加芍药;心下毒痛,倍加川芎;心烦吐痛,不能饮食,加细辛一两,半夏大者二十枚,服之后,更以酸浆水服之;若呕,以醋浆水服之,复不解者,小麦汁服之;已后渴者,大麦粥服之。处方用药一丝不苟,经方运用灵活多变,每每药到病除。

四、善用药物归经

对于药物的归经问题,徐大椿有自己的看法。一方面他承认药物归经理论对于掌握药物应用规律有进步意义,一些药物对于疾病确有专长之功,如桂枝善治畏寒发热,能愈太阳病;柴胡善治寒热往来,能愈少阳病;葛根善治肢体大热,能愈阳明病等。但另一方面,他又特别强调不可拘泥于某药独入某经之说,他在《医学源流论·治病不必分经络》中指出"以某药为能治某经之病则可,以某药为独治某经则不可;谓某经之病当用某药则可,谓某药为独治某经则不可;谓某经之病当用某药则可,谓某药不复入他经则不可"。他认为治病如果机械地拘泥于分经用药,则难免胶柱鼓瑟,徐大椿《兰台轨范》谓:"不知经络而用药,其失亦泛,必无捷效;执经络而用药,其失亦泥,反能致害"。说明其治学严谨,知常达变,其见解之深可补张元素药物归经理论之不足,为后世医家开拓了广阔的视野。

五、轻药愈重病

徐大椿在《医学源流论·轻药愈病论》中指出:"能择药性之最清淡者,随症饮之,则服药而无服药之误,不服药而有服药之功,亦养生者所当深考也。"他常用一些平常清和之品治疗疑难大症、危症等,如西瓜、小麦、大枣、白茅根、莱菔子等物,经徐大椿之手即化平淡为神奇,临床常获佳效。如苏州沈母,患寒热痰喘,徐大椿视时脉洪大,手足不冷,喘汗淋漓。按亡阴救治,"急买浮麦半合,大枣七枚,煮汤饮之",药后汗即立止,再用消痰降火之方两剂而安。其他如火炽阴伤者,食大量西瓜及消暑养胃之剂则愈;暑邪神昏呃逆,令单食西瓜呃逆渐止。说明西瓜、浮麦这类看似极为平淡清和之品,只要运用得当,往往有神奇之效。

六、产后重养血消瘀

徐大椿认为胎前宜凉、产后宜温等理论皆为世俗相传之说。如果产后宜温,则脱血之后,阴气大伤,孤阳独炽,又瘀血未净,结为蕴热,乃反用姜桂等药,时医以此杀人无数,故徐大椿常以石膏、白薇、竹叶等药治之,均获得神效。如西濠陆炳若夫人一例便是如此,陆夫人产后感风热,瘀血未尽,医者以干姜、熟地治之,汗出而身热如炭,唇燥舌紫,仍用前药,而徐大椿用石膏、竹皮等药,两剂药服下病已去矣。又如苏州顾某继室,产后恶露不出,遂成血臌,医者束手。徐大椿认为此病乃瘀血凝结,非桃仁等所能下,古法有抵当汤,但由于来不及准备,乃用肉桂、黄连、人参、大黄、五灵脂成剂,下其瘀血。是夕顾夫人下瘀血升余,而腹渐平,思食。方以长于破血行血的五灵脂以代诸虫破瘀血,合以沉降之大黄通经下行,二味相合,已具抵当之意。因病在产后,气有所伤,故伍之以人参益气养正,更助其瘀血之行。血得温则通,故佐以肉桂,然其辛甘大热,为防其助热,又配以苦寒之黄连,使寒热相济而无偏胜之害。数味相合,攻瘀之药虽少,而逐瘀之力却强,且能顾其产后。谓奇思妙构。此方寒热并用,补泻同施,看似杂乱,实寓深意。

七、重视针灸疗法

徐大椿指出在《素问》《灵枢》两经中强调了针法,但后世之人乐于服药而苦于针,使得针灸有所失传,其在《医学源流论·针灸失传论》中指:"今之之为针者,其显然之失有十,而精微尚不与焉。两经所言,十二经之出入起止,深浅左右,交错不齐,其穴随经上下,亦参差无定。今人只执同身寸,依左右一直竖量,并不依经曲折,则经非经而穴非穴,此一失也……古之针制有九:镵针、员针、锟针、锋针、铍针、员利针、毫针、长针、大针,亦随病所宜而用,一失其制,则病不应。今则大者如员针,小者如毫针而已,岂能治痼疾暴气?此十失也"。徐大椿认为药物治疗有其局限性,临证时他颇重视针灸,倡导运用药物治疗的同时结合针灸疗法来治疗多种疾病。他对针药运用所得出的结论是:"不知经络而用药,其失也泛,必无捷效;执经络而用药,其失也泥,反能致害。"他在《医学源流论·汤药不足尽病论》指出:"《内经》治病之法,针灸为本,而佐之以砭石、熨浴、导引、按摩、酒醴等法。病各有宜,缺一不可。盖服药之功,入肠胃而气四达,未尝不能行于脏腑经络。若邪在筋骨肌肉之中,则病属有形,药之气味,不能奏功也。故必用针灸等法,即从病之所在,调其血气,逐其风寒,为实而可据也"。如《女科医案·热入血室门》中:"一妇人,热入血室症,医者不识,用补血调气治之,数日遂成血结胸……小柴胡汤已迟,不可行也,无已,刺期门穴可矣。"如一妇人腹痛,徐大椿采用蒸脐法,可随病所在蒸之,药味亦可因症加减。选丁香、木香、半夏、南星、川乌、当归、肉桂、麝香、冰片、乳香、大黄、穿山甲、雄黄、白蔻,上为粗末,用烧酒、姜汁等搅湿。放面圈内,上用铜皮一片,多钻细眼,用艾火灸铜皮上,每日十余火,满三百六十火,病除。

八、精于误补坏症之治法

徐氏医术高明,常常救治一些因误用温补而致病症加重者,因此,积累了许多宝贵的经验。主要方法有:

(一) 清凉疏散

内郁之火若被补药尽行补住,不得外发,加上温药之助,越发猖獗,非清凉疏散,使火有出路不可。如洞庭卜夫人,患寒疾,有名医进以参附,日以为常,服附子数十贴,而寒愈剧,徐大椿用芦根数两,煎清凉疏散之药饮之,三剂而去火,十剂而减衣,常服养阴之品而身温。

(二) 清热益胃滋阴

误用温补,必有郁热内生之虞,热为阳邪,往往伤阴,初则伤胃阴,继则伤肾阴,必视热之多数,胃肾损伤之程度而据证用之。如陆夫人产后感风热,瘀血未尽,医者执产后虚寒之说,用干姜、熟地治之,药后汗出而身热如常,唇燥舌紫。徐大椿力排产后不用石膏之说,用仲景的竹叶石膏汤,一剂而人醒。

(三) 清火消痰

内生之火,最易煎熬精液而成痰,故对此温补变证,需先清火消痰以治其标,再视内火所生之因而治其本。如东山席以万,年已六十,患风痹,时医总投温补,诊其脉洪而气旺,此乃痰火充盛,清火消痰以治标,养血顺气以治本。再如朱宗周,本为阳盛阴亏之本,又兼痰凝气逆,医者治以温补,遂致胸膈痞塞,阳痿不举。徐大椿谓此为肝肾双实证,先用清润之品加石膏以清降其逆气,再以消痰开胃之药,涤其中宫,更以滋肾强阴之味镇其元气,于是阳事得通,年余后得子。自此一切尚好,惟觉周身火太旺,以养阴清火膏丸长服之而善后。

【验案举例】

一、血崩案

一妇人,性急多怒,每怒非耳、项、喉、齿、胸、乳作痛,即胸满、吞酸、吐泻、崩下不止。此皆肝火之证。肝自病则外证见,土受克则内证作。治外证用四物汤加白术、茯苓、柴胡、炒山栀、炒龙胆;治内证用四君汤加柴胡、白芍、木香、吴萸、炒黄连。内外症先后迭治悉平,惟血崩不净,是血分有热,脾气尚虚,以逍遥散倍用白术、茯苓,又以补中益气汤加醋炒白芍、生地。一月之间,血止而经亦调矣。

> **按语:**

肝藏血,肝血满盈则肾精有所化生,经血有源;肾司封藏,肝主疏泄,一藏一泻,血海按时满盈,胞宫藏泻有期。肝气喜条达而恶抑郁,情志所伤致肝气郁结,滋生内热,迫经妄行,经乱之甚,崩下不止。脾具统血之功,脾胃化生气血,充养肾精,循经输注胞宫;足阳明胃经与冲脉交汇,冲脉赖此充养,故曰"冲脉隶于阳明","太冲脉盛"方能"月事以时下"。木病克土,肝气乘脾,故脾虚统摄无权,可见经乱暴下。肝郁、脾虚兼见。炒龙胆、栀子皆苦寒,上泻肝经实火,柴胡舒畅肝胆,白术、茯苓健脾益气,化生营血,四物养血活血,滋阴柔肝,外证用药苦寒燥湿,易耗其阴,故以滋阴养血以顾肝体,使邪祛而不伤正。四君合戊己,益气健脾,清热开郁,调肝理脾和胃。内外证皆去之,病已治半。然血崩不净,思为清阳下陷,郁遏不达,李杲谓之"阴火",逍遥散健脾和营,补中益气升阳举陷,止血固崩经自调。

二、前阴诸疾案

一妇人,年四十二,阴内瘙痛异常,内热倦怠,饮食少思。脉软弦数。此郁怒伤损肝脾,元气下陷,湿热留恋阴中。宜用参、芪、归、术、陈皮、柴胡、炒山栀、车前子、升麻、白芍、丹皮、茯苓,十剂渐减,久服而全安。

> **按语:**

女子六七阳气衰于上,面皆焦,发始白。肝肾阴虚,精血两亏,阴有不足,相火偏旺,内热从生。肝郁克脾,中阳不振,则倦怠,饮食少思,元气下陷。阴户为肝肾之分野,故湿热易留恋阴中。徐大椿未予清热除湿之重剂,而与益气健脾,利湿清热之品。取参、芪补脾益气为君,白术、茯苓燥湿强脾,当归和血养阴为臣。升麻、柴胡以升阳降浊,阳升则万物生,清升则阴浊降。陈皮以通利其气。山栀、车前、丹皮清下焦肝胆湿热为佐。白芍具有治疗赤白带长期不愈的功效,久服必安。

一妇人,年四十,劳倦后阴中挺出五寸许,闷痛重坠,水出淋沥,小便涩滞。脉软洪涩。夕予龙胆泻肝汤,分利湿热;朝用补中益气汤,升补脾气,诸症悉愈。惟阴挺未收,再予归脾汤加川芎、山栀、黄柏、牡蛎,煎服;外以葱白、当归、红花,煎汤薰洗,揉上安卧,然后服药数剂,后每次如此,不复下脱矣。

按语:

胞络损伤,子脏虚冷,气下冲则令阴挺出;小便涩滞,脉洪涩,可见湿热之象。子宫下脱一日,摩擦损伤,继发湿热,故夕用龙胆泻肝汤,泻中有补,降中寓升,寓补予泻,分利湿热。日间扶正固本,补中益气,升阳举陷,补而不滞。善用四时之气,夕朝交替治疗。主要证候已祛,阴挺难收。疑阴下脱者,故改予归脾汤益气补血,川芎养血敛阴,山栀配以黄柏,清利下焦肝胆湿热,牡蛎养阴软坚收敛,固涩真阴。遵《黄帝内经》"虚者补之,陷者举之,脱者固之"的治疗原则。借葱白、当归、红花之功,蒸汽向阴户,活血化瘀,温通经络,温子宫虚冷,助提摄有力,辅以揉上安卧,下脱得以痊愈。

三、恶阻案

一妇人,妊娠烦心,眩晕呕涎沫,或时胸满恶食,或时心嘈易饥。脉数弦滑。此胎气上壅,痰热随之升降。予青竹茹汤,三剂而病失。

按语:

此病因孕而发,孕后阴血下聚养胎,肝失血养,肝火偏亢,故烦心。肝热上逆,上扰空窍则眩晕。肝脉挟胃贯膈,肝火上逆犯胃,胃失和降,呕涎沫,或时胸满恶食,或时心嘈易饥。脉数弦滑,为肝火痰热之征。治宜补、清、降合法,青竹茹汤主治清热,化痰,止吐。青竹茹甘寒,姜汁拌之,置锅内微炒晾干,生姜素有"呕家圣药"之称,增强竹茹止呕之功。生芦根清热泻火,除烦止呕。粟米益气,补脾,和胃。

一妇,怀孕,气逆呕吐,烦热心嘈。脉滞沉数。此胎热气逆,胃火上冲也。予芦根汁汤,一剂而安,再剂而病不复作。后以加味逍遥散去丹加地,或倍术加连,直至胎成顺产,无病勿药。

按语:

脾胃素虚,孕后阴血下聚养胎,冲气上逆,胃失和降,冲气夹胃气上逆呕吐。兼痰热者烦热心嘈。先予芦根汁汤清热泻火,除烦止呕。胃热清,呕逆止。予加味逍遥散加减,清热、健脾、疏肝。加川连清中焦湿热,去丹皮避免活血动胎,加生地,加强原方滋阴补血清热作用,有滋水涵木之效。白术"补气健脾第一要药"倍用,健脾益气,兼能安胎。病去胎安,后无病则无需用药。

四、腹痛案

一妇,受孕之后,时常腹痛,延至四五个月,其痛尤甚,其举发靡宁。时召予脉之,脉虚弦数微涩。此血虚气滞,不能运化以养胎也。投以香砂四物汤,三剂而痛减。后以黑逍遥散加木香、香附,四剂而全安。

按语:

孕后血聚胞宫以养胎,阴血愈亏,胞脉失养,本妇人受孕后时常腹痛,可知素体血虚不能养胎,故迁延不愈,至四五月其痛尤甚。脉虚多为气血两虚,气血不足,难以鼓动脉搏,故按之空虚。因脉间见有弦数微涩,疑有肝火偏盛伴有血虚,或血虚气弱,血少于畅行,气虚无力帅血,胞脉迟滞作痛。或久病情志内伤,肝失条达,气性不畅,有碍气机升降,而生郁滞生热。气滞则血行受阻,胞脉不通,遂致小腹疼痛。此辨证与《沈氏女科辑要笺疏》中所云异曲同工,即"妊娠病源有三大纲,一曰阴亏,人身精血有限,聚以养胎,阴分必亏。二曰气滞,腹中增一障碍,则升降之气必滞……"。故投以香砂四物汤,此方出自《叶氏女科》卷二,组成:熟地黄1钱,当归1钱,白芍1钱,川芎1钱,阿胶(炒珠)1钱,条芩1钱,砂仁5分,香附(炒黑)5分,艾叶5分。加糯米1撮,水煎服。四物汤为"妇科第一方",调理一切血证是其所长,具有补血配活血,动静相伍,补调结合,补血而不滞血,行血而不伤血的特点。方中加阿胶、条芩补血滋阴,清热润燥,止血安胎。木香以行三焦之滞气,砂仁以通脾肾之元气,而郁可开也。全方共奏养阴清热安胎之功。待热清予黑逍遥散加木香、香附。黑逍遥散乃《太平惠民和剂局方》逍遥散加熟地而成。方中熟地、当归、白芍滋阴养血,柔肝缓急为君;白术、茯苓、生姜、大枣益气健脾和胃为臣;柴胡疏肝解郁为佐;甘草调和诸药为使。诸药同用,气血兼顾,肝脾并调,理气安胎。

五、胎动案

一孕妇,心烦口燥,胎动不安,饮食少进,倦怠乏力。脉虚弦。此血虚夹热而胎失所养也。令服安胎饮加生地、白芍,三剂而稍减;继以金匮当归散加生地、牡蛎，四剂而全安。切戒登高举重，庶免堕胎之患。

按语：

父母之精相合化胎，或胎元不固，或胎元有缺陷而致胎动不安。患妇孕后心烦口燥，或因孕后过食辛热，或外感热邪，或阴虚生热，凡胎热者，血易动，血动者，胎不安。气血养胎，气虚胎失所载，血虚胎失所养。故脉见虚弦。安胎饮版本众多，徐大椿所采用的安胎饮出处无从考究，但其喜读经典，推其所好，出自《太平惠民和剂局方》可能性较大。生地乃清热、凉血、止血之要药，患者虚而有热者宜加用之。白芍养血止痛。待胎安痛减后，予当归散，本方出自《金匮要略》卷下，有当归、黄芩、芍药、芎藭（现名川芎）、白术诸药，方中当归、芍药补肝养血，合川芎能舒气血之滞；白术健脾补气，黄芩坚阴清热。合而用之，可奏养血健脾，清热安胎之效。生地、牡蛎养阴收敛，以防滑脱之证。嘱患妇避免登高举重，以防胎滑殒堕。

六、防胎自坠案

一妇，年三十余，或二三月，或三四月，其胎必坠。察其性情多怒，色黑气实，脉象沉数。此相火太盛，不能生气育胎，反食气伤精故也。因孕第二个月，即煎黄芪、白术、当归、甘草，服至三个月尽，果得胎成而生一子。

按语：

患妇屡孕屡堕，皆有律可循，素见小产、堕胎者，下次之堕，必如期复然故见或二三月，或三四月，其胎必坠。数堕胎多为气血亏虚，若血气虚损者，子脏为风冷所居，则气血不足，故不能养胎，所以致胎数堕。然本病起于性情多怒，大怒则火起于肝，肝火燔灼焚焰，升腾上冲，灼津伤阴，致水脏虚火。相火妄动，必然消耗阴精，所谓"动则精自走，相火翕然而起，虽不交会，亦皆暗流而疏泄矣。"由于相火妄动，变化莫测，无时不有，以致"煎熬真阴，阴虚则病"。此相火太盛，不能生气育胎，反食气伤精故也。此朱震亨之论。遂以补气添精之法，方中黄芪味甘微温，入脾肺经，补中益气，升阳固表，故为君。配伍炙甘草、白术，补气健脾为臣。当归养血和营，协黄芪补气养血，共奏治疗虚劳内伤之功，最终得以成胎。

七、胎不长案

一妇，妊娠六个月，体倦怠，面黄，晡热，而胎不长，因稍劳欲坠。脉软虚数。此气血虚而不能固护其胎也。投八珍汤倍加参、术，二十余剂，使脾健旺，则血气日足，胎得所养，而无不长矣。

按语：

"胎之在胞，血气资养。若血气虚损，胞脏冷者，胎则翳燥，萎伏不长。"患妇体倦怠，面黄，晡热均为气血不足之症，甚则稍劳有欲堕之势。气血亏虚，则胎元失养，胎虽存活，但生长迟缓。八珍汤乃四君汤与四物汤合方，本方所治气血两虚证，益气与养血并重。方中人参与熟地相配，益气养血，共为君药。白术、茯苓健脾渗湿，助人参益气补脾；当归、白芍养血和营，助熟地滋养心肝，均为臣药。川芎为佐，活血行气，使地、归、芍补而不滞。炙甘草为使，益气和中，调和诸药。倍参、术加强补气健脾之功。脾为气血生化之源，脾胃健旺，则气血日足，胎有所养，可得足月之胎。

八、子肿子气案

一妇，妊娠自三月成胎以后，两足脚面浮肿，渐至腿膝、周身，喘急满闷，行步艰辛。脉虚弦滑。此为子肿。投全生白术散，数服而肿退食进。继以千金鲤鱼汤、紫苏饮间服，一月而胎孕全安。

按语：

肺通调水道，脾运化水湿，肾化气行水，人体水液代谢赖此三脏。肺、脾、肾三脏任何一脏发生病变，均可引起水液代谢障碍而发生肿胀。尤其是脾，"诸湿肿满，皆属于脾"，水湿为病，其制在脾。妊娠肿胀的发生与妊娠期间特殊的生理有密切的关系。胎体逐渐长大，升降之气不利。若脏器本虚，胎碍脏腑，因孕重虚，土不克水。遂投以全生白术散，此崇土制水法也。白术、茯苓悦脾和中，复脾土散精归肺之用；橘皮、腹皮疏理气机，气行水亦行也；生姜散水气，为佐使。唐代《备急千金要方》中，鲤鱼汤治疗水肿及妊娠水肿病，故此汤对妊娠胀满确有一定疗效："鲤鱼（一头，二斤） 白术（五两） 生姜（三两） 芍药 当归（各三两） 茯苓（四两）上六味 咀，以水一斗二升先煮鱼，熟澄清，取八升，纳药煎，取三升，分五服"。鲤鱼益脾利水消肿为君，白术、茯苓加强健脾利水之功为臣，当归、白芍和血以固胎为佐，生姜去腥散水气为使。患妇喘急满闷，示脾虚中阳不振，故间服紫苏散（《普济本事方》卷十）行气宽中安胎，此方为妊娠胎气上逼，胸膈胀满疼痛，呼吸喘促，烦躁不安者常用方。方中紫苏理气安胎为主药，佐以陈皮理气健脾，大腹皮行气宽中，人参、当归、白芍补养气血；使气机畅行，肝脾调和，则胎气自安。

九、淋沥案

一妇，妊娠六七个月，溺出涩痛，淋沥不断。脉带沉数。此湿热积于膀胱，

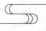

气不施化,而溺窍不利也。先投五淋散,服三剂而涩痛稍减。又以导赤散加麦冬、山栀、黄芩、知母,数服而小便清利。后用加味黑逍遥散去丹皮,加麦冬、知母,调理一月,而精神倍加。

按语:

湿与热搏,蕴结膀胱,气化不行,水道不利,故小便溺出涩痛,淋沥不断。脉带沉数,皆为湿热内盛之象。此处五淋散应出自《太平惠民和剂局方》卷六:木通(去节)、滑石、甘草(炙)各180g,山栀仁(炒)420g,赤芍药、茯苓(去皮)各250g,淡竹叶120g,山茵陈(去根,日干)60g。木通清心利小肠,滑石清利三焦并通淋利窍为君,栀、苓清热而输水为臣,芍益阴而化阳,淡竹叶、茵陈清热利尿通淋共为佐,甘草缓急止痛调和诸药为使。待涩痛稍减,湿邪已化,以养阴清热,利水通淋导赤散治之,方中生地凉血滋阴为君,木通上清心经之火,下导小肠之火,利水通淋,为臣,两药合用,滋肾、清心而利水。竹叶清心除烦,通利小便,导热下行,栀、芩清热而输水,知母、麦冬养阴清心为佐,生草,直达茎中而止淋痛,调和诸药共使清心养阴、利水通淋之功。徐大椿知患妇必平素情志抑郁,急躁而化火,故继予黑逍遥散疏肝解郁,本方乃《太平惠民和剂局方》逍遥散加熟地而成。方中熟地、当归、白芍滋阴养血,柔肝缓急为君;白术、茯苓、生姜、大枣益气健脾和胃为臣;柴胡疏肝解郁,知母、麦冬养阴清心为佐;甘草调和诸药为使。诸药同用,气血兼顾,肝脾并调,治病求本,本愈标自除。

十、血晕案

一家人妇,产后小腹作痛,忽牙关紧急,不省人事。脉滞沉涩。此瘀血冲心。灌以失笑散,良久而苏。又用四物汤换赤芍,加琥珀、炮姜而愈。

按语:

产妇素体阳气不足,或素有癥瘕,或临产感受寒邪,血阻气闭,蒙蔽心窍。失笑散活血祛瘀止痛。方中五灵脂苦咸甘温,入肝经血分,功擅通利血脉,散瘀止痛;蒲黄甘平,行血消瘀,炒用并能止血,两者相须为用,为化瘀散结止痛的常用组合。调以米醋,或用黄酒冲服,乃取其活血脉、行药力、化瘀血,以加强五灵脂、蒲黄活血止痛之功,且制五灵脂气味之腥膻。待神醒志清,予四物汤加减,白芍换为赤芍可养血、活血、收敛,琥珀镇惊安神,散瘀止血;炮姜温经止血止痛,共奏行血逐瘀之功。

十一、发热案

一妇,经盛暑月中产三日,恶露不行,遂热狂言,叫呼奔走,拿捉不住。脉大而疾。此败血冲心，心气不降，而神明失指也。以干荷叶、生地黄、牡丹皮煎汤，调下生蒲黄三钱，一服即定，恶露旋下而安。

> **按语：**

盛暑多热，产后元气受损，邪毒易乘虚而入，直犯冲任，致瘀血内停，恶露不行，热扰心神，遂狂言呼叫奔走。此产后三冲之冲心之征。以干荷叶解热、解痉。生地、丹皮清热凉血、透营转气，蒲黄甘平，行血消瘀，恶露下而病安。徐大椿依产后"多虚多瘀"之特点，补虚扶正勿忘除瘀，活血逐瘀又勿忘扶正。

十二、遍身疼痛案

一妇，产后身腹作痛，发热不食，烦躁不寐，盗汗胁痛。服解散祛癖之药，不时昏聩。六脉洪大，重按如无。此元气大虚，邪气陷伏。投补中益气汤加炮姜、半夏，病势顿退。又二三剂，寝食甘美。但背强而痛，此邪虽外解，血气并虚。又用八珍汤、十全大补汤，调理半月而康复如常。

> **按语：**

产则伤动血气，劳损脏腑，产后身腹作痛，多血虚，宜滋养。此患妇一派热象，不清之医定以解散去癖之药，其病未祛而更重。取其脉乃真虚假实之证，气血大亏，邪气乘虚而入，故六脉洪大但重按如无。故予补中益气汤升阳举陷，治烦劳内伤，身热心烦，头痛恶寒，懒言恶食，脉洪大而虚有奇功。黄芪补肺固表为君。脾者肺之本，人参、甘草补脾益气，和中泻火为臣。白术燥湿强脾，当归和血养阴为佐。升麻以升阳明清气；柴胡以升少阳清气，阳升则万物生，清升则阴浊降。陈皮通利其气。生姜，辛温；大枣甘温，用以和营。半夏可使逆气降则胃和而痞满愈，炮姜温中共补中振之气。外邪已解，但气血仍虚，故仍有身痛之症，继予八珍汤、十全大补汤等大补气血，以治病求本，故药到病除。

十三、积聚案

余遇一卒，说：拙妻为室女时，心下有冷积如覆杯，按之作水声，以热手熨之如冰。娶来已十五年矣，恐断我嗣，急欲弃之。余止之曰：如用吾药，病可除，孕可得。卒从之。诊其脉沉而迟，尺脉洪大而有力，非无子之候也，可不逾年而孕。卒笑曰：姑试之。先以三圣散吐涎一斗，心下平软。次服白术调中汤、五苓散。后以四物汤加木香、香附，调和经脉，不再月而血气合度，数月余而连孕二子皆育。

三圣散：用防风、瓜蒂各三两，藜芦一两。为散，用斋汁煎服探吐。

白术调中汤：白术、茯苓、橘红、泽泻各半两，甘草一两，干姜、官桂、砂仁、藿香各二钱半。为末,滚汤煎三钱,去渣。温服。

按语:

　　寒痰湿邪结于下腹,气血运行不畅,故心下有冷积如覆杯,热手熨之如冰,脉沉而迟。脾失健运,水湿不化,水停腹中,按之作水声。湿聚成痰,壅滞冲任,不能成孕。尺脉洪大而有力,肾与命门尚足,故可有子。三圣散以瓜蒂涌吐峻剂,佐以升散之品,以涌吐风痰见长,涌吐作用较强,使心下平软,化痰后继以除湿。白术调中汤出自《宣明论》卷十二,主治中寒,痞闷急痛,寒湿相搏,吐泻腹痛。上下所出水液澄彻清冷,谷不化,小便清白不涩,身凉不渴,或虽有阳热证,其脉迟者。五苓散方中猪苓、泽泻、白术、茯苓、桂枝,水湿痰饮内停之要方。利水渗湿,温阳化气,主治脾虚水湿内停所致的水肿、痰饮等。痰湿已去,濡养胞脉。女子不孕之故,由伤其任冲也,四物汤加木香、香附,调和经脉,气血旺盛,冲任调达,病除孕得,何惧断嗣。

（顾　颖　陈宣伊）

第八章　王慎轩女科

【历史渊源】

　　王慎轩先生(1900—1984),浙江绍兴人,是近代著名的中医学家、中医女科专家、中医教育家。他幼年失怙,由其母亲抚养长大。16岁考入浙江第五师范,毕业后于1919年赴上海,他从师于沪上名医丁甘仁、曹颖甫等先生学医,先以旁听生进入丁甘仁创办的上海中医专门学校学习,后以插班生正式入学。1924年毕业后赴苏州,应浙江同乡会之邀在苏州浙江会馆挂牌行医,同时又拜当代苏州妇科名家缪康寿先生为师,学习产后发热、产后便难、半产瘀中、产后发狂等诊疗经验。1926年,王慎轩先生创办了苏州妇科医社,该社历经七载寒暑,毕业学生4届约700余人。1933年,"苏州女科医社"改称"苏州国医学"(图8-1、图8-2、图8-3、图8-4),社址位于苏州阊门内穿珠巷,王慎轩任总务主任兼主管教授。1934年,"苏州国医学社"改组为"苏州国医学校",课程设置合理,不仅包括中医经典、诊断、药物、方剂、生理、病理和各专科课程,还包括中文、

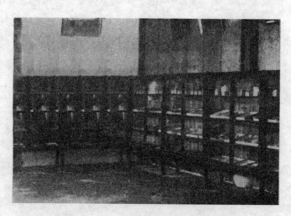

图 8-1　苏州国医学社标本室

90

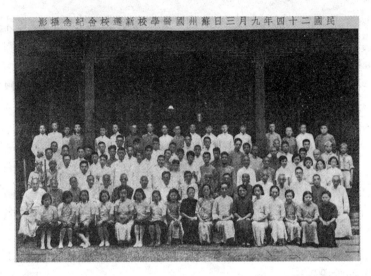

图 8-2　民国二十四年九月三日苏州国医学校新迁校舍纪念摄影

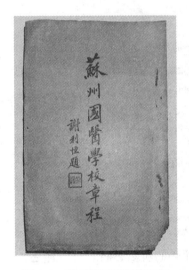

图 8-3　苏州国医学校章程图

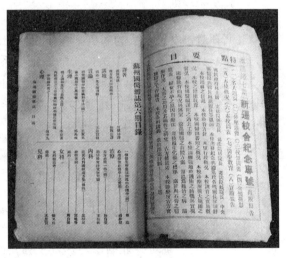

图 8-4　苏州国医学校创办杂志

英文、日文和化学。同时还建立了面积达六十多亩、种植有药物三百八十余种的"药物试植场"。该校因抗战爆发于 1937 年 7 月被迫停办。1926 年,王慎轩著《胎产病理学》。1932 年出版了《女科医学实验录》一书,震动了当时的中医界,曾被评为苏州四大名医之一。建国后,先后执教于江苏中医进修学校(南京中医药大学前身)。

王慎轩先生于1957年由江苏奉调至北京中医学院任教,与秦伯未等同时担任北京中医学院附属东直门医院中医科主任。到北京不久,他就参与主审《中医妇科学》,并被推选为北京市中医学会妇科专业委员会副主任委员,同时任《中医杂志》和《江苏中医杂志》编委,先后担任过江苏省第一届政协委员、第二届人大代表等社会职务。

苏州的父老乡亲们常尊称其为"王神仙"(苏州话与"王慎轩"谐音),其原因不仅是因为他医术高超,更因为他医德高尚。在苏州行医时,先生常在自己的诊室实行义诊送药一贯制,每逢早上八点半以前免去号金,并送药三付,长年累月从不间断。王老先生平素奉斋念佛,持有一颗悲悯之心,每逢贫病交困者,先生闻讯后便贴费以作救济。程莘农教授(中国工程院院士、著名中医针灸学家)曾在生活艰难时就受到过王慎轩先生的救济,在当时的条件下先生每月在自己的工资中拿出数十元钱补贴程老家庭,帮助他们一家度过了人生最艰难困苦的阶段。

【学术思想】

王慎轩对于女科疾病的病机阐释新颖独到,师于古而不泥于古,尤擅于中西医汇通。其辨证不拘于中医传统的辨证体系,擅长于运用西医学关于解剖学、生理学、病理学等知识对妇科疾病进行充分而详尽的病机分析,其论述往往细致入微,层层深入,通俗易懂,娓娓道来,形成了一套全新而完整、整体观念指导下的更为精细的中医女科辨证体系,涉及月经病、带下病、妊娠病、产后病及女科杂病。

一、依期论寒热,以量辨虚实,瘀生诸变

古有大体认为月经先期由于热,月经后期缘为寒的辨证要点,王慎轩在其著作中特别指出"盖经来先期,未必尽由于热;经来后期,未必尽由于寒"的道理,为临证月经病疑难杂症的诊治提供了独具匠心的辨治思路。书中详述了血热亦可导致月经后期的病机演变,对热结血瘀致月经后期进行了详解。王慎轩教授在其书中指出"盖血热内炽之人,因高度炎热之熏灼,遂致血络燥结,血液干枯,子宫内膜细毛管之血亦同时积滞而成瘀结,虽受卵子之冲激,暂时不能外出,必待卵巢之分泌液充满,子宫方始破裂流下,而经乃不得不后期而至矣。"论及妇人月经之多少仍宗"经多属实,经少属虚"的一般大法,同时也指出"盖经水来太多,未必尽由于实"的变证。对于气虚血瘀致月经过少同样进行了详述:"盖气血虚弱者,动脉管之注射力减弱,静脉管之收缩力衰微,因而毛细管郁血,况腹壁腔及子宫内膜,为血管最多之处,因而郁血亦最多,破裂

亦最易。"

二、痛经系条件致病,宗外感内伤究因,审邪正盛衰

王慎轩指明"月经为女子特有之生理,卵珠成熟之征兆,乃其生殖腺自然之机能,本无痛苦之可言也。然或本元不足,或防范不谨,外感内伤,乘机而起,若寒凝,若气滞等等,均足妨碍月经之流行,而为经期之腹痛,见妇女之患此者,十居三四。"痛经致病最终归结到气滞、血瘀,但究其因仍为外感内伤,邪正交争,治疗上主张治病求本,审证求因。

三、中西汇通阐释产后恶露,知常达变

王慎轩认为恶露乃"胎胞之蒂,附着于子宫,其中血管,犬牙相错,怀妊之时,藉以输送养料,交换气体,以长胎儿者也。胎儿既出,胞蒂亦从子宫脱离,其中犬牙相错之血管,因以破碎断裂,血即从此而出也。"产后恶露为产妇产后的特殊生理现象,同时也详述了产后恶露异常的病因病机,尤其涉及产后常见危急重症之一,即产后大出血。书中论道"新产子宫,收缩未全,内腔尚宽,故从胞蒂所出之血,不即外出,必停潴于子宫腔中,徐徐溢出,是以色多紫暗而成块,人多疑为恶血败血。胞中郁滞之血,怀妊十月,经水不行,所停蓄以养胎儿之积血,以为宜去宜尽,否则恐留为大害。殊不知胞蒂之剥离,血管之破裂,有大有小。若血管无大破裂,则亦无大出血也。"论述了产后最主要的子宫复旧情况,以及子宫内残留物的排出情况,若血管大破裂可发生产后大出血。这些论述皆通俗易懂,与西医学相关论述基本吻合,便于学习交流。

【临证特色】

王慎轩对疾病的认识治病求本,强调审因辨治,其医案常以病因命名,医案简洁明了,寥寥数字总能将疾病的来龙去脉描述得面面俱到。临证尤重调治脏腑,调理气血,宗内经之法,不拘于女科,治疗上重视整体观,从调治全身脏腑气血功能来调治女科疾病。对于慢性女科疾病的治疗,在其标得以缓解之后,特别注重于膏丸剂调理,图其力久缓效。其处方轻灵纯正,方小力专。

一、血崩急慢性分治原则

血崩论治分慢性与急性,"血崩一症,为妇女不可免之疾患,其原因甚多,大别之可分急性的、慢性的两种,故治疗上亦有缓急之不同,慢性的治疗,宜探其病源,缓缓调治。"明确指出崩漏治疗原则,缓则治其本,调理脏腑;急则治其

标,以大剂量收涩之品止崩以救急,不可"概用此等补涩之剂"。急症之不省人事则醒脑开窍,其开窍之法亦匠心独运,其文中记载道"秤锤烧红,沃醋熏鼻"开其窍。

二、内外同调辨治痛经

王慎轩对痛经的诊治除了辨证论治以中药汤剂内服外,同时采用多种外治法,与内服法相辅相成,双管齐下,标本兼治,缓急并顾。其论著中散在记载多种外治法,主要有调经养血膏贴脐腹部,覆以暖水袋热敷;艾叶紫苏熏洗外阴治疗痛经,洗后按摩少腹。还配合针灸中极、三阴交等穴位加强疗效,同时注重精神情志的调节,图长期疗效。

三、三因制宜调产后疾病

王慎轩认为产后恶露的治疗切不可局限于瘀。文中记载道"既无腹中胀痛之病征,何可妄服攻破之药哉。即在平常之人,尚不可妄投攻伐。而况产后大虚之体,何能堪此乎。"并指出"妄服生化汤及益母草者,轻则终生虚弱,无健康之日,重则崩冲晕厥。有暴脱之虞。"对于产后恶露不行的治疗尤为重视三因制宜。论夏时产后恶露不行提出"暑月产后恶露不行者,服六一散最妙,既可行瘀,又可清暑。"

四、重视精神情志因素对治疗的辅助作用

中医认为天地人是一个整体,精神情志调理在中医辨证论治中保有举足轻重的地位。王慎轩对诸多疾病的临床治疗的同时,特别重视对患者进行情绪疏导及指导,有力地保证了中医内外治法的疗效。临证常嘱崩漏患者需"戒躁急郁怒,宜愉快静养,饭后三百步"。治疗痛经则劝诫患者:"戒急躁,戒生气,多做气功"等调理气机之法。

【验案举例】

一、痛经案

案一

史某,女,30岁,江苏溧阳人,门诊病历:1214号

初诊:1960年6月25日。

汛乱递少,已逾两载。经前口渴不寐,经后脐腹绵绵疼痛,已延一旬。经

色或鲜红,或紫黑,劳则腰背酸痛,时而头目眩晕,胃纳无常,或多或少。舌苔薄白腻,脉象沉细数,至数模糊,尺部更弱。形肉枯瘦,肾阴不足,荣血亦虚。常易郁怒,气滞阳浮。治宜育阴潜阳,理气养荣。

灵磁石一两(煅研先煎)、大熟地五钱、全当归三钱、生白芍二钱、大川芎一钱五分、炒香附二钱(打)、陈皮一钱五分、炙甘草一钱,三剂。

授气功意守丹田法。

外用调经养血膏一张,贴脐腹部,外用热水袋热敷。

二诊:1960 年 7 月 1 日。

服上药后,头眩已减,腹痛有间,脉舌如前。宜前方去磁石、白芍加赤芍二钱,三剂。

外用紫苏三两,煎,日熏洗,洗后按摩腰腹部。

三诊:1960 年 7 月 6 日。

头眩已微,腹痛亦止,腰背酸痛亦减。胃纳已转正常,精神亦佳。脉数沉细而弦。每次经前口渴不寐,膝弯筋掣。近来经期将届,夜寐甚安,但不可忽视。

灵磁石一两(煅打先煎)、蚌蛤壳一两(煅打先煎)、生熟地各三钱、生白芍二钱、炙甘草一钱,三剂。

医嘱:戒急躁,戒生气,多做气功。

四诊:1960 年 7 月 9 日。

此番经来,经前口渴不寐已愈,膝弯筋掣亦除,腰背酸痛亦微。经期较准,色亦鲜红,但经量尚少,现已将尽。脉数已平,沉细较扬,两尺微弱。再宜养血调经。

紫石英一两(煅打先煎)、大熟地三两、赤白芍各一钱五分、丹参五钱、炙甘草一钱五分,三剂。(《王慎轩晚年医案》)

按语:

肾阴不足,精血亏虚,经血下行时,血海空虚,胞脉胞宫失于濡养,故经后脐腹绵绵疼痛。《中医新论汇编》中王慎轩对“血虚证”痛经如此阐述:“荣血衰少,供不应求,月经临期,勉强下血,致血管中之血液缺乏,遂为空虚之痛,痛而喜按,经行之后,其痛尤甚,宜当归建中汤主之。”故初诊处方中用到当归、芍药、甘草正有此意。但本案又见头目眩晕、腰背酸痛、脉沉尺,此为肾虚之象。阴损脑失濡养则头目眩晕,肝阴受损,则见易郁怒,气滞阳浮。故用灵磁石平肝潜阳,益肾补阴,并加入熟地、白芍滋阴潜阳,全当归、川芎、香附行气活血,陈皮理气和胃以助病除。三诊腹痛止,口渴不寐,膝弯筋掣不止,故去当归、香附,加用蚌蛤壳、生地滋阴潜阳之品,此番治疗后,经前口渴不寐已愈,膝弯筋掣亦除,腰背酸痛亦微。经来量少,脉沉细较扬,两尺微弱,此为肾阳虚冲任胞宫失煦之征,故用紫石英温肾助阳,丹参活血调经。

案二

曾某,女,34 岁,四川开县人,门诊病历:8931 号

初诊:1960 年 3 月 30 日。

病已六载,迩更加剧。痛经屡超,色紫淡少,迩行一旬,今尚未止。少腹左侧剧痛,痛连左胁乳房,喜热喜按。每次经来,必患伤风。形寒鼻塞,喉痒咳嗽。头晕时作,昔曾屡次晕倒。心悸梦多,脘痛便溏。腰酸带多,黄绿相杂。舌苔薄白,脉象濡弦。

此由昔年经期,感冒伤寒,兼夹忧郁。伏风与肝气交阻,肝胃与冲任失调。治宜祛风理气而调奇经。

荆芥穗二钱、紫苏三钱、苦杏仁泥三钱、陈皮一钱五分、旋覆花二钱(包)、生香附一钱五分,一剂。

二诊:1960 年 4 月 12 日。

前进一剂药后,少腹剧痛即止。今次经来,已不腹痛,右胁乳房,亦不痛矣。惟汛期尚超,色紫淡少,但较上期亦好转矣。脘痛便溏已愈,经前黄绿白带,亦已大减。头眩目肿,脉象濡弦。每次经前,鼻塞咳嗽,今番亦已差减。

杏仁泥三钱、紫苏三钱、荆芥穗一钱五分、旋覆花二钱(包)、橘红一钱、生香附一钱五分、桔梗一钱五分、炙甘草一钱,三剂。(《王慎轩晚年医案》)

按语:

《中医新论汇编》中王慎轩对"寒湿证"痛经如此阐述:"寒湿客于子宫,血因寒而凝,气因寒而滞,遂致经水阻滞,色如豆汁,少腹胀痛,脉象濡迟。"此案亦见经期寒湿之邪,形寒鼻塞,喉痒咳嗽,脘痛便溏。腰酸带多,黄绿相杂,脉濡。妇女在行经期间,若外感风寒而伤冲任,冲任失调则经血不得畅行,出现腹痛剧,喜热喜按,故治宜祛风理气,药用荆芥穗、紫苏疏风解表。奇经有补充十二经脉循行不足,调节气血盈亏之功,外感风邪,以至奇经失调,故见形寒鼻塞,喉痒咳嗽。头晕深则甚至晕倒,心悸梦多,脘痛便溏,腰酸带多,故用旋覆花、紫苏降气止咳。

案三

叶某,女,28 岁,天津人,门诊病历:9190 号

初诊:1959 年 11 月 19 日。

昔因性情急躁,情志郁怒。喜食酸冷,不慎起居。二七初潮,即患痛经。迄年更甚,诸恙丛生。前日汛超而止,紫黑有块,经量甚少。少腹胀痛甚剧,按之酸痛更甚。腰膂酸楚,甚则呕恶。冷汗甚多,不能工作,亦难安眠。经前寒热,乳房胀痛。两胁胀痛,右腿酸痛。胸闷叹息,纳少神疲。头痛眩胀,心悸梦多。清晨面浮,午后足肿。肢体凛寒,带下黄白。舌苔薄白腻,脉象弦实涩。面色苍黄,唇周青黯。肝气夹寒瘀交阻,治以温经解郁祛瘀调经。拟温经汤合少腹逐瘀汤化裁。

全当归三钱、酒炒赤芍二钱、大川芎一钱五分、上官桂一钱(后下)、吴茱萸一钱、姜半夏三钱、炮黑姜一钱、生蒲黄二钱(包)、炒五灵脂二钱、生没药一钱(研)、北柴胡一钱五分、玄胡索一钱五分、桃仁泥二钱、生艾绒一钱,二剂。

二诊:1959年11月21日。

进前剂后,少腹剧痛大减,胁腿疼痛亦轻。下瘀紫黑,今已将止。复感风寒,又发咳嗽。形凛肢冷,面浮足肿。头胀眩痛,心悸梦多。舌苔薄白腻,脉象浮弦涩,今宜先治其表。

杏仁泥三钱、紫苏三钱、前胡二钱、桔梗一钱五分、炒枳壳一钱五分、带皮茯苓五钱、橘红一钱、清炙草一钱,三剂。(《王慎轩晚年医案》)

按语:

《中医新论汇编》中王慎轩对"气滞证"痛经如此阐述:"气为血之帅,血随气而行,其人情志抑郁,肝气阻滞,则经血亦随之而阻滞,肝气夹瘀内阻,少腹攻撑作痛,盖肝脏腺与生殖腺有密切之关系,肝气不达,每成经病,宜加味乌药汤治之。"本案患者情志抑郁,肝气阻滞,故经血亦随之阻滞,故不通则痛,发为痛经。患者平素喜食酸冷,不慎起居,症又见经色紫黑有块,经量甚少,少腹胀痛甚剧,按之酸痛更甚,此为寒邪内侵,瘀血内阻,故用温经汤合少腹逐瘀汤化裁,温经解郁祛瘀调经,此病案可看出肝脏与生殖功能密切相关,肝气条达,则月事如常下行。

案四

陈秀梅,女,26岁,福建安溪县人,门诊病历:456号

初诊:1960年8月21日。

二七初汛,即患痛经,直延至今,十二年矣。经期少腹坠胀剧痛,痛连腰髀,下瘀成块,始能松解。经前乳房胀痛,经期中间,白带较多。常易疲乏,常畏寒冷。结婚五年,尚未生育。舌苔薄白,脉象弦迟。弦为肝郁,迟属寒凝。由于内伤郁闷,外伤冰冷,气滞血瘀,冲脉阻滞。治宜理气散寒,祛瘀调经。

生香附二钱(打)、艾叶一钱、官桂一钱(后下)、姜黄一钱、当归三钱、川芎一钱五分、赤芍二钱、生蒲黄二钱(包)、五灵脂二钱(包)、生没药一钱、小茴香一钱(后)下、藏红花一钱、陈黄酒二两(分两次冲),三剂。

外用:养血调经膏一张贴少腹。

艾叶一两、紫苏二两,煎汤熏洗下部,洗后按摩腰及少腹。

[附记]此病已延十二年,西医检查,谓是子宫口小。治疗无效,但进上列内服外用之方药后,经期腹痛即愈,并即受孕,已于1961年5月21日生一男孩。此可证明中医之疗效,固有胜于西医者也。(《王慎轩晚年医案》)

按语:

《中医新论汇编》中王慎轩对"实寒证"痛经如此阐述:"妇女适在行经之期,倘或外感风寒而伤冲任,或内伤生冷而凝气血,冲任失于调和,经血不得畅行,腹痛拒按,经水成块,形体恶寒,脉象沉紧,宜桂枝桃仁汤加减治之。"此案亦见寒凝之证,但同时又合并肝郁,故用活血化瘀理气之方治疗此病。本案又用到外敷及熏洗疗法治疗痛经,实属特色之法。女科外治法用于临床有悠久的历史,主要应用于阴户、阴道、胞中等局部病变。外阴熏洗可以借助药物的热度起到温经通络的作用,同时促进药效的吸收,本医案中艾叶气香性辛温,能暖气血而温经脉,治疗下元虚冷,经行腹痛之症,紫苏亦辛散性温,散寒理气。通过煎汤熏洗将其有效成分充分吸收到局部。以往我们常用的女科熏洗以清热解毒、止带消肿药物为主,本案为我们提供了新的思路,除治疗带下病、阴疮、阴痒等炎性疾病外,还可运用其他中药治疗痛经等妇科疾病。

案五

李宝珠,女,24岁,北京人,门诊病历:377号

初诊:1961年1月13日。

脾肾本虚,气血不足。肾虚则腰酸尿数,已延五年。脾虚则经前带多,肠鸣便溏。气虚则形寒肢冷,两足尤甚。血虚则经行递少,迄闭五旬。且因经期不忌冰冷,经前经期腹痛甚剧,两颧发红,午后时热。血不养心,则心悸梦多。舌尖红,苔薄白,脉虚细,尺沉弱。先宜温经散寒而和荣卫。

熟附片一钱五、川桂枝一钱五分(后下)、赤芍一钱五分、炒乌药二钱、炙甘草一钱、生姜三片、艾附暖宫丸四钱(分两次药汤下),三剂。

针:中极、合谷、三阴交。

[附记]1961年1月21日复诊云:针药之后,始觉腰酸甚剧,继则少腹酸

坠。前日经通,下瘀成块。经色紫黯,经量仍少,二日即止。但经期已不腹痛矣。(《王慎轩晚年医案》)

按语:

此案属本虚标实之证,经期不忌冰冷,经前经期腹痛甚剧,属内伤生冷,寒凝经脉;又见腰酸尿数,经前带多,肠鸣便溏,形寒肢冷,心悸梦多,脉虚细,尺沉弱等属肾虚、脾虚、气虚、血虚之证;方用附片、生姜温经散寒,乌药行气温肾,散寒止痛,桂枝、甘草和荣卫,配艾附暖宫丸加强温经散寒止痛之效。本案用中药口服法之外,还配合针灸加强疗效。中极补肾气。三阴交为足太阴脾经腧穴之一,可补脾胃,调肝、脾、肾三经气血。合谷属阳主表,可疏风散表,宣通气血,配合三阴交可治疗月经失调、痛经。

二、月经不调案

案一

江治珪,女,47岁,常州人,门诊病历:30086号

初诊:1960年7月7日。

十载以前,产时胞衣不下,下后恶露不断,延至四五个月。带多黄白连绵,近年或夹红黑带。西医初谓子宫内膜增殖,继谓内分泌功能失常。月经乱期,始则量多色紫,渐变量少延长,断续不止。迄停二月,前日始来,经量更少。形肉渐瘦,头痛眩晕。心悸动跃,寐少梦多,腑行不畅。舌苔薄白,脉象左弦细,右弦滑。血虚肝旺,脾虚湿阻。宜养血平肝,益脾去湿。

煅龙齿五钱(煅打先煎)、牡蛎粉一钱五分(包)、生白术二钱、清半夏三钱、陈皮一钱五分、当归末一钱五分(两次药汤下)、丹参二钱、苡仁泥三钱、朱灯心三分,三剂。

二诊:1960年7月13日。

头痛已减,头晕有间。每届戌时,头眩欲寐。寐后气短,时而心悸。经常眼干,有时阵咳。腿酸无力,腑行不畅。舌苔薄白腻,右寸关弦滑特甚。仲景以短气为微饮,睡后不动而气短,尤为饮之确证。戌时属土,土为湿主。际此霉湿时令,苔腻脉滑,当是痰湿交阻之证。丹溪谓无痰不成眩,今拟半夏白术天麻汤加减。

清半夏三钱、生苍白术各一钱五分、明天麻一钱五分、橘红一钱五分、清炙黄芪三钱、人参片一钱五分(另煎冲)、茯苓碎末三钱、川黄柏一钱(盐水)炒、炒干姜五分、焦六曲三钱包、炒麦芽五钱,三剂。(《王慎轩晚年医案》)

按语：

根据带多黄白连绵,形肉渐瘦,属病久脾虚,水失运化,聚而成湿,伤及任带,使任脉不固,带脉失约,方用煅龙齿、牡蛎粉收敛固涩,薏苡仁、白术、朱灯心利湿健脾,患者病久月经延绵不断,血液亏虚,肝失濡润,阴不制阳,出现头痛眩晕;血液亏虚亦至心失濡养,出现心悸动跃,寐少梦多,方用当归、丹参养血补血。二诊时头眩欲寐,经常眼干,有时阵咳,际此霉湿时令,苔腻脉滑,属湿痰内盛,肝风夹痰上扰清空所致。方中半夏燥湿化痰,天麻平肝息风,白术配苍术健脾燥湿,橘红理气化痰。症又见寐后气短,时而心悸,腿酸无力,结合病史,产后血虚气虚,方用人参、炙黄芪补气补虚。

案二

高桢,女,31 岁,内蒙古自治区人,门诊病历:16895 号

初诊:1960 年 1 月 9 日。

三个月以前,人工流产。产后失调,恶露留恋。夹湿交阻,带下恒多。经期屡愆,经量甚多,色瘀成块。迄愆半月,前晚适来,今尚大下。腰酸腹痛,四肢清冷。舌苔薄黄白腻,脉象弦细涩。湿为阴邪,阳气失宣。瘀血不去,新血不得归经。治宜宣阳和荣而祛湿瘀,慎勿见其下血多而误投止涩之剂。

北柴胡一钱五分、全当归三钱、生赤芍二钱、生丹参三钱、生丹皮二钱、旋覆花二钱包、炒枳壳一钱五分、苡仁泥三钱、炙甘草一钱,三剂。

二诊:1960 年 1 月 14 日。

进前药后,经多已止。诸恙均瘥,将返内蒙备方调理。

全当归三钱、生赤芍二钱、川芎一钱五分、丹参三钱、旋覆花二钱(包)、生香附一钱五分(打)、桂枝茯苓丸(分两次药汤下),二剂。(《王慎斋晚年医案》)

按语：

《中医新论汇编》中王慎轩对"经多之病理"如此阐述:"查经多之病理,有由于气血虚弱者,有由于血热妄行者,有由于郁怒伤肝者,有由于下焦湿盛者。"本案女子产后因出血、出汗及用力过度,易造成产妇阴血亏虚,元气大伤,形成多虚多瘀体质。瘀血引起血海不宁,本虚引起胞宫失于封藏,故经期屡愆,经量过多。患者产后失于调摄,冲任不固,恶露久下不止,夹湿带下恒多。湿邪留恋,阴盛阳衰,耗伤阳气,故症见腰酸腹痛,四肢清冷。本病为本虚标实,故治疗当宣阳和荣而祛湿瘀,方中全当归、生赤芍、生丹参、生丹皮活血祛瘀,柴胡、枳壳行气以助活血而止痛,且柴胡配旋覆花宣降有调。薏苡仁祛湿邪。

复诊经多止,可见此方正中下怀。

三、崩漏案

案一

杨舒敏,女,30 岁,北京人,门诊病历:1015 号

初诊:1961 年 6 月 21 日。

崩漏半月,连绵不断。时多时少,经色紫黑。兼夹瘀块,黏稠味臭。腰酸甚剧,小腹膨痛,痛而拒按。头胀眩晕,口干舌燥。形寒腹冷,午后潮热。掌心灼热,心悸惊惕。两胁胀痛,胸闷脘痛。嗳气矢气,溲行淡黄。舌苔白腻,根部较厚。脉象弦细无力,左脉两尺较弱。脾肾本虚,肝气郁滞。素血瘀阻,血不归经。现宜理气和荣,引血归经。

制香附二钱、旋覆花二钱(包)、当归末一钱、炒丹参五钱、首乌藤五钱、陈皮一钱五分、桑寄生三钱、炒藕节五钱、炙甘草一钱,三剂。(《王慎轩晚年医案》)

按语:

《中医新论汇编》中王慎轩在“妇人血崩之治疗”中说到:“血崩一症,为妇女不可免之疾患,其原因甚多,大别之可分急性的、慢性的两种,故治疗上亦有缓急之不同,慢性的治疗,宜探其病源,缓缓调治(例如肝经火旺而不藏血者,用加味逍遥散,思虑伤脾不能摄血者,用归脾汤之类)……但妇人血崩,原因甚多,当求其原因而治之,未可概用此等补涩之剂,唯本案崩漏经色紫黑,兼夹瘀块,小腹膨痛,痛而拒按,属瘀血内阻。两胁胀痛,胸闷脘痛,嗳气矢气,头胀眩晕等属肝气郁结,气滞与血瘀互结,导致旧血不去,血不循经,发为崩漏。且崩漏日久,元气虚弱,脾肾本虚,无力行血,血行迟缓,导致久漏成瘀。方中制香附、旋覆花理气行气活血治疗胸胁痛,方中首乌藤入心、肝经,补养阴血,养心安神,可治疗头胀眩晕,心悸惊惕。当归、丹参配藕节炭化瘀止血,并予桑寄生补肝肾,养血固冲任。陈皮加强理气之功。

案二

解成英,女,24 岁,山东邹平县人,门诊病历:56383 号

初诊:1961 年 6 月 30 日。

血崩屡发,已逾三年。初崩五旬,经超淡少。继崩两旬,经闭三月。再崩半月,刮宫而止。每次经行,经前经期,小腹剧痛。直至崩下,痛始减轻,下瘀

成块。追溯病因,均由劳倦伤脾,郁怒伤肝。肝不藏血,脾不统血,致变大崩。血去过多,荣养缺乏,太冲干枯,是以始为经少,继为经闭。头眩时痛,耳鸣时聋。眼目昏花,曾经晕仆。腰肢酸软,自汗如珠。心悸寐少,梦多惊惕。胸闷叹息,性急易怒。嗳气呕恶,泛吐酸水,时而腹胀。行走过甚,少腹刺痛。清晨面肿,午后足肿。腑行稍溏,白带素多。舌质淡,苔白腻。脉象弦细无力,两尺更弱。脾虚肝郁,肾虚血枯。肝阳上扰,肝气内阻。治宜补脾肾,益气血,理肝气,平肝阳。

人参末一钱五分(分两次药汤下)、炙黄芪五钱、生白术二钱、陈皮一钱五分、清半夏三钱、制香附二钱、牡蛎粉五钱(包)、灵磁石一两(煅打先煎)、补骨脂二钱(炒打)、鸡血藤五钱、炮姜炭六分,五剂。

医嘱:戒躁急郁怒,宜愉快静养,饭后三百步。(《王慎轩晚年医案》)

按语:

崩漏时间长,三年有余,气血俱虚,日久累及肝、脾、肾三脏,症见腰肢酸软,自汗如珠,心悸寐少,胸闷叹息,嗳气呕恶,清晨面肿,午后足肿,腑行稍溏,白带素多等,症状尤重,故方中用人参大补元气,炙黄芪、生白术健脾补中。精血亏虚,导致阴不制阳,肝阳上扰,症见性急易怒,头眩时痛等,方中用牡蛎粉、灵磁石平肝潜阳,同时牡蛎能收敛固涩,治疗崩漏、带下偏多之证。陈皮、半夏理气降逆止呕,补骨脂温肾壮阳,配炮姜炭温脾止泻。制香附、鸡血藤理血调经。

四、不孕症案

虚劳不孕案

表兄谢炳如,年将五旬,膝下尚虚,伯道无儿,时兴感钦。且其续弦之妇,又沾虚劳之恙,咳呛音喑,形瘦肉脱,潮热自汗,岁濒于危中。甲子之春,适余应绍兴敦源钱庄之出诊,邀往医治。余谓病势已笃,恐难挽救。姑念戚谊,勉与拟方。用沙参、山药、阿胶、兜铃、牛蒡、甜杏、川贝、荠苨、淮麦、秫米、功劳叶、合欢皮、玉蝴蝶、冬虫夏草。连服十余剂,咳呛大减,音声渐扬,潮热已退,自汗亦止。嗣余又应绍兴下大路陈府之出诊,再往诊治。仍以前方加减,重用补脾之药,为培土生金之计。再服十余剂,竟获痊愈。后因多年不育,委拟种子之方。余谓种子之法,当先审其体质,察其缘故。使其身无纤微之疾,然后再服种子之药,自然螽斯繁衍庆矣。遂为详细诊查,拟以妇科八珍汤去川芎、白术、党参,加沙参、丹参、阿胶、杜仲、川断、白薇、紫石英等,间日服一剂。后果身体康强,再服余制调经种子丹,遂举一子。以此虚劳重症,尚能病愈而得生子,诚属大幸,谅系表兄积德之所致欤。(《女科医学实验录》)

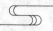

按语：

患者阴虚症状尤甚,阴液乃生殖之根本,故王慎轩重用养阴之品,如阿胶、川贝、功劳叶、冬虫夏草等。当咳呛、潮热、自汗之症去之,再重用补脾之药培土生金,当旧疾已去,方可投种子之方。患者体虚不孕多年,冲任俱虚,不能濡养胞宫,胞宫亏虚则不能摄精成胎,故有多年不孕之痼,遂用阿胶、紫石英等固其冲脉,杜仲、川断等补其任脉,故得子。

　　带多不孕案

振声中学教员翁之堃君夫人,常熟人也。结婚以来,仅育一女,从此带下绵绵,九年不孕。翁君年逾不惑,常兴伯道之叹,乃令其夫人来舍就诊。诊得脉象濡涩。濡为湿盛,涩属气滞。乃与香附、郁金、陈皮、沉香、苡仁、芡实、乌贼、茜草、菟丝、川断、寄生、威喜丸等。煎服三剂,再以前方加牡蛎、白芍、樗根等,改汤为丸,令其常服。次年经停二月,胸闷犯恶,又来就诊。诊得脉象滑数非常,断为有孕。但于法六十日当见尺脉小弱,今反滑盛太过。恐其胎脉不固,有堕胎之虞,切宜慎之。逾一月后,其女友因病来诊,云及彼不知谨慎,操劳过度,果致小产。良可惜也。(《女科医学实验录》)

按语：

王慎轩在《中医新论汇编》"带下新论"中写道:"治带下之法,当以祛邪为先,切勿早投补涩,宜仿内经通因通用之旨,故古人土瓜散、十枣汤、晞露丸、小胃丹等法,吾盖皆当随症采用焉,唯带下之为虚者,则当与男子遗精同治,不可误用前法矣。"本案带下属气滞湿盛证,方中用郁金行气解郁,陈皮理气燥湿,沉香理气行滞,芡实、乌贼收涩止带;薏苡仁利湿泄浊,使湿邪从小便而去,此为"通因通用"之法;菟丝子、川断、桑寄生补肾固精,三剂服后加用牡蛎收湿止带,樗根清热燥湿,收敛止带,白芍养血敛阴。用药循序渐进,故而得胎。

五、妊娠恶阻案

妊娠恶阻,病属平常,不足记也。此何以记,记血崩后之妊娠恶阻,最足以启后学之智慧也。中医金濂溪翁之女,嫁于上海陶姓。先患血崩,经治而愈,继即经居两月,自觉胸闷泛恶,纳谷减少,肠鸣腹痛,腑行不畅,时适归宁姑苏,先由其父诊治。病在血崩之后,是病是孕实难诊断,故再委余诊察。余初审病情,亦以血崩之后,荣血亏耗无疑,则月经停闭,或基于是。然细查其脉症俱实,略无亏损之状,断非虚证也。盖脉则弦滑,两关尤甚,有妊子之征,非若血虚之细小也。症则胸闷纳少泛恶，呈恶阻之象，非若阴分之亏弱也，断其必怀胎孕，非属疾病。因略与理气化痰之品，俾气机宣通，则诸恙自除。以旋覆、沉香、瓦楞等降气化痰，砂仁、藿梗、陈皮、枳壳、佛手等理气和中，归身、沙苑、桑椹、白芍等养血润肠。连诊二次，纳谷即增，胀闷得舒，泛恶亦止，肠鸣不作，恶阻遂瘳。是症或询以崩后大脱于血，肝脾亏损，自顾不暇，何以反能有孕乎？余曰胎儿之生成，先必妇人之卵巢洁净，阴精充实。假令气滞血凝者，必难妊娠，带下素多者，恒少生育。正如果实必生于佳木，苟有湿则腐，有虫则蠹，必无秀实繁衍也。该妇素体气滞血瘀，故血去甚多，瘀血尽行，胞室反得洁净而受孕矣，此所以崩后而有孕者也。(《女科医学实验录》)

按语：

《中医新论汇编》中提到："恶阻者，谓恶心阻其饮食也……一种起于怀孕四月以内，朝起必起呕吐，此因受胎之后，月经不行，血液壅于胎盘，以激子宫收缩，致反射于胃而起呕吐，故晨起为之先，宜先进饮食，或可减免其呕吐，因食后血多往胃，以助消化，则减少胎盘内所壅之血也……"又云"或以受胎之后，胞门闭塞，脏气内阻，挟胎气上逆，则为恶阻，治宜保生汤；或以妊娠体虚，血不养肝，肝气横逆，挟胎气上逆，则为恶阻，治宜顺肝益气汤；或曰妊娠而胃有痰饮，则病恶阻，治宜五味异功散；或曰妊娠而内有痰热，则病恶阻，治宜温胆汤……"本案用旋覆花、沉香、瓦楞等降气化痰，砂仁、藿梗、陈皮、枳壳、佛手等理气和中，痰消气顺则胎盘壅滞之血自然消除，再用归身、沙苑、桑椹、白芍等养血，使肝血得以藏，肝气得以降，故胎气无以上逆，恶阻自消。

六、胎漏将堕案

阊门西街杨政记扇庄之小主妇，素体虚弱，怀孕三月，腰酸漏红，腹痛坠胀，势将小产，委余诊治。诊得脉象濡细，细为冲任亏弱之证，濡数湿热留恋之象，故始则带下绵绵，迩来漏下频频，已延三日有余，颇有堕下之虞，况兼胸闷泛恶，形寒头胀，难以骤进大补。乃先与炒荆芥、归身炭、藕节、竹茹等引血归经，桑寄生、络石藤、杜仲、川断等补益冲任，以白薇、白芍和其营，砂仁、苏梗调其气，黄芩清热，白术化湿。次日来诊，腰酸漏红已减，胸闷泛恶亦轻，再与前方加减。服药之后，腰酸已愈，漏红亦止，惟胸闷泛恶，纳谷不香，再与陈皮、苏梗、砂仁等理气和中，黄芩、白术、白薇等清热化湿，竟获痊愈。当考古人治胎漏之方，有牛鼻丸、保胎丸、泰山磐石饮等方，一味蛮补，实难合法，每见愈补而胎漏愈盛，讵知胎之不安，实由于病，不治其病，妄补其虚，非特无益，反而害之，何莫非医家之过哉。(《女科医学实验录》)

104

按语:

《中医新论汇编》曰"唯其母之气血不得调和,或受六淫,或伤七情,寒热异常,虚实偏甚……皆足以为妊娠病也……所谓治病必求其本者,故必先明其病之在母或在子也。"本案重点要告诫医者孕妇胎漏不可妄补其虚,本案虚实夹杂,当清热理气化湿与补冲任调营归经同时兼顾,不可片面治疗。患者脉象"濡数",且漏下三日有余,首当清热祛湿,故用芩清热,白术化湿;当湿邪已祛,漏红即减。可见不能一味以补为先,以收为本,当审症求因。

（何晓燕　苏恒香）

第九章　钱 氏 女 科

【历史渊源】

钱伯煊(图 9-1),男,江苏苏州人氏,生于清光绪二十二年(1896 年),卒于 1986 年,高寿 90 岁。一生从医 60 余年,临床经验丰富,通晓内、外、妇、儿诸症,尤擅中医妇科,誉满天下,并言传身教钱氏子孙后裔,业医者必具博极之愿,割股之志,仁慈之心,方可为医,需常怀怜贫济困之心,全力赴救。

钱氏一族乃"吴越世家",钱伯煊祖上三代皆业中医,其嗣父钱益荪亦为吴中名医,以中医外科见长。正所谓英雄出少年,钱伯煊自幼受家族浓郁的医学氛围所熏陶,酷爱中医,秉承家训,3 岁

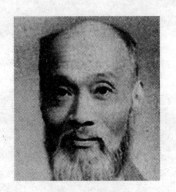

图 9-1　钱伯煊像

即识千字,5 岁已上私塾,6 岁寄读于清末状元洪钧家塾中,8 岁熟读四书五经,10 岁能通背《黄帝内经》,16 岁师从姑苏名医曹颖甫(清末御医曹沧洲之子),潜心揣摩,领会师意,如是寒窗十年,饱读经史,尽得师学;20 岁起随父侍诊,继承家学,22 岁便独立开诊(图 9-2),悬壶于苏州,名声大噪,造福一方。

钱伯煊医馆就在苏州市区的悬桥巷。1916 年,为了能让钱伯煊开业行医,钱父倾其一生积蓄,从一位姓陆的业主手中买下此宅,供钱老一展所学。虽然当年初开医馆时,

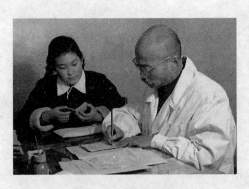

图 9-2　钱伯煊诊病

钱伯煊名不见经传,但因其接诊患者悉心周到,治病疗效显著,常能妙手回春,美名迅速遍传江南,被赞为妇科圣手,求诊者络绎不绝,门庭若市。今天悬桥巷 25 号的"钱宅"(图 9-3)就是当年钱老广施仁术的医馆。这里经历了百年风雨的洗礼,虽已不复往昔繁荣昌盛之景,但厅前门楼雕刻着清末状元陆润庠所题"世德流芳"四个苍劲有力的隶书字体(图 9-4),印证了吴越百姓对其崇高医德的感恩。"钱宅"已被苏州市政府列为苏州市文物保护单位。

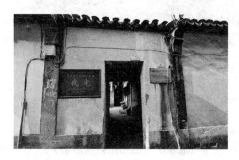
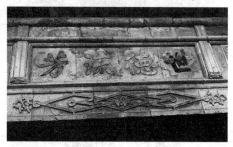
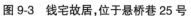

图 9-3　钱宅故居,位于悬桥巷 25 号　　图 9-4　清末状元陆润庠所题"世德流芳"号

钱伯煊为保护中医事业亦是殚精竭虑。1948 年新中国成立前,由于政局动荡,国民党强制施行了一系列扼杀中医的政策,蓄意取消中医,钱伯煊届时年已过五旬,却不顾个人安危,毅然联合黄一峰、葛云彬、李畴人、奚凤霖、祝怀冰等中医名人,共建"同舟社",与国民政府相抗争,为保护中华民族几千年医学文化精粹顽强斗争,奋战不止。新中国成立后,废除国民政府的谬政,解放对中医的禁锢,中医终于迎来了新的生机。1953 年,钱伯煊又转身投入到中华民族伟大复兴事业的滚滚洪流中,与葛云彬、李畴人等积极筹办苏州市中医院,复兴中医药。1955 年,钱伯煊时年 59 岁,奉调入京中国中医研究院,先于广安门医院妇科,后又转入西苑医院妇科工作。当时钱伯煊已是江浙一带人人都称赞不绝的名医,因其中医女科的深厚造诣,他被推为当代中医女科八大家之首。但其老骥伏枥,壮心未泯,志在千里,以渊博之学识与丰富的经验积极投身于医疗、科研、教学、著述等工作中,1982 年钱伯煊带教了第一批中医妇科硕士研究生,为中医传承事业殚心尽力,直至 90 高龄。

主要任职:苏州市平江区人民代表及人民委员会委员、中医研究院西苑医院妇科主任、中医研究院研究员、北京市政协委员、第三届全国人民代表大会代表、第五届全国政协委员、中国农工民主党中央常委等职。

主要著作:《妇科常用中药》《妇科常用方剂》《脉诊浅说》《女科证治》(图 9-5)《女科方萃》《钱伯煊妇科医案》(图 9-6)等。还发表"崩漏的辨证与治疗"(1984 年《中医杂志》)、"妇科治验三则"(1977 年《新医药学杂志》)、"治

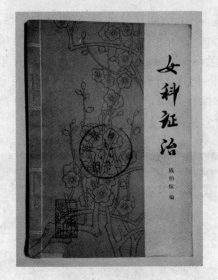

图 9-5 《女科证治》

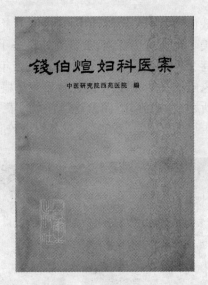

图 9-6 《钱伯煊妇科医案》

崩漏"（1959 年《中华妇产科杂志》）等学术论文 10 余篇。

主要科研成果有"妊娠中毒症的临床研究"。20 世纪 50 年代末，钱伯煊曾与北京协和医院、301 医院等协作，进行妊娠中毒症的临床研究。1959 年 3 月至 1960 年 2 月期间治疗妊娠中毒症 104 例，有效率达 79.89%，其中先兆子痫和子痫 13 例，除 1 例无效外，其余卓见成效。中医研究院西苑医院与中国科学院计算所合作挖掘钱伯煊治疗月经病的经验，将钱老治疗痛经的经验运用数据挖掘的方法，提炼其治病用药精粹，研究成果荣获中医研究院二级科研成果奖。

【学术思想】

钱伯煊辨治女科疾病，重视脏腑肝、脾、肾分治，以气血调控女性肾 - 天癸 - 冲任 - 胞宫生殖轴。概因"女子以肝为先天"、"肾为先天之本"、"经水出诸肾"，又肝病易传脾，故治疗女科疾病重视肝、脾、肾，是穷源返本之谋。结合具体女科疾病，又可归纳为：

一、月经病的调治重脏腑气血

治气之法，虚者责之脾肾，实者责之于肝。病在气者，当以治气为主，佐以理血；病在血者，当以治血为主，佐以理气。故其对月经病的调治之法可具体分为"六法十要"，包括温经法、清经法、调经法（理气、调血）、通经法、益经法（养血柔肝、滋肾补肾、健脾补益)、摄经法(补气摄血、补血益宫)。

二、妊娠病着眼顾护脾肾

以胎元的正常与否为治疗原则,胎元正常者,宜治病与安胎并举,如因母病而致胎不安者,重在治病,病去则胎自安;若因胎不安而致母病者,重在安胎,胎安则病自愈。钱伯煊藉此提出了"固胎五法",即益气以固摄胎元、养血以固护胎元、疏肝清气火以安胎、戒房帷伤肾以固胎、清伏火以益胎。

三、产后病意在攻补兼施

钱伯煊主张治疗产后癃闭需祛瘀与补益相得益彰,可分为气血两虚、肾阳虚、气滞血瘀、阴虚肝旺、湿热下注五个证型,其治皆可以琥珀沉香末为主方,加减治疗取得很好的效果。其论治子痫善用羚角琥珀散。

四、不孕症强调调经种子

调经是治疗不孕症的关键,月经量多或经行先期以气虚、血热者为多见,月经量少或经行后期以气滞、瘀积、寒凝者为多见,但三者往往互相影响,故兼见者较多,先后不定期以气血不足,冲任不调者较多。钱伯煊注重"种子六则",即补肾生精为种子之根本、养血柔肝为种子之源泉、温经散寒为种子之基础、疏肝理气为种子之保证、化痰祛湿为种子之关键、行气化瘀为种子之辅佐。

五、癥瘕积聚分清阶段与虚实

钱伯煊对癥瘕积聚的治疗分"三型三步",此病多由于气阴两虚,或阴虚血热,或气滞血瘀三种类型。治疗分为三个阶段进行,第一阶段控制月经,每次月经净后3周左右,控制月经为主,勿使其先期或量多;第二阶段行经期补养气血,行经期间如月经量多,下腹不痛,或隐隐微痛,宜补养气血;第三阶段经后消癥软坚,主要是缩小软化癥瘕。

女性以气血为本,因平素多思多郁,或遇房劳产育,经期产后,感寒涉水,既能耗气伤血,折损正气,又易产生滞气瘀浊,阻于胞宫、脉络,致使冲任失调,固摄失宜,进而发病。故女科疾病多为虚实夹杂的复杂之证。钱伯煊治疗女科疾病往往立法醇正和缓,用药平淡轻灵,遣方用药上以轻量灵巧见长,能达到扶正不助邪,祛邪不伤正的目的,推崇明代医家陈自明,选方择药,意宗《妇人大全良方》用药不宜过用辛温或滋腻之品,以免耗伤脾阴或困阻脾阳。

【临证特色】

一、辨证论治

（一）月经病的调治

月经病是以月经的周期、经期、经量、经色、经质等发生异常,或伴随月经周期,或于经断前后出现明显症状为特征的疾病,是女科临床的多发病。主要病因是寒热湿邪侵袭、内伤七情、房劳多产、饮食不节、劳倦过度和体质因素。其病机是脏腑功能失常,血气不和,冲任二脉损伤以及肾 - 天癸 - 冲任 - 胞宫轴失调。此外经期前后,血海由满而溢,因泻溢而骤虚,冲任气血变化急骤,经常可以导致疾病的发生。临证对于月经病的辨证,强调月经的期、量、色、质的异常及伴随月经周期或经断前后出现的症状,同时结合全身证候,运用四诊八纲进行综合分析。对于月经病,应本着治本调经的原则,消除导致月经病的病因和病机,通过治疗使月经病恢复正常,因而钱伯煊经常教导要遵循《黄帝内经》"谨守病机"、"谨察阴阳所在而调之,以平为期"的宗旨,重在脏腑气血。临证治气,属于虚证者责之脾肾,实证者责之肝。因女子以肝为先天,重视疏肝,通调气机,以开郁行气为主,佐以养肝柔肝,使肝气得疏,肝血得养,血海蓄溢有常,用药轻清,不宜过用辛香燥烈之品,以免劫津伤阴,耗损肝血。虚证者健脾益气或温肾健脾为主,肾气盛,脾气健运,生化有源,统摄有权,血海充盈,月经的期、量可正常。用药不宜过用辛温或滋腻之品,以免耗伤脾阴或困阻脾阳。而且,他认为调理气血当辨气病、血病。病在气者,当以治气为主,佐以理血;病在血者,当以治血为主,佐以理气。调理冲任,在于使冲任通盛,功能正常,自无经病之患。还当分清先病和后病的论治原则,如因经不调而后生他病者,当先调经,经调则他病自除;若因他病而致经不调者,当先治他病,病去则经自调。月经病亦有轻重缓急的情况,临证当本着"急则治其标,缓则治其本"的原则。如痛经剧烈,应以止痛为主;若经血暴下,当以止血为先。症状缓解后,则审证求因治其本,使经病得以彻底治疗。总之,月经病病变多种多样,病证虚实寒热错杂,临证治疗月经病应全面掌握其治疗原则、治法,顺应和掌握一些规律,灵活运用,才能获得调经最佳疗效。他经常运用的调经之法主要有温经、清经、调经、通经、益经、摄经六大方法。

1. 温经法　此方法适宜于寒邪客于冲任、胞络,影响血气运行,致瘀血形成或不通则痛,诱发月经后期、月经过少、闭经、痛经等病证,应以温经散寒法主之。方如温经汤(《金匮要略》或《妇人大全良方》)、艾附丸(《证治准绳》)、艾附暖宫丸(《寿世保元》)、吴茱萸汤(《证治准绳》)、桂香琥珀散(钱伯煊方)、香桂散(《医宗金鉴》)、桂枝桃仁汤(《妇人大全良方》)等,常选用肉桂、桂枝、吴茱萸、小茴香、乌药、补骨脂、细辛、艾叶诸药,其中均体现有温经散寒与化瘀止痛之品同用的治法。寒之所亦有内外、虚实之别,以阳虚而阴寒内盛者为多,故温经扶阳散寒法尤为常用。阳虚而寒者,又易导致脏腑生化功能下降,继发血气不足之证,即张介宾所云"阳气不足,则寒从中生,而生化失期"之意,故温经扶阳散寒法中又常佐以补气、养血之品。

2. 清经法 此方法适宜于血热导致的月经先期、月经量多、崩漏等妇产科疾病。清经方常以寒凉性药物为主,配以养血、滋阴、凉血、止血、燥湿、泻下等品,方如先期汤(《证治准绳》)、固经丸(《证治准绳》)、清心莲子饮(《女科证治约旨》)、三和汤(《沈氏尊生书》)、玉烛散(《医宗金鉴》)、犀角地黄汤(《外台秘要》)等。应用时注意分清病理上致热之因、病热之势。素体阳盛、外感热邪、过食辛辣、过服温热药物、肝郁化热等属实热范围,法当清热凉血,以先期汤、清经散、保阴煎诸方治之;阴虚血热者,主以养阴清热,如知柏地黄汤、玉女煎等。因女性"不足于血",清热不宜过用苦寒,尤其是热扰冲任,迫血妄行,所致异常出血病证,如经间期出血、崩漏、经行吐衄等,更应注意。若热灼营血,煎熬成瘀,又当酌配活血化瘀之品。

3. 调经法 "妇人之生,有余于气,不足于血",月经"以血为基本",气血相对不平衡的状态即可导致月经失调,形成了致病因素易于侵扰气血的病理特点。再者脏腑功能失调、经络失畅又常影响气血,故调经在治疗女科疾病的常用方法就是调理气血为大法。分为以下两部分:

(1) 理气:根据气血的关系,气对血来说,占有主动的地位,因而气机的紊乱必然要导致血的不宁,气血失调,月经紊乱。钱伯煊常用理气方是:逍遥散(《太平惠民和剂局方》)、异香四神散(《仙传济阴方》)、加味乌药散(《济阴纲目》)、备金散(《沈氏尊生书》)、八物汤(《医垒元戎》)、香附丸(钱伯煊验方)、平肝开郁止血汤(《傅青主女科》)、荆芩四物汤(《医宗金鉴》)等,具体药物有:

1) 理气行滞:若肝失条达,气机郁滞,宜用理气行滞之法,常用的理气药如橘核、荔枝核、乌药、木香、香附、枳壳、陈皮、厚朴之类。

2) 调气降逆:气逆者降之,因气逆而致月经病,多涉及肝、胃及冲脉,表现为肝气(阳)上亢、胃失和降、冲气上逆,"冲脉隶于阳明","降胃气以平冲气",主以和胃降逆之品治之。

3) 补气升提:气虚者宜补之。①气虚不足诸证,以脾、肾两脏为主;②中气不足甚而气虚下陷者,又当佐以升提之品。具体治法方药,参前补益肾气、健脾和胃法相关内容。

(2) 调血:月经以血为物质基础,《景岳全书·妇人规》云:"妇人所重在血,

血能构精,胎孕乃成。欲察其病,惟以经候见之;欲治其病,惟于阴分调之。"强调治疗月经病,需时时顾护阴血。常用:

1) 补血养血:药如当归、熟地、何首乌、枸杞子、阿胶、白芍、黄精、鸡血藤之类,方如四物汤(《太平惠民和剂局方》)、当归补血汤(《卫生宝鉴》)、调肝汤(《傅青主女科》)、黄芪当归汤(《济阴纲目》)、滋血汤(《太平惠民和剂局方》)等。

2) 清热凉血:常用药如玄参、生地、知母、黄柏、地骨皮、丹皮、白薇、青蒿等组方,如知柏地黄汤。"热为火之渐,火为热之极,火甚成毒",清热又当辨明热、火、毒之势,分别主以清热、泻火、解毒各法。若热灼营血,煎熬成瘀,又当酌配活血化瘀之品,如赤芍、桃仁、丹参、益母草、泽兰之属。

4. 通经法 通经方以破气、破血、散瘀、逐瘀药物为主体,常配养血、温经之品,主要具备活血止痛、逐瘀通经或祛瘀止血的功效,用于证属气滞血瘀的月经后期、过少、闭经、痛经及崩漏等月经失调病症。上述诸证的病理改变属于冲任瘀阻,子宫闭阻、胞脉胞络失畅。若冲任瘀阻,恶血不去,新血不得归经,治宜活血化瘀,常用桃仁、红花、当归、川芎、丹参、益母草、泽兰、蒲黄、五灵脂、三七,甚而三棱、莪术、水蛭等药,代表方如柏子仁丸(《妇人大全良方》)、泽兰汤(《证治准绳》和《妇人大全良方》各一方)、桃红四物汤(《医宗金鉴》)、过期饮(《证治准绳》)、桃仁散(《证治准绳》)、当归散(《证治准绳》)、牛膝散(《证治准绳》)、血府逐瘀汤(《医林改错》)、少腹逐瘀汤(《医林改错》)、延胡索汤(《济生方》)、琥珀散(《普济本事方》)、旋覆花汤(《金匮要略》)、红蓝花酒(《金匮要略》)等方。由于瘀血之生,与寒、热、气或外伤攸关,因而血瘀常以继发病因的方式出现,故活血化瘀之法,常据其原发病因而相应拟立,如因寒而凝应温经散寒、活血化瘀;因热灼浓黏不畅,则宜清热凉血、活血化瘀;气机不利血行迟滞者,理气行滞、活血化瘀;气虚又当补气化瘀。

应用活血化瘀药物时,还应综合瘀血病变程度与机体素质情况筛选。一般而言,活血化瘀药常据药物作用程度分为和血、活血、破血三类。和血类系指有养血活血作用的,如当归、赤芍、三七、鸡血藤;活血药类包括川芎、红花、蒲黄、五灵脂、益母草、泽兰、乳香、没药、王不留行、姜黄等具有活血、行血、通瘀作用之品;破血药指有破血消瘀攻坚作用的水蛭、虻虫、桃仁、血竭、三棱、莪术、䗪虫之类。体虚不足或长期服用活血、破血类药,需注意攻补兼施。若瘀阻冲任新血不得归经而导致月经过多、崩漏,宜佐用化瘀止血药以标本同治。

5. 益经法 益经方是以补气、养血、滋阴药物为主体,多配伍和血、调气之品,具有补益机体之虚,充盈冲任血海,益血调经之功,用于治疗冲任虚损,虚劳血枯的月经病。补益方法的运用经常是通过脏腑来实现的。他常用《太

平惠民和剂局方》的五补丸来治疗,通过补诸虚,安五脏之法达到补虚的目的,具体的做法是:

(1) 养血柔肝法:该方法经常用于营阴不足,肝血衰少,冲任失于濡养,治宜养血柔肝。常用药物如地黄、白芍、桑椹子、女贞子、枸杞子、玉竹、山茱萸、北沙参、制首乌、当归等药。代表方有一贯煎、杞菊地黄丸。肝体阴而用阳,若肝阴不足,肝阳上亢者,应于育阴之中,加入潜阳之品,如龟板、鳖甲、珍珠母、石决明、天麻、牡蛎之类,常用方如三甲复脉汤。阳化则风动,急当平肝息风,用羚角钩藤汤。

(2) 滋肾补肾法:钱伯煊认为五脏穷必及肾,在月经异常等疾病中凡是病久、疑难的病症,治疗当从肾考虑。大致补益之法分为:

1) 补益肾气:肾气不足会影响天癸的成熟、泌至和冲任的充盈、通畅,呈现功能不足或减退的状态。其虚或因禀赋不足,或因肾阳不能蒸腾肾阴化生肾气而起。补益肾气常用方如寿胎丸、肾气丸、归肾丸、加减苁蓉菟丝子丸、补肾固冲丸。同时,常于补益肾气方药中,加入健脾养血、益胃生津之品,如黄芪、人参、白术、炙甘草等,以后天养先天。

2) 温补肾阳:肾阳不足,命门火衰,阴寒内盛,治宜温肾暖宫,补益命门之火,所谓"益火之源,以消阴翳"。常用药如附子、肉桂、巴戟天、肉苁蓉、仙灵脾、仙茅、补骨脂、菟丝子、鹿角霜、益智仁、蛇床子等。代表方如右归丸、右归饮、温胞饮等。注意其性味辛热者不可过用,因"妇人之生,有余于气,不足于血",恐有燥烈伤阴之虑。又阴寒内盛,易凝滞冲任血气,故温肾常与活血之品,如当归、川芎、益母草、桃仁同用。

3) 滋肾益阴(滋肾填精):肾阴不足,治宜滋肾益阴。常用地黄、枸杞子、黄精、女贞子、旱莲草、制首乌、菟丝子、桑椹子等。方如六味地黄丸、左归丸。若先天禀赋不足肾精未实,或多产房劳耗损肾精而为肾精不足之证者,又当滋肾填精。治此之时,常在滋肾益阴基础上,继以血肉有情之品养之,可酌选加紫河车、阿胶、鹿角胶、龟板胶共奏填精益髓之功。肾阴不足,阴不敛阳,可呈现阴虚阳亢之候,需佐以镇摄潜阳之品,如龟板、龙骨、牡蛎、鳖甲、珍珠母、石决明之类。

(3) 健脾补益法:凡脾虚气弱者皆宜本法主之。脾虚气弱可表现脾失健运或脾失统摄的不同病机,脾失健运又可导致气血生化之源不足或水湿内生的不同病理结果。具体运用又可以分为以下诸法:

1) 健脾养血:脾虚运化失司,气血生化之源不足,常用人参、白术、茯苓、莲子肉、山药、黄芪等健脾益气,辅以熟地、当归、枸杞子、白芍、制首乌,共奏气血双补之功。常用方如八珍汤(《瑞竹堂经验方》)、圣愈汤(《医宗金鉴》)、人参养荣汤(《太平惠民和剂局方》)等。

2) 健脾除湿：脾虚气弱，精微不布，水湿内生，溢于肌肤或下注损伤任带，治当健脾益气与利水渗湿同施。常用药物：党参、茯苓、苍术、白术、陈皮、大腹皮、泽泻、薏苡仁、赤小豆、砂仁等。代表方如白术散（《全生指迷方》）、完带汤（《傅青主女科》）。

6. 摄经法　本方法系以补气、补肾、收涩、止血之品为主体，常配用清热凉血，或温经养血药物，具有益气统血、固阴止血、固摄滑脱等功效，用于治疗证属冲任失摄、气虚滑脱的崩中漏下。

（1）补气摄血：适用于脾虚气陷，统摄无权所致的月经过多、崩漏、经期延长等以阴道异常出血为主证诸疾。于此之时，首当健脾益气以治其本，配伍止血之品，如炮姜炭、艾叶、赤石脂、乌贼骨、茜草、血余炭、仙鹤草等以治其标。代表方如固本止崩汤（《傅青主女科》）、芎归胶艾汤（《金匮要略》）、黄土汤（《金匮要略》）、归脾汤（《严氏济生方》）、生脉散（《景岳全书》）等。

（2）补血益宫：产伤失血过多或哺乳过长耗血，血虚而胞失所养，或发育不良或闭经日久，以致子宫萎缩，发生闭经诸疾，法当补血养胞。药用枸杞子、覆盆子、当归、熟地、白芍、阿胶等，方如加味固阴煎（《女科证治约旨》）。

（3）益阴摄血：营阴不足，虚热内生，常用清热固经汤（《简明中医妇科学》）等方。

对崩漏的治疗以上六法均包括在其中。钱伯煊认为，对于崩漏的辨证，首当分清气虚与阳虚、血虚与阴虚、血热与郁热以及血瘀之不同，掌握崩漏各种证型的证候特点，区别应用。

如用温经散寒法治疗阳虚型崩漏，症见面浮，舌质淡；切诊见脉浮软，右部更甚；症状有畏寒肢冷，大便溏泻，腰背酸痛，月经淋漓，量时多时少，血色稀淡等，此属肾阳虚而脾阳亦虚，故当温补阳气，用右归饮，以温阳滋肾。

如用清经法，可用于实热证如血热崩漏，症状有月经量多如崩，烦热、鼻衄齿血，渴喜冷饮，大便燥结，小便短赤，舌苔深黄，质绛有刺，切诊脉象洪数；治当凉血清热，从实热证论治。又如郁热崩漏，主要指肝经郁热，郁热的原因，大多由于平素多愁善怒，肝气不舒，郁而化热，症状有月经量少淋漓，色深红而凝块，头痛胸闷，腹部胀痛，胀甚于痛，胁肋胀痛，心烦恶热，口苦而渴，舌苔黄，质红有刺，弦数或细涩等，所谓气有余便是火，火郁于内，扰动血海，血海失守，故血内溢。治疗首先辨别肝气与肝火，孰重孰轻，如偏于气盛者，治当重于调气以开郁，气调则火亦平；如偏于火盛者，治当重于泻火以解郁，火降则气亦调，方用丹栀逍遥散，以疏肝清热。这些属于实热证；若属于虚热证之崩漏，症状有月经暴下量多，血色深红，头晕耳鸣，内热咽干，手足心灼热，腰部酸痛，小便夜频，面赤，发无光泽，舌苔花剥，舌有红刺，脉虚细或细软数，治以滋补肾阴为主，使经血得充，方用左归饮，以滋补肾阴，或用六味地黄汤合三甲煎，以补益肝肾。如兼有虚阳上亢,再加生龙骨以潜亢阳;如兼肝阴虚,可加枸杞子、菊花,以补肝阴;如相火盛,可加黄柏、知母,以泻相火;如津液不足,可加麦冬、五味子,以益气生津。但养血之药,性偏滋腻,如脾胃不健,中运失常,用药必须顾及,使中焦运行不致阻碍,才能达到补而不滞之目的。

通经法的运用是在血瘀性崩漏。血瘀的原因不一,有因负重劳伤,气与血并而为瘀;或经行感受风寒,血流不畅;或经行饮冷而凝阻;或经多固涩太早,均能血滞而为瘀。症状有月经淋漓不爽,血色紫黑有块,血块下后则下腹痛减,下腹作胀隐痛,舌边质紫,或尖有瘀点,脉象沉实。治法轻者以化瘀为主,重者以逐瘀为主,方用四物汤合失笑散,以养血化瘀。如经行感受风寒,血流不畅而致瘀,治法当祛风散寒以行瘀,用桂枝汤合芎归汤,养血祛邪;如经行饮冷,血凝而成瘀,治法以温中而化瘀,用良附丸合芎归汤,养血行气温中;如经行早涩,血滞为瘀,治法以祛瘀生新,用备金散。这是对一般瘀积的治法,但还必须考虑到瘀积的轻重和体质强弱,然后分别对待治疗。

益经法则可用于各类虚性崩漏,如气虚崩漏,症状见月经量多如冲、经血稀薄,全身症状有气短、畏寒、自汗、四肢肿胀、纳减、便溏、面白微浮,舌质淡,苔薄白腻,边有齿痕,细软脉等症,治法以补气健脾,用四君子汤为主以补益中气;如胃纳呆钝,加橘皮、半夏,以和胃气;如大便溏薄,腹中胀气,加木香、砂仁,以行气和中;如腹胀较甚,加香附;如有呕吐,加藿香。用香附取其疏理气滞,用藿香取其祛秽和中;如气虚甚,可加黄芪,以大补元气;如崩漏不止,正气将脱,急用独参汤,以补气固脱;若中气虚而下陷,方用补中益气汤;如崩漏属血虚证时,症状见月经淋漓不断,血色淡红,头痛头晕,目眩目涩,面色苍白、头发干枯、舌质淡红有刺、脉细濡弦等症,治当养血滋肝。方用四物汤以养血。如虚甚,可用当归补血汤,以补气生血;如兼有虚寒用胶艾汤,以补血温经;如有热象,用芩连四物汤,以养血之中,佐以清热。

(二)妊娠病的调治

关于妊娠病,早在《金匮要略·妊娠病脉证并治》中有所论述。妊娠病的病因病机应结合致病因素和妊娠期母体内环境的特殊改变两者来认识。内因和外因相互结合,影响脏腑、气血、冲任、胞宫、胞脉、胞络或胎元,则容易导致妊娠病的发生。妊娠病的诊断,自始至终要注意胎元已殒与未殒的鉴别,注意胎儿的发育情况以及母体的健康状况。妊娠病的治疗原则:以胎元的正常与否为前提。胎元正常者,宜治病与安胎并举,如因母病而致胎不安者,重在治病,病去则胎自安;若因胎不安而致母病者,重在安胎,胎安则病自愈。保胎之法,以补肾健脾、调理气血为主,补肾为固胎之本,健脾为益血之源,理气以通调气机,理血以养血为主或佐以清热,使脾肾健旺,气血和调,本固血充,则胎可安。

1. 益气以固摄胎元,气以固胎摄胎　《女科经纶·引女科集略》说:"女之肾脉系于胎,是母之真气,子之所赖也,若肾气亏损,便不能固摄胎元"。妇女平素体弱,或新病初愈,气血未复,或屡次流产,胎元不固,往往发生堕胎或小产。他认为造成上述病证多由于先天之肾气与后天之脾气两虚,冲任损伤,遂致胎元不固。临床上多见患者面色苍白,畏寒头晕,气短神倦,腰腿酸痛,舌苔薄白质淡,脉象细软。治疗当以补益脾肾,强壮冲任,固胎元之法。方选:十圣散加减。处方:党参12g,黄芪12g,白术9g,甘草3g,干地黄12g、白芍9g,川断12g,砂仁3g,炒山药12g,苎麻根12g。若口渴便秘,原方去党参、黄芪、砂仁,加制黄精12g、太子参15g、北沙参12g、麦冬9g、知母9g;若恶心欲吐,原方去黄芪、地黄、甘草,加橘皮6g、炒竹茹9g、炒扁豆9g;若腹痛,原方去黄芪、地黄,加苏梗6g、木香6g。

2. 养血以固护胎元,血以养胎固胎　《格致余论·胎自堕论》中云:"血气虚损,不足荣养,其胎自堕。"妇女平素气血不足,怀孕之后,胎元缺乏母血营养,以致胎儿不长,或生长缓慢,则须用养胎之法,使胎儿逐渐长大,不致萎缩而堕。其病因大都是由于脾胃不健,无以生化气血,又因肾阴虚弱,以致冲脉不足,任脉失养,影响胎元生长。临床常见有面色萎黄,神倦纳少,腰酸腿痛,大便溏薄,舌苔薄腻,边有齿痕,脉象沉软微滑。治疗当以健脾补肾之法,方选用四君子汤合千金保孕丸,意在益气生血,濡养胎元。处方:党参12g,白芍10g,白术9g,茯苓12g,炒山药12g,橘皮6g,炙川断12g,熟地6g,砂仁3g,桑寄生15g。他指出由于母体阴血不足,故临床治疗当以补益脾肾,养阴固胎之法,使脾胃健则气血渐旺,肾阴足则任脉得滋,从而使胎元得以生长,不致萎缩而堕。

3. 疏肝清气火以安胎　妇女妊娠四五月后,往往由于暴怒伤肝,或房劳伤肾,或胎中伏火等原因,影响胎元,以致发生胎动不安,引起流产或早产,故用安胎之法时注意审因而治。如由于暴怒伤肝,阳气亢逆,扰动胎元,致胎动不宁,临床症见:面红易赤,头痛头晕,心烦易怒,胎动不安,舌苔黄而有刺,脉象弦滑。治法当以平肝、清热、安胎为主,方选芩连四物汤加减。处方:黄芩6g,黄连3g,生地12g,白芍9g,菊花6g,黑山栀9g,知母9g,苎麻根12g。钱伯煊指出怒气伤肝,气火偏胜,故以平肝泻火为主,养阴安胎为辅,使肝平火降,则胎可安宁。

4. 戒房帏伤肾以固胎　多由于肾阴受损,胎系于肾,肾伤故胎动频作。临床常见有面色苍黄,头晕耳鸣,腰酸腿软,胎动频作,舌苔中剥,脉象细软微滑,治法当以滋阴、补肾、安胎,方选千金保孕丸合安胎饮加味。处方:山药12g,杜仲9g,川断12g,莲肉12g,苎麻根12g,糯米9g,生熟地各9g,桑寄生15g。凡此证多系肾虚而成,故用补肾之法,因胎系于肾,肾强则胎有所养,而不致动荡

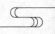

不安。

5. 清伏火以益胎　此类患者多系肠胃积热,影响胞胎,遂致动荡不安。其临床多表现为面色微红,烦热口渴,便秘溲赤,胎动剧烈,舌苔深黄,质红有刺,脉象滑数。治法当以养阴,清热、安胎,方选安胎凉膈饮加减。处方:知母9g,麦冬9g,芦根30g,黑山栀9g,黄芩6g,马齿苋12g,苎麻根12g。此证多系胎中伏火,故临床以清热安胎为主,佐以养阴,因其伏火易于伤阴,务使热清则胎自安矣。

(三) 产后病的调治

1. 产后癃闭　产后小便不通,在临床上是产后并发症,西医经常无策以对。中医学称之为产后癃闭。根据病情钱伯煊将产后癃闭分为气血两虚、肾阳虚、气滞血瘀、阴虚肝旺、湿热下注5个证型。皆可以琥珀沉香末(肉桂末、琥珀末、沉香末)为主方,加减治疗取得很好的效果。若属气血两虚型,临床见到卫阳不固,自汗恶风,小便不通,少腹胀急,小便频数或失禁,少气懒言,四肢乏力等,常以琥珀、沉香末中等量,每次2~3g,每日3次,同时配合应用八珍汤益气养血加减治疗。若属肾阳虚型,见到腰膝酸软,四肢不温,恶露不尽,小便不通,少腹胀痛冰凉,甚则遗尿或小便频数不畅,脉沉迟,舌淡润等症,则以本方大剂量每次3~5g,每日4次,配伍六味地黄汤加小茴香、怀牛膝等温补肾阳之剂治疗。若属气滞血瘀型,见到小腹坠胀,睡眠差,头昏脑胀,脘腹胀闷,小便不利,多次努责,方可排出,大便干结,脉弦,舌苔腻等,他多以琥珀沉香末的小剂量每次0.5~2g,每日2次,配伍加味逍遥散方取效。若属阴虚肝旺型,见到产前血压较高,产后情绪烦躁,失眠多梦,小便不利,大便不通,头汗较多,腹胀拒按,手脚微搐,脉细弦紧数,苔黄腻者,常以本方大剂量,每次服3~5g,每日4次,配伍养阴息风、平肝潜阳之镇肝熄风汤、羚角钩藤汤等治疗。若属湿热下注型,见到小腹胀痛,小便不通,频数涩少,尿痛尿急,大便干结,舌质红绛,舌苔黄腻,脉弦数,常以此方去掉肉桂之温热,仅以琥珀末、沉香末两味,装入胶囊,每日分2~3次服用,配合以养血清热,通利膀胱之导赤散、八正散加减治疗。

钱老用琥珀沉香末方治疗妇女产后癃闭,运用得心应手,疗效极佳。根据不同证型,调配方剂之剂量,或3味药之比例,或服法,均可应用。

2. 子痫　子肿、子晕,西医学谓之妊娠高血压疾病。中医认为,本病发生在子晕与子痫的阶段,主要机制是阴血不足、肝阳上亢或痰浊上扰。经曰:"诸风掉眩,皆属于肝"。有"无风不作眩""无虚不作眩""无痰不作眩"等理论。孕后精血下注养胎,阴分必亏,阴不潜阳,肝阳化火生风;或妊娠中期后,胎体渐大,影响气机升降,气郁犯脾,脾虚湿聚,化为痰浊,肝阳夹痰浊上扰清窍。阴虚肝旺、脾虚肝旺属子晕重证,尤应预防子痫的发生。若孕妇素体肝肾不足或脾胃虚弱,因孕重虚,肝失濡养,致肝阳上亢,或孕后七情内伤,忿怒伤肝,肝郁化火,火盛动风,或水不济火,心肝火盛,风助火威,风火相煽,或湿聚成痰,痰火交炽,蒙蔽清窍。妊娠晚期、临产时或产后,阴血聚下或阴血暴虚,阳失潜藏,五志化火,气血逆乱,筋脉失养,神不内守,而发筋脉痉挛、四肢抽搐、神志昏迷等症。如此多脏受累,因果相干,病情复杂,危及生命。

一般在先兆子痫期,即于妊娠八九月时期,孕妇头晕头痛,恶心,血压较高。主要由于母血供给胎儿,而肝藏血功能受到影响,肝阴血不足,肝阳上亢而导致内风暗动。故当平肝息风,清热宁心。钱伯煊常用自创羚角琥珀散 3g,每日分 2 次冲服,配合汤剂天麻钩藤汤治疗。若心火较旺,见到舌苔黄腻,脉弦滑,头晕目眩,口渴心烦,即用羚角琥珀散 3g,配合自创平肝散 6g,每日各 2 次冲服;若血压居高不下,也可将羚角琥珀散加量为每日 6g,分 4 次冲服;若失眠心烦较显著,又有鼻衄等血热征象,常用此方加羚羊角粉 1.2g 冲服,往往可取得控制先兆子痫的明显疗效。

若子痫发作,每当妊娠晚期,或分娩期间,孕妇突然剧烈头痛,眩晕恶心,或突发昏迷,两目上吊,四肢抽搐,牙关紧闭,少时苏醒,但移时又复作,若不急治,有关母子性命。钱伯煊认为此时多因肝血充胎,藏血不足,肝阴血伤,肝阳上亢,阳旺生火,风火交炽,侵犯心神,故使心神失聪。宜清心降火,平肝息风。以羚角琥珀散 12g,分 4 次一昼夜服下。若昏迷者,加羚羊角粉 3g、至宝丹、安宫牛黄丸等研末送下;如小便不利、水肿者,配合琥珀末 3g 冲服,继以羚角钩藤饮、天麻钩藤饮、镇肝熄风汤等汤剂调理,往往取得满意疗效。

若孕妇素有妊娠高血压、水肿等妊娠综合征,产前治疗不力,导致产程中,或婴儿娩出后,突然出现昏迷昏睡,四肢浮肿,筋脉抽搐,脉弦滑数,口唇干燥,情况较为紧急,他常以羚角琥珀散 3g,分两次用胃管鼻饲送下,并配合至宝丹、安宫牛黄丸等急速冲服。待患者苏醒后,可配合羚角钩藤汤及豁痰清心之汤药治疗。若见到因产时出血较多,常以本方配合滋阴养血清热之汤方取效。

目前,由于围生医学日趋完善,此类疾病已经大大减少,但他擅长运用羚角琥珀散治疗此类疾患,无论先兆子痫、产前子痫、产后子痫均能取得良好疗效,对预防此病症也值得今天我们学习和借鉴。

(四) 不孕症的调治

钱伯煊认为临床所见不孕症,除器质性病变以外,大都有月经不调史,经过治疗,月经周期调整后,不孕的妇女多有受孕的可能,因此,调理月经就成为治疗不孕症的关键。而月经不调大体上有先期、后期、先后不定期、量多、量少等几种情况。月经量多或经行先期以气虚、血热者为多见;月经量少或经行后期以气滞、瘀积、寒凝者为多见,但三者往往互相影响,故兼见者较多;先后不定期以气血不足,冲任不调者较多。由于以上各种因素都可以引起冲任失调,从而导致妇女生育功能障碍。钱伯煊治疗不孕症的方法归纳为六种:

1. 补肾生精为种子之本源 肾虚证其病因系肾脏精血虚少,胞宫失养,致使不能摄精受孕。临床症状多表现为头晕耳鸣,腰背酸痛,小便频数,月经不调,舌苔薄白,脉象沉细而弱。治疗当以强肾补精之法,多选毓麟珠加减。处方:熟地12g,当归9g,白芍9g,菟丝子9g,杜仲9g,覆盆子9g,苁蓉9g,鹿角霜9g,五味子6g,甘草6g。钱伯煊指出此证在于肾虚,故治疗以补肾生精为本,使精充则肾强,肾强则冲任得养,月经得以正常,则易于受孕。

2. 养血柔肝为种子之基础 血虚证其病因多由于肝藏血少,冲任失养,遂致胞宫虚弱,源头不足,何以能成胎孕。临床表现为面色苍黄,头晕目眩,心悸少寐,月经量少,舌质淡,脉象细软。治疗当以养血滋肝之法,方选《傅青主女科》养精种玉汤加味。处方:熟地12g,当归9g,山萸肉6g,阿胶12g,枸杞子12g,五味子6g。他指出此证在于血虚,故用滋养肝肾之法,使营血渐充,则肝有所养,冲任得滋,故自然受孕。

3. 温经散寒为种子之条件 寒凝证其病因多由于行经期间,当风受寒,风寒客于胞宫,以致胞宫寒冷,不能摄胎成孕。临床多见下腹寒冷,有时作痛,腰部觉冷,月经衍期,舌苔薄白,脉象沉紧。治疗当以温经散寒之法,方选艾附暖宫丸加减。处方:艾叶6g,制香附6g,当归9g,熟地12g,赤芍9g,川芎6g,肉桂3g,吴茱萸3g,细辛3g。钱伯煊指出此证在于宫寒不孕,故以祛寒调经为主,使积寒渐解,月经能调,则胞宫温暖,自可受孕。

4. 疏肝理气为种子之保证 气滞证其病因多由于肝郁气滞,失其疏泄之常,气血失调,冲任不能相资,因而难以摄精受孕。临床症状为少腹胀痛,有时气坠,胸痞胁痛,月经不调,舌苔淡黄,脉象弦涩。治疗当以疏肝调气之法,方选逍遥散加减。处方:柴胡6g,当归9g,赤芍9g,茯苓12g,薄荷3g,制香附9g,川楝子9g,延胡索9g,牛膝9g。钱伯煊指出此证在于肝郁气滞,故以疏肝调气为主,使下焦气化通畅,则月经得以自调,然后才能怀孕。

5. 化痰祛湿为种子之关键 痰湿证其病因在于妇女形体肥胖,痰湿素重,阻塞胞宫,以致未能受精怀孕。临床表现为平时痰多,神倦嗜卧,带下绵绵,月经量少,舌苔白腻,脉象沉滑。治疗当以化痰祛湿之法,方选《景岳全书》的启宫丸加减。处方:制半夏9g,制南星6g,苍术6g,制香附6g,橘皮6g,神曲9g。钱伯煊指出此证在于痰湿阻滞,故用化痰祛湿之法,使痰湿化则胞宫无阻,乃可摄精受孕。

6. 行气化瘀为种子之辅佐　瘀积证其病因在于瘀阻胞宫,下焦气化不得通畅,致使难以摄精受孕。临床表现为下腹作痛拒按,月经量少,色紫黑有块,舌尖有瘀点,脉象沉迟。治疗方法为行气化瘀,代表方剂为琥珀散加减。处方:三棱 6g,莪术 6g,当归 9g,赤芍 9g,丹皮 9g,台乌药 6g,延胡索 6g,香附 6g,牛膝 9g。钱老指出此证在于瘀阻,故用行气通瘀之法,使积瘀得化,气道得通,月经正常,然后才能受孕。

（五）癥瘕积聚的调治

子宫肌瘤是较常见的良性肿瘤,本病包括在"癥积"范围之中。钱伯煊认为此病多由于气阴两虚,或阴虚血热,或气滞血瘀 3 种类型比较常见。治疗方法首先根据患者身体的强弱,病程的长短,病情的轻重,月经的多少,通过辨证,然后立法用药。他将治疗阶段与辨证相结合,亦具良效。特别现在,子宫肌瘤的发病年轻化,很多女性婚而未孕即生子宫肌瘤,过度服用西药会影响卵巢功能,寻求保守治疗较为棘手,根据几十年临床经验总结出在治疗子宫肌瘤过程中,视其病情,分为三个阶段进行治疗:

1. 第一阶段主要控制月经　在每次月经净后 3 周左右,控制月经为主,勿使其先期或量多,治疗方法,当以健脾补肾为主。其基本方为:党参 12g,白术 9g,茯苓 12g,山药 12g,熟地 12g,白芍 9g,生牡蛎 15g,阿胶 12g。若阴虚有热,加旱莲草 12g、女贞子 12g;若偏于阳虚,加鹿角霜 12g、菟丝子 12g;若有赤白带下,加贯众 15g、椿根皮 15g;若腰痛剧烈,加狗脊 12g、桑寄生 15g;若有腹痛,偏于寒者,加艾叶 3g、姜炭 6g;而偏于热者,加川楝子 9g、广木香 6g。

2. 第二阶段补气养血　行经期间如月经量多,下腹不痛,或隐隐微痛,治疗方法当以补气养血为主,兼固冲任。基本方为:太子参 12g,黄芪 12g,熟地 12g,白芍 9g,艾炭 3g,阿胶 12g,玉竹 12g。如出血量多,血色深红,兼有头晕耳鸣,目眩心悸,烦热自汗等,其治疗方法当以育阴潜阳为主,佐以清热凉血。其基本方为:大生地 10g,北沙参 12g,天冬 6g,麦冬 9g,生龙骨 15g,生牡蛎 15g,莲肉 12g,地榆 12g,侧柏叶 12g。以上两种情况,都可以用三七末 3g 冲服,或三七根 3g 同煎。如有腹痛,可改用云南白药 2~4g 分两次冲服;若月经血量不多而淋漓不断,偏于热者,加槐花炭 9g、丹皮炭 9g。若偏于寒者,则加百草霜 9g、伏龙肝 15g;若身体较弱,并无偏寒偏热现象,改用血余炭 9g、陈棕炭 9g;若腹痛血色紫黑者,加蒲黄炭 6g、五灵脂 12g。

3. 第三阶段养阴软坚　在月经净后,主要是缩小软化子宫肌瘤,治疗方法当以养阴软坚为主。其基本方为:生牡蛎 15g,生鳖甲 15g,生龟板 15g,昆布 12g,海藻 12g,贯众 12g,土贝 15g,夏枯草 12g。若面浮肢肿,加党参 12g、茯苓 12g;若大便溏薄,原方去昆布、海藻,加白术 9g、山药 12g;若头晕目眩,加制首乌 12g、枸杞子 12g;若心慌心悸,加麦门冬 9g、五味子 6g;若心烦失眠,加枣仁 12g、莲肉 12g;若自汗盗汗,加生龙骨 15g、浮小麦 15g;若胸闷痰多,加旋覆花 6g、橘皮 6g;若胃纳欠佳,加扁豆 9g、炒谷芽 15g;若口渴思饮,加北沙参 12g、川石斛 12g;若消化不良,加木香 6g、炙鸡内金 9g;若下腹隐痛,加制香附 6g、苏梗 6g;若白带量多,加沙苑子 9g、芡实 12g;若腰痛腿酸,加炙川断 12g、桑寄生 15g;若四肢抽搐或麻木,加木瓜 9g;若血虚肠燥,加柏子仁 15g、瓜蒌仁 12g;若肠热便秘,加天花粉 12g、知母 9g;若小便频数,加覆盆子 9g、山药 12g;若小便热少,加泽泻 9g、车前子 12g。

除此之外须结合患者的体质,辨证论治。若是气阴两虚证,临床多表现为面浮肢肿,头晕目眩,心慌气短,烦热自汗,腰腿酸软,月经先期量多,或淋漓不断,舌苔中剥边刺,脉象细弱。治疗当以补气养阴软坚之法,方选生脉散加味。处方:党参 12g,麦冬 9g,五味子 6g,生地 15g,白芍 9g,生龙骨 15g,生牡蛎 15g,玉竹 12g,昆布 12g。钱伯煊指出,该证属虚,当以补气养阴为主,佐以软坚,旨在使子宫肌瘤软化缩小,则月经可以逐渐得以恢复正常。若是阴虚血热证,其病因多系阴虚阳盛,血分积热,以致血热妄行。临床多表现为火升面赤,头痛头晕,目花耳鸣,心烦失眠,月经量多色深,舌苔薄黄,质红有刺,脉见细弦之象。治疗养阴清热软坚之法,方选三甲复脉汤加味。处方:生牡蛎 30g,生鳖甲 15g,生龟板 15g,生地 15g,白芍 9g,丹皮 9g,麦冬 9g,贯众 12g,夏枯草 6g。此证系阴虚血热,故用养阴清热软坚之法,使阴血复,血热得清,则血不致妄行,肌瘤亦能逐渐软化缩小。若是气滞血瘀证,多系情志怫逆,肝郁气滞,血行不能流畅,积而为瘀,瘀血内阻,新血不能归经。临床表现为胸闷胁痛,下腹胀痛,月经量少,色紫有块,甚至淋漓不断,舌边质紫,脉象沉弦。治疗当以行气活血化瘀之法,方选旋覆花汤合失笑散加减。处方:旋覆花^(包)6g,青葱 2 寸,生蒲黄 6g,五灵脂^(包)12g,海螵蛸 15g,制香附 6g,益母草 15g。此证多由于气滞血瘀,故以行气化瘀软坚之法,使气得通畅,则瘀血可化,肌瘤自然软化而缩小。以上三证,如出血量多,都可加用三七根 3g,或三七末 3g 冲服,若兼有腹痛,可改用云南白药 3g,分 3 次调服。

二、单方治疗

钱伯煊在女科病治疗中,多喜用单味中药研为细粉,另行冲服,增加疗效。单味药研粉冲服,其因有四。

1. 芳香药物其气辛窜,直通经络孔窍,若入药久煮,则伤其通经通窍之性,故他在用某些芳香药物时常研末冲服。

2. 某些贵重药物如羚羊角、犀牛角(现用水牛角代)、上等鹿茸、鹿胎、真麝香等,如入汤剂煎煮,恐需量大而造成浪费,故用小量研粉另冲,则量小而力专。

3. 每味中药的有效成分都有一种特定的溶媒,如大戟、芫花、甘遂的有效成分易于被酸性物质分解,有的药物易被酒精溶解,有的是脂溶性、水溶性、酸溶性、碱溶性各不相同。他探索到女科的许多常用药直接冲服更易被胃肠吸收,这对中药的临床运用方法是提供了很多有益的借鉴。

4. 病情紧急,如果汤剂煎服,恐耗时延误病情。女科有不少紧急情况,如痛经剧烈、崩漏失血较多、子痫抽搐、小便癃闭等症,如耗时稍久,便会危情立至,故他于女科急症常用药研为粉末,常备不懈,临床常常有救急之妙用。

常用粉剂有:

(1) 紫河车粉:9~30g,头胎男婴健康胎盘焙干研末。用于先天不足,气精两虚,冲任失调导致的崩漏、闭经、不孕等症。

(2) 三七粉:9~18g,生三七研粉。用于瘀血阻络,肝气郁滞导致的月经不调,经行腹痛腹胀等症。

(3) 琥珀沉香末:肉桂末 0.9~1.8g,琥珀末 1.5~3.0g,沉香末 0.9~1.8g。具有温阳通经,助膀胱气化,利小便通淋治水之效果。用于治疗产后癃闭、妇人经行小便不利无热象者常有奇效。

(4) 伽南香末:0.6~1.8g,选用沉香木近根部含油量足,质地重的部分研粉。具有温阳通经,助膀胱气化,补下元不足,利水通经的作用。唯药性较沉香粉缓和平稳,又可固精止遗泄。

(5) 吴茱萸末:1.2~3g,以陈吴茱萸焙干研粉。具有温胃散寒,止痛理气,燥湿宽中之效。用于治疗肝气犯胃导致的胃脘胀痛,呕恶泛酸等疾。常与肉桂末 0.6g 配合冲服,治疗妇人产后、半产漏下后,脾胃不和的胃胀胃痛等症。

(6) 羚羊角粉:1.2g。具有镇惊安神,清热解毒,清心凉肝之功效。他常以其治疗子痫证。

(7) 珍珠粉:1.2~1.5g。具有镇惊安神,清火解毒,养阴软坚,生肌排毒之功效。常以之治疗妊娠综合征,妇女脏躁、失眠等症,具有显著效果。

(8) 细辛粉:1.5~3g。具有辛温散寒,止痛通络之效。常以之治疗气滞血瘀,寒凝血涩所导致的月经不调、经行腹痛症。常以肉桂末 3g,琥珀末 6g 配伍冲服。

(9) 琥珀粉:1.5~3g。具有活血祛瘀,通淋利尿,镇惊安神之功。用于妇女瘀血阻滞导致的月经不调,其性甘平不凉,钱伯煊常用之与肉桂末、沉香末配合使用。他体会琥珀利尿之力不及车前子、猪苓之类,却兼入血分,故治血淋比车前子等好用。琥珀活血祛瘀之力不及三棱、莪术等品,却又具有定神安心之功力,对于出血较多或闭经既久对妇女造成很大心理压力有很好疗效。琥珀镇惊安神之功不及灵磁石、代赭石等,却兼入血分,用于女科诸证比灵磁石等为优,且无重坠下滑之虞,对于妇人之疾可谓一举三善。

(10)沉香粉:0.9~1.8g。具有温脾暖肾,降气纳气之功。用于治疗肾虚咳喘,阳虚胃脘疼痛,皆有良效。常以之治疗冲任虚寒导致的月经不调,腹痛腹胀,小便不利等症。钱伯煊效方沉香琥珀粉即有此味。

总之,钱伯煊用药遣方平和见长,对药物过偏、耗散之品,用量严格掌握分寸,配方严谨,善于利用药物之间的相互作用,助其利而制其弊,选药精当。

血为女子之本,因为月经、妊娠、分娩、哺乳都以血为用,而易耗损阴血,故他认为,女性机体相对的往往是阴血不足,而气阳则偏于有余。《灵枢·五音五味》说:"妇人之生,有余于气,不足于血,以其数脱血也。"对于阴血不足的情况,用药不能过偏,不能applied用耗散之品,时刻顾护营阴,防止阴血丢失。当有气虚之时,他又益气培元,固守元气。妇女之病,虚实标本常兼而有之,不可偏废,导致病情贻误,不堪回首。所以临证用药遣方贵在潜心学习,不断实践,求得真知。

【验案举例】

一、不孕症案

楚某,35岁,已婚。

初诊:1979年1月13日。1968年结婚后,11年未孕,本次月经1978年12月23日,来潮始多,后少,色紫红,下腹隐痛,月经常先期而至,宫颈中度糜烂,白带较多,大便稀,四肢不温。舌苔中黄腻、微剥,脉细软。治以健脾益肾,兼化下焦湿热。处方:

党参15g	白茯苓12g	白术10g	生、炙甘草各6g
山药12g	菟丝子12g	五味子6g	乌贼骨10g
贯众12g	黄柏炭6g	橘皮6g	

12剂。

二诊:1979年1月31日。末次月经1979年1月18日,7天净,量先多后少,色褐,大便不成形,白带时多时少,纳正常,四肢不温。舌苔白腻,脉细软。治法补气血,调冲任。处方:

党参15g	白术10g	茯苓12g	炙甘草6g
熟地12g	当归10g	白芍10g	川芎3g
桂枝6g	橘皮9g	鸡血藤12g	菟丝子12g

12剂。

三诊:1979 年 2 月 16 日。末次月经 1979 年 2 月 15 日,量不多,色红,下腹气坠,腰酸,腿软,纳少,大便稀,少寐。舌苔微黄,脉左细弦,右细软。治法健脾强肾。处方:

党参 15g	白术 10g	干姜 6g	炙甘草 6g
巴戟天 6g	菟丝子 12g	木香 6g	白芍 10g
丹参 12g	川断 12g	牛膝 10g	桑寄生 15g

12 剂。

四诊:1979 年 3 月 4 日。本次月经 1979 年 2 月 15 日,量少,色正,6 天净,经前下腹痛,腰痛,纳少,大便稀,日 1 次。舌苔薄黄,脉左细微数,右细软。治法温补脾肾。处方:

党参 15g	白术 12g	姜炭 6g	炙甘草 6g
巴戟天 6g	菟丝子 12g	艾叶 3g	香附 6g
丹参 12g	肉桂 3g	狗脊 12g	川断 12g

12 剂。

五诊:1979 年 3 月 22 日。末次月经 1979 年 3 月 13 日,量中等,色紫红,6 天净,大便较前好,腰痛亦减轻,口不干。舌苔薄黄,脉沉细软。治法温补足三阴。处方:

党参 20g	白术 12g	干姜 6g	炙甘草 6g
山药 12g	菟丝子 12g	香附 6g	艾叶 3g
桂枝 6g	白芍 10g	狗脊 12g	大枣 6 枚

12 剂。

六诊:1979 年 4 月 9 日。末次月经 1979 年 4 月 7 日,量中等,色紫红,下腹气坠,大便偏稀,纳一般。舌苔薄白,脉左细,右细软。治法温补足三阴。处方:

党参 20g	白术 10g	姜炭 6g	炙甘草 6g
菟丝子 12g	巴戟天 6g	香附 6g	艾叶 3g
熟地 12g	白芍 10g	狗脊 12g	木香 6g

12 剂。

七诊:1979 年 5 月 5 日。末次月经 1979 年 5 月 4 日,量中等,色紫红,下腹稍觉气坠,大便偏稀,下腹遇凉即痛。舌苔薄白中剥,脉左细右软。治法补气养血,佐以温经。处方:

党参 20g	黄芪 12g	白术 10g	吴茱萸 3g
肉桂 3g	香附 6g	艾叶 3g	菟丝子 12g
巴戟天 6g	乌药 6g	细辛 3g	苏梗 6g

12 剂。

八诊:1979 年 5 月 21 日。末次月经 1979 年 5 月 4 日,6 天净,夜寐多梦,

纳较差,大便偏稀。舌苔薄白,脉细软。治法补气养血,佐以温经。处方:

党参 20g	白术 10g	炮姜 6g	炙甘草 6g
菟丝子 12g	山药 12g	橘皮 6g	木香 6g
苏梗 6g	肉桂 3g	艾叶 3g	鸡血藤 15g

12 剂。

按语:

患者结婚多年未孕,治疗不孕症多先从调经处着眼,初诊见证除经行先期外,还夹有湿热下注的证候,在健脾益肾调经的基础上,兼化下焦湿热,以针对宫颈糜烂、带下较多、苔黄腻等症。二诊,舌苔稍化,带下已敛,于是以八珍汤专注于调经。钱伯煊抓住患者开始四肢不温的特点,已认定脾肾阳虚为本病主要病机,故在三诊时,见经事已调,脾弱肾虚症状已显,即随机立法以温脾强肾为主。四五六诊,加减出入未离原法。七诊,患者腰酸已减,诸虚寒证均有改善,而其时正值经期,下腹仍畏寒,稍觉气坠,遇寒即痛,因而,姑立温经之法,以黄芪、白术、苏梗升阳,以吴茱萸、肉桂、细辛等温通。八诊时仍用温脾强肾,逾月而妊娠。

二、闭经案

张某,23 岁,未婚。

初诊:1971 年 6 月 29 日。闭经半年,末次月经于 1970 年 12 月份来潮,量少色褐,以前月经周期 30~60 天,8 天净,量中等,有痛经,经前腰酸,曾服己烯雌酚、当归浸膏片、白凤丸、艾附暖宫丸等均无效,现感腰痛,少腹寒痛,白带量多气味腥,舌苔淡黄腻,中裂尖刺,脉细软尺弱。脉症参合,此属先天肾虚,又因劳倦伤脾,不能运化水谷而生精微,于是营血不足,无以下注于冲脉,冲为血海,血海空虚,以致经闭,治法以补肝益肾,理气调经。处方:

茯苓 12g	山药 12g	当归 12g	川芎 6g
赤白芍^各9g	制香附 6g	牛膝 9g	焦三仙^各12g
川断 12g	桑寄生 12g		

8 剂。

二诊:1971 年 7 月 13 日。停经半年,服上方 8 剂,月经于 7 月 9 日来潮,今日未净,量多,色始黑后红,经前腹痛,舌苔淡黄,中裂尖刺,脉象细软,月经已行,仍从前法加减。处方:

茯苓 12g	木香 6g	山药 12g	川断 12g
桑寄生 12g	艾叶 3g	乌药 6g	当归 9g
制香附 6g	郁金 6g		

8剂。

三诊：1971年10月4日。8月份月经错后来潮,经期腹痛,9月份月经先期10天,于9月12日来潮,6天净,量少,9月28日月经又行,2天净,色褐,腰酸,口渴思饮,舌苔黄腻,边尖红,脉象细软,自服补肝益肾、理气调经之剂,月经能自动来潮,但最近2次,经行先期。此乃病久阴虚血热,以致血热妄行,治以养阴清热。处方:

生地黄 15g	白芍 9g	丹皮 9g	女贞子 12g
旱莲草 12g	白薇 9g	川断 12g	枸杞子 12g
藕节 12g	茅根 30g		

6剂。

四诊：1971年11月19日。服养阴清热之药6剂,月经周期已得正常,于1971年10月29日来潮,6天净,量中色红,有小血块,下腹冷痛,有时腹胀,腰酸,大便晨泻,舌苔白腻微黄、中裂尖刺,脉左软,右细弦。病情虽有所好转,但脾肾两虚,下焦寒凝,治以健脾补肾,佐以温经。处方:

白术 9g	茯苓 12g	木香 6g	赤白芍各9g
山药 12g	五味子 6g	川断 12g	桑寄生 12g
艾叶 6g	制首乌 12g		

8剂。

另:八珍益母丸20丸,每日早服1丸。艾附暖宫丸20丸,每晚服3丸。

按语:

钱伯煊治疗闭经主要以益心脾、补肝肾,调冲任之法。月经不来,乃"血病也",而心、脾、肝、肾与血关系密切。《素问·阴阳别论》:"二阳之病发心脾,有不得隐曲,女子不月"。二阳指阳明大肠及胃也。胃为仓廪之官,主纳水谷,此病多由心脾所发,忧思善虑,伤及心脾,心不生血,脾失健运,胃不受纳,故谓胃病发于心脾也。由于纳谷衰少,无以化生精微,灌注经脉,而血脉遂枯,月事不得以时下,因此可见心脾与经闭有很大的关系。但此病也有在于肝肾,因肝为藏血之脏,又主疏泄,若藏血不足,疏泄失常,遂致血虚气滞而致经闭。肾藏精,月经之源,全赖肾经以施化,若肾精乏,无以濡养肝脏,肝不藏血,无以下注于血海,血海空虚,遂致月经不至。因此肝肾与闭经,也有一定的影响。本案例由于脾肾两虚,营血不足,冲任失养,血海空虚,而致经闭,故先用补肝益肾、理气调经之法。后因转为月经先期,故用养阴清热为治,最后月经渐复正常,但因便稀腰痛,下腹寒痛,再用健脾补肾,佐以温经之法,治疗将及半年,得以痊愈。

三、崩漏案

丛某,25 岁,未婚。

初诊:1976 年 2 月 23 日。末次月经 1976 年 1 月 28 日来潮,5 天净,量色正常,净后 3 天,阴道淋漓出血,量少色褐,至今 17 天未止。诉是由于春节劳累失眠引起,余均正常。舌苔中剥尖刺,脉象细弦。病属劳伤心脾,冲任不固。治以补心脾,固冲任。处方:

党参 16g	白术 9g	茯苓 12g	玉竹 12g
阿胶珠 12g	生白芍 12g	麦冬 9g	夜交藤 12g
五倍子 3g	侧柏炭 12g		

6 剂。

二诊:1976 年 3 月 4 日。服药 3 剂后,阴道出血于 1976 年 2 月 26 日得止,后又出血 1 天,现无不适。舌苔薄腻、边尖刺,两边略有齿痕,脉象细弦。治以补心益肾。处方:

党参 15g	白术 9g	茯苓 12g	玉竹 12g
熟地黄 15g	生白芍 12g	阿胶珠 12g	生牡蛎 15g
麦冬 9g	侧柏叶 12g		

6 剂。

三诊:1976 年 4 月 5 日。阴道出血净后 1 周,月经于 1976 年 3 月 4 日又来潮,5 天净,量中等,色正常,下腹隐痛。月经净后 7 天,阴道又淋漓出血,9 天始净,现小便频数,余均正常。舌根黄腻、中剥边尖刺,脉象细弦。仍从前法。处方:

党参 12g	茯苓 12g	山药 12g	制香附 8g
黄芩 6g	生地黄 12g	白芍 8g	阿胶珠 12g
麦冬 9g	覆盆子 9g		

6 剂。

四诊:1976 年 4 月 15 日。此次月经延期 9 天,于 1976 年 4 月 13 日来潮,今日行经第 3 天,量中等,于 1976 年 4 月 5 日感受外邪,至今未愈。舌苔薄白、边尖刺,脉细微浮。治当先祛风热,兼顾冲任。处方:

桑叶 9g	薄荷 3g	荆芥 6g	生甘草 6g
桔梗 8g	杏仁 12g	丹皮 9g	橘皮 6g
益母草 12g			

6 剂。

按语:

此例属于漏症,证属劳伤心脾,心主血,脾统血,心脾受伤,失其主宰统控之权,以致月经淋漓不止,故治法以补益心脾为主,兼固冲任。继后症状,有下腹隐痛、小溲频数,此系血不养肝,脉不敛气,则下腹隐痛,肾虚则封藏不固,于是小溲频数,故治以补心脾,益肝肾。最后因夹外邪,又值经行,故治法先祛风热,兼顾冲任,此后未来复诊。于 1976 年 10 月去信访问,回信云:月经于 4 月 13 日来潮,5 天净,之后月经正常。由此可见,此病原因主要在于心脾,其次在于肝肾,若能使心强脾健,肝柔肾固,四经功能恢复,则病亦能向愈。

（谈 勇　陈 婕）

第十章 邵氏女科

【历史渊源】

    常熟邵氏中医创始于邵荣芝,传于邵幼泉,再传于邵景康(图 10-1),延至邵亨元先生,乃至后裔邵震为第五代世医。先辈每日诊务繁忙,门庭若市,门诊出诊,不管春夏秋冬,无论酷暑严寒、深夜清晨,只要患者有需求,均随时出诊。邵幼泉先生因高度近视,在大雪深夜出诊,误跌水潭而冻坏脚趾,随后因坏疽而截去了脚趾头,仍无怨无悔看病应诊。对贫穷百姓,不但不收分文,且赠药治病亦居常事。先辈因治愈了许多疑难杂症,有位患者特赠送"妙手回春"匾额一块,红底金字,长约 2 米,宽约半米许,悬挂堂前数十年。后此匾被作"破四旧"物品而毁灭无影,尚有"大方脉"匾额,亦同遭殃,所有古籍、先辈遗迹均付之一炬,所遗凤毛麟角,实在无奈。

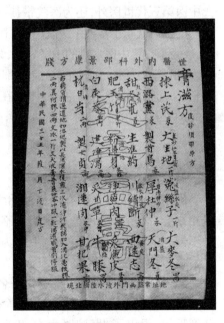

图 10-1　邵景康方笺

    邵亨元,1943 年 7 月出生,江苏常熟人。中国农工民主党党员,江苏省名中医,南京中医药大学兼职副教授,常熟市中医院副主任中医师,曾任苏州市中医学会副主任委员,江苏省常熟市中医学会内(妇、儿)科学组副组长。1962 年随常熟名医邵景康先生学医,早年执业内、妇科,为邵氏第 4 代世医。1979—1980 年师从江苏省名中医南通姚寓晨先生,进修中医妇科一年,嗣后专业于中医妇科,在学术上主张衷中参西、西为中用,融古于今,古为今用。对妇

129

女胎产经带疾病及妇科杂病颇有探究,成效非凡。邵亨元临床五十余年倾心于妇女经、带、胎、产诸疾的研究,尤其精于用中医中药治疗女子不孕不育、痛经、先兆流产、习惯性流产、崩漏(功能失调性子宫出血)、月经失调、流产后(人流、药流)的恶露不绝、产后诸疾、子宫腺肌症及白带异常等症。近十多年又致力于研究用中医中药治疗附件囊肿及子宫肌瘤,使许多患者避免手术之苦。邵亨元在各级杂志上发表论文二十余篇,同时从事临床带教四十余年,带教外省进修医师及南京中医药大学实习生近三百人。先后获 1989 年度、1990—1991 年度、1992—1993 年度南京中医药大学优秀带教老师称号,连续 11 年获江苏省常熟市卫生系统先进工作者称号。获 1997 年度常熟市三等功,受到常熟市政府奖励。作为常熟市农工民主党优秀党员,其事迹多次刊登在省级农工民主党刊物上。入编《中国当代医药名人》、《中国当代医药界名人录》、《世界优秀医学专家与人才业绩·中国卷(中国大陆名医大典)》。

邵亨元作为吴门医派常熟的代表人物之一,桃李满天下,除培养子女成为邵氏中医第五代世医外,还为医院带徒两人,分别是王悦、王又佳,现已全部师满结业。王悦现就职于常熟中医院中医妇科,王又佳自己创办了常熟集善堂中医门诊部,成为了常熟中医女科的中坚力量,为广大患者的健康事业作出了贡献。

"肝脾肾为本,五脏并重"是对邵亨元女科学术思想的高度概括,是在中医学整体观念的指导下确立的,体现在对女科疾病的辨证施治上。深入探讨邵亨元的女科学术思想,对于推动中医妇科学的发展具有一定的现实意义。

【学术思想】

邵亨元主张医者要有严谨的治学态度。他认为,医者应当注重理论和实践相结合,以精辟的理论基础指导临床实践,以临床实践来验证理论基础,精勤不倦,如此方可为大医。他主张为医者不应贪图名利,要虚心好学,以普救众生之苦为己任,用药以简便廉验为宗旨。在疾病治疗方面,邵亨元遥承内、难诸经,伤寒杂病论之说,融历代著名医学家如张机、张介宾、叶桂、傅山、王清任等学术精华于一炉,在内、妇、儿等科都颇有建树。在妇科方面,邵亨元尤有独到见解,提出了"肝脾肾为本,五脏并重,温补为主"的学术思想,以及注重调畅情志、身心同调,从而达到疾病向愈的目的。

一、"肝脾肾为本,五脏并重,温补为主"学术思想

女子属阴,一生有经、带、胎、产、乳的特殊性,因此,中医有"女子以血为本"之说。邵亨元认为,肾为气血之始,脾胃为气血生化之源,肝藏血而主疏泄。血"生于脾,藏于肝,泻于肾",心主血,肺朝百脉,总统血液的运行,故血的

生成和运行与五脏的关系都很密切。在女科病的治疗上,邵亨元主张应在整体观念、辨证论治的指导下,以"肝脾肾为本,五脏并重,温补为主"来进行辨证施治。

1. 肝与女科疾病的关系　肝主疏泄,有条达气机的作用。促进精血津液的运行输布、脾胃之气的升降、调畅情志等作用。《临证指南医案·调经》说:"女子以肝为先天,阴性凝结,易于拂郁,郁则气滞血亦滞"。若肝的疏泄功能失常,则在女子可以出现经行不畅、经迟、痛经甚则闭经等疾病。同时,肝主藏血,为经血的来源。肝贮藏充足的血液,是女子月经来潮的重要保障。若肝血不足,亦可出现月经量少,甚则闭经的病变。邵亨元认为,肝在女子为先天,为冲任之所系,肝郁则诸脏皆郁,在闭经的治疗上,强调从肝论治,不离于血,不离于肝。同时,当代多数妇科名家也认为,女子以肝为先天,妇科疾病的治疗,以肝脾肾为要,尤其要重视肝的调理。

2. 脾与女科疾病的关系　脾主运化,有运化水谷和水液之功。脾胃水谷精微是化生血液的主要物质基础,若脾主运化水谷精微功能失职,就会出现月经量少、产后缺乳等血虚症状;同时,脾有运化水液之功,若脾运失健,则可出现带下绵绵不绝等疾患。另外,脾主统血,有防治血液溢出脉外之功。脾司固摄,能维持人体内脏位置的相对稳定。若脾气虚,统摄乏力,就会出现月经量多、崩漏、堕胎、小产或子宫脱垂等疾病。

3. 肾与女科疾病的关系　邵亨元遥承《黄帝内经》之说,认为肾主生殖,对女子的经、孕有重要的调节作用。月经的按时来潮与否与肾气盛衰有着密切的关系。月经正常是胎孕的前提条件,古有"种子必先调经"之说。若肾气不足则出现月经量少或过期不潮,甚则出现闭经、不孕等疾病。另外,肾主藏精,受五脏六腑之精而藏之。肾气封藏,则肾精盈满,人体生殖功能旺盛;若是肾失封藏,则会出现带下、胎漏、滑胎等病变。

4. 心与女科疾病的关系　心主血,有推动和调控血液在脉道内运行,流注全身,发挥营养和滋润的作用。心阴、心阳的协调,对维持脉道通利有重要作用。若心主血的功能失调,可以引起痛经、崩漏等瘀血性病变。邵亨元认为,心为神之所居,主一身之血脉,是主持全身血液循环和精神意识思维活动的中心。心的生理功能影响到各个脏器的活动。妇女以血为本,长期处于"有余于气,不足于血"的状态,当心有病变时,往往导致经、胎、产、乳等的异常。在女科疾病的辨证、诊断、治疗时,应重视心神是否舒爽,心血是否充盈等,然后根据不同临床表现,或以调为主,或以养为宗,总以辨证施治为原则。

5. 肺与女科疾病的关系　肺者,气之本。肺吸入的自然界清气是宗气的重要组成部分。宗气有贯心脉而行气血之功。若肺气虚弱或壅塞,不能正常助心行血,导致心血运行不畅,可以出现经行不畅、痛经等瘀血性的疾患。肺有宣发肃降之功。肺气宣发,才能输送气血津液于全身,以营养各个脏器;肺气肃降,才能通调水道,下输膀胱,保持人体水液的输布排泄。若肺气虚,宣发肃降功能失常,不能朝通百脉,则心主血脉不畅,常有胸胁苦满,甚则闷痛、刺痛;肝失疏泄,不能储藏调节血量,可出现有月经不调,崩漏或闭经之变;若子病及母,使脾失健运,湿浊下注,带下绵绵,脾不统血,又可引起月经前后不定,量多少不一,甚则经闭不行的病变;气之根在肾,肺气虚弱,则可导致肾气封藏无能,可有月经过多、崩漏,在孕妇则多有堕胎、小产之变。

邵亨元不但重视五脏的作用,在调治方面尤其强调温补阳气,其认为现代人缺乏运动,常年不晒太阳,阳气亏虚,寒邪客于冲任、胞络,易引起经脉出现拘挛、蜷缩等病理改变,影响血气运行,致瘀血形成或不通则痛,诱发宫寒不孕、月经后期、月经过少、闭经、痛经、妊娠腹痛、产后腹痛、恶露不下等病症,故在治疗方面,应以温经散寒、温肾助阳为主。

二、调畅情志,调气和血,兼顾心肝脾三脏

情志是人对外界及机体内环境变化产生的不同情绪情感反映。中医心理学理论体系,正是由以七情为基本要素的情志心理结构和人格结构所构筑的。自宋代的陈言将具体的七情内伤视为致病的"三因"以来,中医学多用七情表达情志之意。而关于情志致病与情志治病,前人早有精辟论述,其内容丰富,所体现的是社会心理因素与脏腑功能活动以及形体变化之间关系,所强调的是心身统一的整体观。邵亨元授法于古人,他认为人生难免遭遇违乐之事而生喜、怒、悲、思、忧、恐、惊之七情,七情乃人之常情,一般来说不会致病,但若素体本虚,或所生七情太过或不及,超出自我调节范围,便形成七情内伤,导致人体气血、脏腑、经络功能的失常,继而发病,或使原有疾病加重甚或恶化。而妇女以血为本,经、孕、产、乳的特殊生理活动均以血为用,多使阴血数伤,阳常有余,《女科百问》云:"血气者,人之神,血既不足,神亦不定。"妇女"血常不足,气常有余"的特殊体质使得妇女对情志病因更有易感性,故邵亨元认为七情内伤是导致女科病变重要的病因病机之一。

古人有云妇人为病"以七情之伤为最甚",《金匮要略·妇人杂病脉证并治》亦有"妇人之病,因虚,积冷,结气"之说,把由七情内伤导致结气列为妇人三大病因之一。邵亨元临床本着"是以善医者,先医其心而后医其身"之宗旨,重视情志对疾病作用,在诊疗过程中重视情志对疾病的影响,重视治疗,更强调预防。对未病的妇人,提倡养性怡情,保持心情舒畅,神志安宁,增强心理调摄能力,尽量避免不良情志刺激,禀赋不足,衰弱多病者,更应进行自我节制;对已病妇人,长期的担忧和抑郁可引起一系列生理变化,使病情加重,故采用方药施治与安神调治相结合,使之保持积极乐观心态,消除不良情绪对疾病的

影响,达到身心同治,促使疾病向愈。

邵亨元临床观察认为,致病之七情,对妇女而言,以抑郁、忧思、愤怒等不良情绪居多,正如《傅青主女科》分列有"郁结血崩""大怒小产""气逆难产""郁结乳汁不通"等证治,为妇科论述中记录情志病最全者,可见七情致妇科病证多端。究此复杂病机,邵亨元多从气血方面论治,七情所致女科疾病的复杂病机以"气机紊乱"为关键,尤以气郁为常见。从脏腑分析,七情与五脏相关,由五脏精气所化,情志失调所引起妇人疾患多涉及心、肝、脾三脏。心主血,血为神志活动之基础,"百想经心",心又为五脏六腑之大主,若血气调和,则心安神宁,若情志太过,首伤心神,后及他脏。"胞脉者,属心而络于胞中",如忧愁思虑,心气不得通下,胞脉闭阻,可出现闭经、月经不调、不孕等。肝调畅全身气机,肝之疏泄功能正常,则气血运行调和,情志畅达,自可调节各种外界刺激,不会使人致病;反之,妇人若素性忧郁,或七情过极,则肝失疏泄,导致冲任损伤,发生女科诸疾。脾所化生水谷精微,为气血生化之源,亦为心神之基础,《灵枢·平人绝谷》云:"故神者,水谷之精气也。"妇女素喜忧思,思虑伤脾,经血无源则为月经量少,月经后期甚或闭经;且脾居中州,为气机升降之枢纽,情志变动,脾气不得正常升降,可致气滞或气结,若湿聚于下,损伤胞脉,可见带下绵绵、经行浮肿等疾。

三、身心并治,解疑开导,综合调理。

在临证诊疗过程中,邵亨元认为患病女子,尤久病体虚者,忧思苦闷,多愁善感,不易排解,故他不惟重药疗,尤重疗人之心。邵亨元善于与患者沟通,他认为医者当了解患者之所思所虑,与患者交流之时,要耐心倾听,注意观察其内心感受及心理反应,注意分析原因并给予积极疏导,树立尽早治愈的信心,从而达到药力所不及之效,还可用中医传统之以情胜情、劝说开导法、移情易性法、静养等法,以消除患者的消极情绪。邵亨元特别针对青春期少女,孕妇及更年期妇人提出不同的情志调摄方法。他指出青春期少女月经初行,应正确了解月经来潮是一种正常的生理现象,懂得月经期的卫生知识,避免害羞和恐惧心理,以保持脏气平和,使经行舒宜;孕期女性不但要保持情绪稳定,心情舒畅,并认识到外界各种良性或恶性的刺激都可影响到胎儿,故要端心正坐,身行正事,并强调要重视胎教;更年期妇人由于肾气衰退,冲任亏虚,加之面临各种工作和家庭压力,不免会出现以自主神经功能紊乱为主的绝经前后诸证,很容易产生焦虑、烦躁、抑郁、悲观等不良情绪,尤要注意善言开导,鼓励其劳逸结合,调节身心,摒弃杂念,培养乐观、开朗的性格,积极参加集体活动,保持和谐的人际关系。

综上所述,现代社会的激烈竞争,生活压力大,使情志病发病率不断上升。

而情志与妇女的生理病理息息相关,故邵亨元认为从情志方面论治女科病应防重于治,用药时,当把调气和血放在首位,重视五脏,尤重心、肝,用药贵在平和调养,少用攻伐,久病注意兼夹痰、瘀为患。并将用药与对患者的情志疏导相结合,取得了较好的疗效。

【临证特色】

一、女科治病崇尚肝脾肾

邵亨元认为五脏与女科病的关系密切,妇女疾病多为气血亏虚、脏腑功能失调,属内伤范畴,而肝、脾、肾三脏在血的生成与运行中关系最为密切,因此邵亨元在治疗经、带、胎、产诸疾时尤为重视此三脏的作用。《素问·上古天真论》曰:"女子七岁,肾气盛,齿更发长。二七而天癸至,任脉通,太冲脉盛,月事以时下",故有肾藏精,主生殖,月经的产生以肾为主导,肾气盛,天癸至,则月事以时下;肾气衰,天癸竭,则月经断绝。冲为血海,广聚脏腑之血,使子宫满盈;任脉为阴脉之海,使所司之精血津液充沛,而冲任的通盛又以肾气盛为前提,冲任之本在肾。血是月经的物质基础,血液主要是由营气和津液所组成。而营气与津液都来源于水谷精微,水谷精微的生成依赖脾胃的功能,因此脾为气血生化之源。生成血液的物质基础除了水谷精微外,还离不开肾中所藏的"先天之精",肾精疏泄于肝,精又能生髓,精髓可以化血,如《景岳全书·血证》说:"血即精之属也,但精藏于肾,所蕴不多,而血富于冲,所至皆是。"肾之阳气的温煦与推动作用,对血液生产和运行也是很重要的因素,如《读医随笔·气血精神论》说:"夫血者,水谷之精微,得命门真火蒸化……"肝藏血在血生成过程中也占有重要地位,食物经脾胃的腐熟消化吸收后,其精微物质进入肝脏而化气血。《素问·经脉别论》指出:"食气入胃,散精于肝,淫气于筋",肝主疏泄,能生化气血,如《素问·六节藏象论》:"肝者,罢极之本……以生血气。"

(一)滋肾补肾,补益肾气

邵亨元认为,肾气不足会影响天癸的成熟、泌至和冲任的充盈、通畅,呈现功能不足或减退的状态。如月经过少多因先天禀赋不足或房劳久病,损伤肾气,或屡次堕胎,伤精耗气,肾气不足,精血不充,冲任亏虚,血海满溢不多,遂致月经量少;亦或饮食劳倦,思虑过度,损伤脾气,脾虚化源不足,冲任气血亏虚,血海满溢不多,以致经行量少。邵亨元认为该病病机以脾肾亏虚为本,临床治疗当以滋补肾气,固肾培元为大法。血虚为主者大多经量渐少,伴乏力,纳差、便溏;肾虚为主者大多经量素少,伴腰膝酸软;肝郁为主者多经前胸胁、乳房、少腹胀痛,忧思多虑。临床上患者病情复杂,多证兼俱,故用药时在健脾

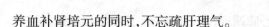

养血补肾培元的同时,不忘疏肝理气。

(二)辨证明确,灵活运用

邵亨元在临床上注重辨证论治,根据"补肾乃调经之本","血是月经的物质基础","妇人之生,有余于气,不足于血","气是血脉运行的动力"着重调补肝、脾、肾,确立了疏肝理气,活血调经;补脾益气,养血调经;补肾益精,活血调经等治则,其中活血调经这一治法可贯穿始终,临证时还需根据月经色、质、有无腹痛,结合全身症状及舌脉,以辨明病变脏腑的虚实程度,从而调整药味和药量,具体从以下三方面进行论述。

1. **肾虚血亏** 月经量少,凡属虚证者,均与肾有直接关系,滋肾、益肾气为调经的主要治则。但需辨清其是阴虚或是阳虚,阴虚者宜甘润壮水以滋养,阳虚宜甘温益气以温养。阴阳互根互用,故要注意阴中求阳,阳中求阴,使肾中阴阳平秘,经水顺调。肾阴不足者,常用左归丸或归芍地黄汤加二至丸、鸡血藤、益母草治之;肾阳不足,阴寒内盛者,常用右归丸加巴戟天、益智仁、牛膝等,寒甚者宜用附子汤加味;肾阴阳两虚者,选用四二五方(仙灵脾、仙茅、枸杞、菟丝子、覆盆子、五味子、车前子、当归、熟地、白芍、川芎)加减。对于子宫发育不良者,选用紫河车等质重味厚的血肉有情之品来培补体内精血,充养肾中形质,补之以其类。

2. **肾虚肝郁** 肾气为本,但肝为女子先天,肝气郁结,气机不畅,气血失调,必会导致月经量少,而治肝之法,有治体治用之别。肝气郁滞,以疏肝为主,以治肝用,常用逍遥散或柴胡疏肝散加减治之,并酌情加合欢花、佛手等疏肝理气之品。如月经量少色红,点滴淋漓者,为肝阴血不足,或郁火伤阴,则重在柔肝养肝,以治肝体,常用一贯煎加减。在选用治肝之药时,要考虑肝阴易亏、肝阳易亢的特点,疏肝宜选用辛甘香淡之品,如柴胡、合欢花、佛手等,养肝常用首乌、沙参、麦冬、熟地、黄精等甘润之品,使柔肝而不呆滞。

3. **脾虚血亏** 脾胃为气血生化之源,主统血,月经量少,需注意健脾和胃,治以益气健脾,养血调经为主。对于素体脾虚,体倦纳差者,常用异功散加当归、芍药、黄芪治之;如形体肥胖,痰湿阻滞者,多用苍附导痰汤加当归、芍药、石菖蒲等豁痰除湿、通经行血,并酌情加木香、砂仁等运脾行气,脾运升清,则经行如常。

(三)调和气血、调畅情志,疏肝理气为要

临证上,邵亨元强调肝在人体气机、脏腑功能协调方面的作用,认为无论何种情志,多引起妇人多郁,每致肝失调达,故有"诸郁本于肝,治郁先治肝"之说,多用柴胡、香附、郁金、川芎、白芍、乌药、玫瑰花等药,常选逍遥散、柴胡疏肝散以疏肝解郁、调畅气机。"妇人者,众阴之所集,而以血为之主。"故临床上邵亨元不忘投补心养血、安神定志之品。劳神思虑,阴血耗伤,心神失养常涉及肝、脾两脏，多为心肝血虚或心脾两虚，故予归脾汤、四物汤之类或气血双补或养血柔肝；如阴不制火，虚热上扰神明之心肾不交，当滋阴养血，宜随机加入养阴清热药以标本同治，方可用归芍地黄丸加减。如兼脾胃受损，脾气虚衰，化源不足，当予白术、黄芪、茯苓、莲肉、山药健脾益气；气化不行，水湿内生，则用党参、茯苓、苍术、白术、陈皮、薏苡仁，常用方如参苓白术散、完带汤。邵亨元深得中医辨证论治之妙，权衡主次轻重缓急，加减有度，其效显著。对于体质柔弱，情绪易于波动的女性患者，邵亨元选方用药以平和为佳。女子体质本不耐攻伐，药物有寒热偏性，若寒热温凉过于偏颇，攻补太过，久之可致脏腑气机紊乱，阴阳失调，不但使心神受损，也使人易产生新的情志伤害，如多思、善惊，易恐，易怒等，易因为果，使得妇科临床证候复杂化。故邵亨元指出女子"不足于血"，则清热不可过用苦寒；疏肝解郁之品勿过耗散；温燥不可伤阴；补虚不腻不滞邪；化瘀不伤血本等。如"气有余便是火"，过用辛温刚燥之品，则易化火伤阴，热蓄上焦，神明被扰，常见头晕头痛，心烦热，失眠多梦，人易亢奋激动，烦躁易怒。邵亨元指出，女子素体血常不足，而一般行气药多辛香温燥，用量不宜过重，以免耗伤阴血；为避其弊，或于行气药中，稍佐枸杞子、沙参、麦冬、女贞子、旱莲草、地黄类滋阴养血之品。而玫瑰花等花类药药性平和，以疏以升为主，温而不燥，疏不伤阴，为治疗血脉不通、气机瘀滞之各种月经不调、赤白带下、更年期综合征，尤其是治疗伴有自主神经功能紊乱的各种女科病变的首选药，邵亨元临床上常选用。对于情志久郁的患者，邵亨元重视痰瘀，妇人情志为患"以慈恋憎爱嫉妒忧思，染着坚牢，情不自制，所以为病根深，疗之难差"。七情损伤者，病因难去，病机复杂，一旦形成，很难短时间消失。邵亨元指出妇女情志久郁，易使气机紊乱，"气为血之帅，气行则血行，气滞则血凝"，气机不常，气血周流不畅，血停为瘀，津凝为痰，必致络脉瘀阻或湿聚痰生。痰瘀既能阻滞气机，影响阳气之升发，使五脏功能不和，经络阻滞不畅，复能阻滞胞脉而损害胞宫，加重或继发女科诸疾。如《类证治裁》所言："七情内起之郁，始而伤气，继必及血，终乃成劳，主治宜苦辛凉润宣通。"据此，临床上邵亨元凡兼见痰瘀者，活血通络、祛湿化痰贯穿治疗始终，以复脏腑之气机，恰调其气血。邵亨元根据不同的病因灵活采用不同的治则，或温化、或凉散、或益气、或燥湿、或滋补等，以祛有形之实邪，又不忘时时顾护正气。病愈则予以异功散，当归芍药散等调养善后。

（四）调补后天之本

邵亨元认为，脾所化生水谷精微，为气血生化之源，亦为心神之基础，《灵枢·平人绝谷》云："故神者，水谷之精气也。"妇女素喜忧思，思虑伤脾，经血无源则为月经量少，月经后期甚或闭经。且脾居中州，为气机升降之枢纽，情志变动，脾气不得正常升降，可致气滞或气结，若湿聚于下，损伤胞脉，可致带下绵绵、经行浮肿等疾。和脾胃可充气血生化之源,胃为水谷之海,冲脉隶于阳明。脾胃健运,则气血生化源源不息,使脏腑和四肢百骸获得足够的营养,以促疾病的痊愈。故邵亨元认为,补脾和胃是治疗女科病的关键。例如,现发病率日益增多的月经量少,邵亨元认为须温肾健脾,必须重视脾肾在经血生化中的作用。脾肾有先后天关系,肾精充养,赖乎脾之健运,而脾阳运化,不离肾阳温煦,只有脾肾功能正常,才能使经源充盛,月事循常。

二、单方(经验方)治疗:

(一) 邵氏暖宫种子汤

方药组成:鹿角霜 10g,仙灵脾 10g,紫石英(先煎)15g,大熟地 20g,枸杞子 15g,菟丝子 20g,炙黄芪 10g,全当归 10g,路路通 10g,九节菖蒲 6g,鸡血藤 20g,石楠 10g。

功能:温肾荣宫,通络助孕。

主治:不孕症(虚寒型)。

用法:每日 1 剂,水煎 2 次,每次服 200~250ml,经期停服,3 个月为 1 个疗程。

方解:本方适用于肝肾阳虚、子宫虚寒所致的不孕症,类似于西医卵泡不成熟、黄体水平低、排卵功能障碍等以及垂体、卵巢功能失常性不孕症。对于湿热蕴结、气滞血瘀、胞络痹阻的实证,类似于西医输卵管粘连不通等所致的不孕症,不属本方治疗范围。方中仙灵脾、鹿角霜、紫石英温肾壮督暖宫,大熟地滋肾阴,枸杞子、菟丝子平补肾气,黄芪、当归补气生血,路路通、九节菖蒲、鸡血藤疏肝理气、活血通络。诸药相伍,冀阴精泉源不竭,阳气化生无穷,冲脉盛、任脉通、督脉壮而胞宫煦荣,胞脉畅通,孕育有望。据实验研究证实,紫石英、仙灵脾、鹿角霜、石楠叶均有促卵泡成熟、提高黄体水平、促排卵的作用。临诊时,可根据患者的阴阳盛衰、气血虚实变化,随证加减剂量,调整用药,治之以恒,每获良效。

(二) 平安饮

方药组成:煅代赭石(先下)15g,姜半夏 10g,谷芽 10g,五味子 6g,莲子肉 12g,川断 10g,杜仲 10g。

加减:虚寒者加党参、干姜;夹痰饮者加茯苓等;兼肝热胎火者加黄连、竹茹、知母;兼气阴两虚者加党参、麦冬、南沙参。

功能:和胃止呕。

主治:胎气上逆,妊娠呕吐(恶阻)症。

本方特点:一镇(煅代赭石)一和(半夏)一敛(五味子),使上逆的胎气得缓,胃气得和,配以千金保孕丸安胎,而收呕止胎安之效。张锡纯在《衷中参西录》

中说到:"煅代褚石用其止血作用,有固冲止血之优,而无下胎元之弊"。姜半夏取张仲景半夏干姜人参汤治疗妊娠呕吐之要领,方中选半夏和胃止呕之效,配伍运用,收效奇特。

服法:每日 1 剂,加水煎成 100ml,徐徐频服;胃寒者宜温服,胃热者宜凉服;难于食药者,先饮生姜汁 3ml 左右,或用鲜生姜去皮后,针刺数十孔,在舌面上磨擦数遍,或先针刺双侧内关穴 15~30 分钟后,随即饮药。中病即止,内经所谓:"有故无殒,亦无殒也。"

病例:姜某,26 岁,1992 年 8 月 20 日诊。

停经 52 天,择食厌食,食后作呕,上腹痞闷 10 天,在当地医院就诊,诊为"妊娠呕吐症",予维生素 B_6 片和香砂六君丸治疗 5 天后,病情有增无减,乏力头昏,饥不敢食,食即吐净,泛吐稀涎,脘痞形寒,舌淡、苔薄白腻,脉细滑。查尿酮体(+),肝功能正常,血压正常。证属脾胃虚寒,痰饮内停,治宜安冲和胃,温中化饮。平安饮原方加干姜 3g,砂仁 2g,白术、茯苓各 10g,2 剂,按法服药。复诊时,气逆渐平,进食后呕恶次数及程度显轻,原方再进 3 剂,呕吐止、痰涎除,脘舒纳增。查尿酮体(-),唯感腰酸乏力,口淡少味,遂以香砂六君子汤加川续断、杜仲调治,翌年 5 月顺产一子。

三、特色用药、喜用花类药

邵亨元认为妇女体质柔弱,主张用药切忌猛峻。喜用益母草、丹参、鸡血藤、川断等养血活血,祛邪不伤正之品修复冲任,做到养不滋腻,通不伤正,用之临床,效果满意。邵亨元善用莪术治疗痛经。不少医家喜欢三棱、莪术配合应用,但邵亨元往往仅用莪术,而不伍三棱。认为,妇人体质娇嫩,不耐攻伐,三棱、莪术同用,破血太过,恐伤正气。邵亨元平素喜用花类药,他认为花类药凝本草之精华,轻灵清化,性味平和,最能疏利气机,条达气血,尤适合体质娇嫩,不堪药性偏颇之妇女使用。临证若配伍得法,可收事半功倍之效。邵亨元在使用花类药时,有以下特点:

(一)疏肝理气,养血调经

月季花、玫瑰花合逍遥散用于疏肝行气解郁;红花、月季花与桃仁、牛膝、王不留行、柴胡疏肝散等药配用,取二花色红入血,甘温通利,化瘀止痛调经。

(二)芳香化浊,健脾止带

凡月经不调兼带下量多,色白或青者,常用鸡冠花、厚朴花合当归芍药散治之;若为肝郁化火,湿热下注而致带下黄稠臭秽,阴痒者,常用扁豆花、凌霄花、连翘合四妙散治之。

(三)和胃宽中,顺气安胎

如为肝热犯胃之妊娠恶阻,常用佛手花、白菊花、绿萼梅、砂仁壳、竹茹合

138

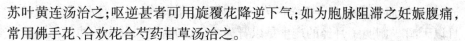

苏叶黄连汤治之;呕逆甚者可用旋覆花降逆下气;如为胞脉阻滞之妊娠腹痛,常用佛手花、合欢花合芍药甘草汤治之。

(四)调气和血,运胎下行

肝失疏泄,肾失开合,而致滞产、难产,常用保产无忧散加玉兰花、厚朴花治之。产后腹痛,有血虚血瘀之偏重,以生化汤加味治之;血虚为主者,常加田七花、党参、黄芪等药益气生血化瘀;血瘀为主者,则加红花、延胡索、益母草等养血通络,祛瘀止痛。

邵亨元认为凌霄花凉散之功较强,属于药性平稳的凉开散瘀热之物,用之得当,对于痛热内作的各种女科病及皮肤科病效果良好,尤其是对瘀热型之癥瘕、输卵管阻塞、产后乳痛、妇人面部黄褐斑、月经不调等效果显著。

邵亨元对于治疗面部褐斑及痤疮有独到的见解和经验,尤擅运用花类药。其认为褐斑因肝气不舒、气血凝滞导致,故临床常重用凌霄花、月季花、玫瑰花、白菊花等疏肝理气,再加赤芍、丹参、丹皮等活血化瘀,淡化面部色斑。而对于痤疮,邵亨元认为,疮疡之生,内多因营气之逆乱,外则因风热火毒,湿热浸淫肌腠。常在审因论治的同时,选用金银花、地丁花、野菊花等花类药以调气理血,解毒透疹治之,使血气条达,火毒清散,疮疡消除。

四、用药剂量、轻重分明

邵亨元在辨证论治,组方施治时,针对主证主病,则予主药重拳出击,辅佐药则轻灵,重症用轻药如同隔靴搔痒,辅佐药用量过重如同喧宾夺主,均无法达到辨证论治,药到病除的作用。

五、重视食疗

邵亨元在运用中医药治疗疾病的同时,非常注重食疗及食补的作用,如乳癖病,邵亨元在选方用药的同时,嘱咐患者服用芋艿代部分主食,加强软坚散结之功效;针对输卵管不通,邵亨元则嘱咐常食用海带、海蜇、荸荠等增加输卵管疏通功能;对于阳虚体寒、宫寒不孕、少弱精症的患者,则适合在冬季多食羊肉,服用羊汤,多食鳝鱼、鲍鱼、鸽子增强温阳暖宫、生精育卵之效。

【验案举例】

一、闭经案

《素问·上古天真论》曰:"女子七岁,肾气盛,齿更发长。二七而天癸至,任脉通,太冲脉盛,月事以时下……七七,任脉虚,太冲脉衰少,天癸竭,地道不通,故形坏而无子也。"《医学正传》谓"月经全借肾水施化,肾水既乏,则经血日以干涸。"阐明了月经的产生是以肾为主导,与奇经八脉中的冲任二脉关系尤为密切。由此,邵亨元认为原发性闭经的病机系禀赋不足,一乏生化经血之物质(肾精),二乏生化经血之动力(肾阳)。阴血枯涸,脉道失充,则血行滞涩,日久留垢存瘀,最终导致了血海空匮,任脉不通,经血无源,因而治疗当通补奇经,以补为主,以通为辅,选药处方时,重用龟板、鳖甲、鹿角,佐用大黄䗪虫丸及调气和血之品,可收良效。

验案举例:

钱某,女,24 岁,未婚,农民。

1991 年 7 月 21 日初诊。年届 24 岁,尚未行经,面黄体矮,频发遗溺,耳鸣膝软,食欲尚可,苔少舌偏红,脉沉细。

妇检:外阴发育差,阴道通畅,宫颈狭小,宫体中位,仅如乒乓球大小。

B 超检查示:子宫大小为 35mm × 30mm × 20mm,双侧卵巢大小为 20mm × 10mm × 5mm。

西医诊断:子宫卵巢发育不良。

脉症合参,断其缘由肾气不足,天癸不至,血海枯涸,胞宫失荣,经血无源。拟峻补肾气、充盈血海,以育胞宫。

处方:败龟板(先下)25g,鹿角片(先下)15g,大熟地 15g,巴戟天 10g,甘杞子 10g,炒白芍 10g,全当归 10g,炙黄芪 20g,香砂仁(后下)2g。7 剂,水煎服。

1991 年 7 月 30 日二诊:月经未行,细察唇舌,隐衬黯紫,前法佐入理气活血之品以通补奇经。

处方:败龟板(先下)20g,鹿角片(先下)15g,大熟地 15g,巴戟天 10g,炙黄芪 30g,全当归 10g,上安桂(后下)3g,丹参 10g,制香附 6g,泽兰叶 10g,鸡血藤 15g。14 剂,水煎服。

1991 年 8 月 16 日三诊:药后未见行经,谅枯涸之海,不能贪图急功,而宜汩汩灌溉,据守通补奇经法,以丸剂缓,辅以食疗,以观后效。药用当归浸膏片,每日 3 次,每次 6 片;左归丸,每日 3 次,每次 6g;大黄䗪虫丸,每日 2 次,每次 6g,连服 8 个月。平时饮食间用鸡蛋、鳖鱼、黑鱼、鲜绿蔬菜。

1991 年 12 月 12 日四诊:虽然月经依旧未行,精神显爽,面露红润,且遗溺得愈,仍守通补奇经法,更嘱其乐观开朗以保证气血宣通。

处方:败龟板(先下)30g,炙鳖甲(先下)15g,鹿角片(先下)12g,上安桂(后下)3g,乌贼骨 10g,生茜草 10g,益母草 30g,凌霄花 6g,川牛膝 10g。15 剂,水煎服。

1991 年 12 月 30 日喜见月经初潮,经色正,但经量较少,仅半天即净,此乃肾气渐盛,血海渐充,但犹未足之征。以后又于上方中加入当归 15g,肉苁蓉 10g,熟地 15g,大黄䗪虫丸 12g(分吞)。10 剂。半年后随访,月经正常,1992 年

10月1日，喜结良缘。

原发性闭经本属难治之症，本例患者年已24岁，子宫、卵巢仅为正常者的1/2大小，用常法殊难取效，邵亨元用通补奇经法治疗，终于收功。该法的特点在于峻补肾精、壮督温阳、化瘀通脉皆用血肉有情之品，阴阳共补，阳中求阴，通、补结合，寓通于补。但须注意本病治之较难，疗程较长，务需患者与医生密切合作，持之以恒坚持治疗，方能取效。

二、月经量少案

案一

霍某，女，30岁，未婚，于2011年1月7日初诊。

主诉：月经量减少至原先1/3，六个月。

病史：14岁初潮，周期28~30天，经期5~6天，经量基本正常。因夏季贪凉，喜食生冷出现月经量少，周期基本正常，色淡红，无血块，无经行腹痛及腰酸。生育史：0-0-0-0。现症见面色少华倦怠乏力腰酸纳少，月经量渐少，质稀色黯，二便可，舌质淡红，苔薄白，脉细。末次月经2010年12月26日。B超检查：子宫双附件未见异常。

诊断：中医：月经过少（阳虚血亏型）；西医：月经量少。

治法：温补肾阳，养血益气。

拟方如下：上安桂5g，熟附片5g，大熟地15g，熟女贞15g，全当归10g，赤白芍各10g，大川芎10g，甘杞子15g，菟丝子15g，紫丹参15g，北沙参10g。此方服用7天，一日两剂水煎。

2011年1月14日再次就诊，面黄不泽，脉沉细，故上方去赤白芍，加炙黄芪15g，党参15g，此方继服7剂后于2011年1月21日复诊，此时为经前一周，以补气养血为主，拟方：炙黄芪10g，党参15g，炒白术10g，全当归10g，大熟地15g，西赤芍10g，大川芎10g，巴戟天10g，淡苁蓉10g，鸡血藤30g，益母草15g，制香附10g，上安桂3g。此方服用7天，一日两剂水煎。

月经于2012年1月27日行，量较前增多，色红，无血块。以后两月继用此法，经量基本恢复正常。

该患者后天贪食生冷，寒气入侵，导致肾阳亏虚，精血不足，冲任血海亏虚以致经量渐少，肾阳亏虚，血不化赤，故经色黯淡，质稀，肾虚外府经脉失养则腰膝酸软、足跟痛,舌淡,脉弱系肾气不足之象。方中先予上安桂、附片、甘杞子、菟丝子壮阳暖宫,紫丹参、北沙参养阴和血,以资气血生化之源,二诊中炙黄芪、党参补气活血,炒白术健脾和中,方中四物汤补血活血,动静相伍,补调结合,补血而不滞血,行血而不伤血。制香附疏肝理气,巴戟天、淡苁蓉、上安桂温补肾气、温通经脉。此法温补阳气,调和气血,调整脏腑阴阳平衡而达到调理月经的目的。

案二

王某,女,24岁,已婚,2014年9月初诊。

主诉:经行延后,量少两年。

病史:14岁初潮,周期37~60天,经期5~6天,月经量少,色黑夹血块,一日仅需更换一次卫生巾即可,经行少腹、小腹胀痛。生育史:0-0-0-0。现闭经3个月,头昏痛,胸胁及右少腹疼痛。平时带下量多,色白黄,质黏稠。诊其脉沉细,苔薄白,舌质淡。末次月经2014年6月。B超检查:子宫双附件未见异常。

诊断:中医:月经过少(湿郁血瘀型);西医:月经量少。

治法:化湿解郁、活血通络。

拟方如下:全当归10g,大熟地10g,大川芎10g,炒白芍10g,蓬莪术10g,白术10g,法半夏10g,益母草15g,艾叶6g,青皮6g,牛膝10g。此方服用14天,患者经行,量较前增多,腹痛减轻。此方治湿又治瘀,不忘养血,面面俱到,使胞脉通畅,血海充溢,经水来潮。

三、子宫肌瘤案

案一

毛某,女,38岁。2003年11月4日初诊。

患者于2003年7月15日体检时发现子宫前壁肌瘤大小13mm×12mm,自觉无任何不适,月经正常,末次月经2003年10月29日,经期四天净,舌苔薄、质黯边有瘀点,脉沉细。辨证属寒凝血瘀、癥结胞宫,治以温阳益肾、活血化瘀。

处方:鹿角片(先下)10g,仙灵脾15g,葫芦巴10g,三棱10g,莪术10g,川桂枝10g,粉丹皮10g,桃仁10g,赤芍12g,鬼箭羽20g,海藻12g,生山楂50g,生甘草3g。7剂,水煎,每日1剂,分2次服。

2003年11月21日复诊:自诉服上药后无不适,苔脉同前,以上方改三棱、莪术各5g,再加北细辛3g,续服7剂,后按上法又加减化裁服药月余(经期停服),于 2004 年 1 月复查 B 超示:子宫肌瘤已消失。

按语：

邵亨元认为,子宫肌瘤初起,责之寒凝血瘀,治疗时不能一味的破瘀攻积,更须着重壮督补阳,以祛阴寒,此为治本之策,阳气足,自能动血化瘀,散积化痰。但癥积在内,日久蕴酿生热,灼耗阴液,逐渐出现阴虚血热之象,如心烦急躁,夜寐难安,便结,舌红苔黄等;热迫血海,经水妄行,故常出现子宫异常出血。特别是围绝经期的子宫肌瘤患者,由于体内激素水平的变化,本多已处于阴虚阳亢的状态,此时则更易出现上述症状。对于这部分患者,邵亨元多分两步进行治疗:伴随有子宫异常出血的患者,先清热安冲以治其标,药用黄芩、黄连、生地炭、丹皮炭、马鞭草、鹿衔草、益母草、生茜草、龙骨、牡蛎、花蕊石、乌贼骨等;待血止之后,再养阴消瘤以治其本,药用鳖甲、半枝莲、老紫草、夏枯草、黄药子、龙骨、牡蛎、三棱、莪术等。实践证明,此种方法不仅对治疗子宫肌瘤有效,还可帮助患者尽早绝经。但在治疗时要注意,阴阳转换,随诊变化,既不能呆板温阳,又不能死守清热。谨查阴阳,细心辨证,审证施治。方中黄药子对肝功能有伤害,不能重用久用,邵亨元常加当归、白芍、黄芪、人参养肝护肝之品为宜,方减其弊。

案二

蒋某,女,48 岁。2002 年 8 月 22 日初诊。

患者 1 年前发现子宫肌瘤约 25mm×26mm×23mm 大小,近日复查已增大至 40mm×35mm×31mm。经前乳胀,2002 年 8 月 6 日行经,迄今 17 天未净,色红量中,舌苔薄、质红,脉细弦。治拟清热固冲。处方:夏枯草 10g,炒荆芥 10g,淡黄芩 10g,炒白术 15g,炒山药 20g,炒地榆 20g,槐花炭 10g,赤石脂(包煎)12g,乌贼骨 10g,茜草炭 15g,炙甘草 5g。5 剂,水煎,每日 1 剂,分 2 次服。

2002 年 9 月 1 日复诊:诉阴道流血已净,乳胀消失,舌红少苔。遂治以养阴清热消瘤。

处方:淡黄芩 10g,焦山栀 10g,细生地 20g,赤白芍(各)10g,半枝莲 10g,夏枯草 10g,丹皮 10g,黄药子 10g,三棱 10g,莪术 10g,净海藻 10g,淡昆布 10g,生龙牡(各)20g(先下)。7 剂,水煎,每日 1 剂,分 2 次服。

2002 年 9 月 18 日三诊:诉于 9 月 13 日~17 日行经,经量同前。于上方加鬼箭羽 20g,续服 7 剂。后如上法加减治疗至 2003 年 3 月,其间月经周期正常,经量偏多,于 2003 年 5 月因停经 75 天,复查 B 超示:子宫附件未见异常。

按语：

所谓"邪之所凑,其气必虚"。邵亨元认为:子宫肌瘤的发病,与人体的正气虚弱有直接的关联,且由于癥积盘踞胞宫,夺血耗气,更易伤人正气。故子宫肌瘤久病患者常有邪实正虚的表现,形成虚实夹杂的顽固病症。在治疗上,邵亨元选用扶正祛邪、攻补兼施法,在辨证论治的基础上,常加入灵芝、当归、白芍、党参等扶正药,使疗效得到进一步提高。

案三

李某,女,51岁,2003年11月7日初诊。

患者有多发性子宫肌瘤病史(其中最大一枚约41mm×35mm×36mm),每次行经半月方净。近日因新添双胞胎孙儿过于操劳,而出现神疲乏力,腹胀痛,经行10天未净,量少色红,舌苔薄黄质红。先予以解郁调经。

处方:川楝子10g,马鞭草15g,鹿衔草10g,生茜草10g,益母草15g,赤芍10g,粉丹皮10g,桃仁10g,贯众炭20g,煅花蕊石(先下)20g,仙鹤草10g。5剂,水煎,每日1剂,分2次服。

2003年11月13日二诊:月经已净5天,感轻微腹痛,舌红少苔。续治以养血濡络、化瘀消癥。

处方:生白芍15g,炒当归10g,炒川芎3g,生甘草5g,生蒲黄(包)20g,粉丹皮10g,赤芍10g,桃仁10g,炙鳖甲(先下)12g,半枝莲15g,黄药子10g,木灵芝10g。6剂,水煎,每日1剂,分2次服。

2003年11月19日三诊:暂无不适,苔脉同前。续治以养阴消瘤。

处方:炙鳖甲(先下)10g,半枝莲20g,丹皮10g,赤芍10g,桃仁10g,山慈菇10g,净海藻12g,淡昆布12g,三棱12g,莪术12g,夏枯草12g,牡蛎(先下)40g,木灵芝10g。15剂,水煎,每日1剂,分2次服。

2003年12月2日四诊:月经于11月30日行,量同前,舌苔中剥质红。遂治以益气阴、消肌瘤。

处方:潞党参10g,细生地10g,天门冬10g,半枝莲20g,炙鳖甲(先下)10g,鹿衔草20g,生茜草10g,夏枯草12g,紫草20g,鬼箭羽30g,白花蛇舌草30g,牡蛎(先下)40g,木灵芝10g。10剂,水煎,每日1剂,分2次服。

2004年10月6日五诊:精神颇佳,已2月未见行经,上月做B超检查示:子宫肌瘤已缩小。

按语:

子宫肌瘤为妇科常见病、多发病,亦属疑难杂症,邵亨元指出中医治疗子宫肌瘤,当重辨证论治。在治疗的过程中,要求患者不服用含激素的药物和食物,并注意调节情志,锻炼身体;进行定期复查,当瘤体增长过快或并发症不能控制时,应立即选择手术治疗;同时需注意一些消瘤的中药(如黄药子等),有毒性,不宜久服。

四、不孕不育案

案一

张某,女,29 岁,1990 年 6 月 3 日初诊。

主诉:婚后 3 年未孕。

病史:月经史 16 岁初潮,经期 7 天,周期 25~60 天。末次月经 1990 年 1 月 4 日。月经迟行而无规律,偶有趋前,诊前常请西医治疗。用氯米芬或人工周期治疗,月经才能正常来潮。但停药后缓迟如旧(即使已经正常 3 个月),而且量少色黑,全身较他人怕冷,小腹尤甚,大便艰难,面白青寒,苔薄白,脉沉细。妇检及 B 超:子宫偏右略小。

既往史:窦性心动过速,轻度甲状腺肿。

家族史:男方精液常规及体检正常。

生活史:无特殊嗜好,夫妻长期共居,未采取避孕措施。

脉症合参,断为宫寒难孕,用补命火、煦子宫;暖肝肾,生精血法,先调月经。

紫石英(先下)20g,肉桂(后下)3g,淡苁蓉 10g,枸杞子 10g,大熟地 10g,泽兰叶 15g,紫丹参 15g,荔枝核 12g,小茴香 5g,月季花 6g,5 剂水煎服。

二诊:1990 年 10 月 8 日,自述 1990 年 7~9 月连续 3 个月,月经周期及月经量均恢复正常,再从温肾暖宫,补气生血,仙桂汤出入,并叮嘱怡情悦志,以免因求子心切而影响气血调和。

拟方:仙灵脾 10g,仙茅 10g,巴戟天 10g,肉桂(后下)5g,紫石英(先下)30g,炙黄芪 10g,潞党参 10g,当归身 10g,枸杞子 10g,覆盆子 10g,北五味 5g,7 剂水煎服。

三诊:1990 年 11 月 7 日,周期第 15 天,基础体温上升,形寒肢冷,脉沉细。壮督温阳,补命火,煦胞宫,温冲汤加减。

拟方:上安桂(后下)5g,熟附片(先下)6g,补骨脂 15g,淡苁蓉 10g,怀山药 15g,当归身 12g,炙黄芪 20g,制首乌 20g,紫石英(先下)15g,丹参 15g。5 剂水煎服。

四诊:1990年12月5日,月经过期13天未行,查尿妊娠试验(+),转用补肾安胎,健脾和胃。

按语:

该例血虚宫寒不孕患者,先用补肾养血,疏肝理气,使月经周期、经量恢复正常,但基础体温一直单向,后用仙桂汤、温冲汤,补命火,煦胞宫,基础体温双向,则成功怀孕,足月顺产。

案二

郑某,男,32岁。1988年5月22日初诊。

结婚4年,双方共同生活,迄今爱人不孕。性欲一般,时有头晕目眩,腰膝酸软,夜难入寐,寐则多梦,胃纳一般,大便干结,隔日一次,小便正常。脉象细数,90次/min,苔少,舌尖红。精液常规:灰白色,量约3ml,计数4 000个/ml,成活率10%,活动力差。死精子90%。液化时间不正常。配偶妇检:无异常发现。中医诊断:不育症,辨证属肝肾亏虚。予归芍地黄丸加味,处方:熟地黄15g,山萸肉10g,山药15g,牡丹皮10g,茯苓10g,泽泻6g,麦冬10g,当归10g,白芍6g,女贞子10g,墨旱莲20g,红花2g。每日清水煎服1剂,连服20剂。

1988年6月12日二诊:药已复诊,精液常规示a+b成活率30%,死精50%,液化时间正常,余无特殊。药见初效。仍守方加太子参15g、浮小麦20g、夜交藤20g、旱莲草15g。每日水煎服1剂,连服12剂。

1988年6月27日三诊:复查精液常规示a+b成活率50%,死精10%,活动力一般,计数已经接近正常。继用五子衍宗汤加味。处方:菟丝子15g,女贞子10g,枸杞子10g,五味子6g,车前子6g,覆盆子10g,太子参15g,当归10g,白芍6g,红枣10g。每日1剂,水煎服。

随访:上方连服30剂,身体康复,其配偶次月受孕。

按语:

本案患者证属真阴不足,虚火内动,阴精亏竭,以壮水济火之法论治。方用功专肝肾阴虚之六味地黄丸,滋而不腻,调补肝肾,佐以滋补气血之当归、白芍、红花以养血行气活血、柔肝疏肝,麦冬、女贞子滋补肝肾阴精。二诊药已病情改善,守原法配伍益气生精、养阴滋补之品,增强补肾益肝、滋阴养血之功。终用益肾补精之五子衍宗丸。佐以太子参、当归、白芍、红枣益气养血、疏肝行气之品,填补肝肾阴精,使气血互生,阴阳同调,以善其后。

近年来,男性不育症发病率不断上升,纯西医疗法往往无法达到综合治疗、全面调理之效。邵亨元治疗不育症以治肾为先,重视肝、肾、气、血之关系,强调全面论治,所用方药偏于平和、温补,善用五子衍宗丸、归芍地黄丸、右归丸,并辨证配伍活血通络、辛甘芳化、温阳通络之品,以求气血通行、精血生化、阴阳调和。

五、人流术后案

案一

俞某,女,23 岁。1992 年 8 月 27 日诊。

患者因未婚先孕于 4 个月前做人流术后,连续 2 个月不见经行,小腹坠痛,某医院诊断为"人流术后宫颈内口闭锁",施宫颈扩张术,当即排出黯红色血液,腹痛顿挫,但迄今仍不见经行,下腹痛、肛门窘迫感,旧病复发,畏怕再次手术,而来就诊。观其舌质淡黯,苔薄白,脉弦,查尿妊娠试验(阴性)、B 超子宫附件声象图正常,综合病史,参合脉症,辨证为术伤胞络,瘀结子门,任脉不通,故经水欲行不得而腹痛,乃重用生蒲黄 40g(包),伍入莪术、桂枝各 10g。2 剂后即见少量黯红色经血排出,3 剂后经血畅行,腹痛及肛门迫坠感除。以后,每月经前 2 天始服此 5 剂,经净后,用妇炎平阴道塞药,每天一枚,每月 12 天,连续治疗三个月,月经恢复正常。

案二

陆某,女,35 岁。1993 年 6 月 10 日诊。

患者于一个半月前做人流术,阴道出血至今未净,某医院已用盐酸林可霉素、庆大霉素肌注,口服卡巴克络片、益母草膏及生化汤治疗,均未奏效,出血如故,诊为"人工流产不全所致阴道出血",欲以再行刮宫治疗,患者拒绝,要求中药施治。

询得 45 天来,出血时多时少,色或黯或红,小腹痛时轻时重,痛重时每见小血块排出,乏力头昏,腰酸心悸,苔薄略黄,舌质淡,脉细弦,诊为胞宫残瘀未净,新血不得归经,气血已亏,法当祛瘀生新,引血归经。方在生化汤中增入生蒲黄(包)20g,炒蒲黄(包)10g。3 剂后排下较多筋膜样血块,出血显少,色转鲜红,腹痛渐止。续投归脾汤加炒蒲黄(包)10g,仙鹤草 30g 五剂后血止,嘱服归脾丸、六味地黄丸而收全功。

按语:

生蒲黄以促进子宫收缩力为长,炒蒲黄的止血能力偏胜,两者合用,能迅速排出宫内残瘀,取得祛瘀止血之效。邵亨元认为:①用以止血时,蒲黄宜炒黄即可,若炒炭成灰,反而降低止血效果。②用以增强子宫收缩力、抗粘连,要用生蒲黄,量要大,宜在30~40g(邵亨元常用30g,据记载,中国有些地区居民,常将蒲黄、仙鹤草等用作强壮剂服用,有待观察)。③治疗人流不全而导致的阴道出血不止时,宜生、炒蒲黄共用,血瘀较重时,重用生蒲黄;血瘀较轻时,多用炒蒲黄。

六、乳房小叶增生案

李某,女,22岁,未婚,2015年9月20日初诊。

患者13岁月经初潮,既往周期、色量基本正常,经期一般,经期无不适。但自1992年5月以来,月经开始紊乱,经行前后不定,量或多或少,色黯淡而夹血块。经将行少腹、小腹及乳房胀痛,以左侧乳房为剧,经行之后胀痛减轻,甚或不痛。1993年以来,经行仍然紊乱,每次经将行则心烦易怒,夜寐不安,少腹、小腹及乳房胀痛剧烈,以左侧乳房为甚,经行之后则痛减。服中西药(药名不详),效果不满意。脉弦细,舌苔薄白,舌尖有瘀点。8月经某医院检查诊为左侧乳房小叶增生。根据脉症及医院妇科检查资料,按照气滞血瘀引起的乳癖、月经不调、痛经论治,以疏肝解郁、行气化瘀之法治之。

处方:北柴胡6g,白芍10g,枳壳10g,香附10g,川芎10g,当归12g,丹参15g,蒺藜10g,益母草15g,合欢花10g,甘草10g,每日1剂,连服6剂。

2015年9月30日二诊:上方服4剂之后,经将行而少腹、小腹及乳房胀痛减轻。月经来潮,色量较上次改善,但仍夹有小血块,脉细,舌苔如初诊,效不更方,仍守上方再服6剂,每日1剂。

2015年10月9日三诊:上方已连续服6剂,精神好,但乳房硬块未小,脉细缓。仍守上方,加夏枯草15g、猫爪草10g、象贝母10g、净海藻10g、左牡蛎30g,以加强软坚化瘀之功,每日1剂,连服6剂。

2015年10月26日四诊:2015年10月22日已有经行,周期已调整,色量正常,乳房及少腹胀痛大减,左侧乳房硬块缩小。仍嘱继续服用本方,每日1剂,连续6剂。嗣后以净山楂20g、炒麦芽30g、赤砂糖40g清水煎服善后。半年后随访,经行周期正常,色量正常,少腹、小腹及乳房不痛,左侧乳房小块基本消失。

按语:

邵亨元认为,本案为乳癖(气滞血瘀证),治当疏肝理气,活血柔肝,一诊中方选柴胡疏肝散加减,方中北柴胡疏肝解郁,是为君药,臣以香附、枳壳、合欢花和蒺藜平肝解郁,白芍、当归养血柔肝;丹参、益母草、川芎活血化瘀,甘草顾护中土共为佐药。诸药合用,共奏疏肝理气、活血柔肝之效,一诊及二诊药证相应而取效。三诊时,患者乳房胀痛大为好转,乳房硬块未小,自当加强软坚散结、疏肝活血之功,守原方加夏枯草、猫爪草、象贝母、净海藻、左牡蛎五药,咸寒软坚。服药多剂后患者气郁血瘀之象已不显,乳房硬结已基本消退,不宜再用大量疏肝行气、活血化瘀之剂,故用疏肝散结之缓品山楂、炒麦芽,甘味益脾赤砂糖以善后。并嘱患者忌服蜂皇浆、蜂蜜、蜂胶等雌激素含量高的食品,保持心情怡悦,防止复发。平时嘱多食用芋艿、海带、海蜇、荸荠等,有助于化痰散结。

七、带下案

案一

沈某,女,32 岁。1991 年 7 月 23 日初诊。

带下量多 11 年。自 1980 年结婚,婚后带下量多,色白黄相兼,时稀时稠,尤以经行前后为甚。4 年前在当地医院检查,宫颈Ⅱ度糜烂,行冰冻治疗,术后一年复查,宫颈糜烂未见好转。近一年来白带增多,臭秽,伴阴痒,平素头晕而痛,腰胀,少,小腹时而胀痛,夜难入寐,纳便尚可。孕 4 产 1,人流 3 次,月经延后 7 天以上,色黯红,夹形块。妇检检查:宫颈Ⅲ度糜烂。

诊断:湿瘀带下。

辨证:湿瘀下注,胞门受损。

治则:清利湿热,活血化瘀。

方药:当归 10g、川芎 6g、白芍 10g、土茯苓 20g、白术 10g、泽泻 10g、苍术 10g、黄柏 10g、生薏仁 15g、牛膝 6g、甘草 6g。7 剂,每日 1 剂,水煎服。

二诊:1991 年 8 月 6 日,上药共服 10 剂,腰胀减轻,夜寐好转,但带下时多时少,白黄相兼,外阴痒痛,尿频尿胀,舌淡红,苔薄白,脉细。仍守上方加减出入。

方药:上方去夜交藤加白蒺藜、槟榔以杀虫止痒。7 剂,每日 1 剂,水煎服。

三诊:1991 年 8 月 20 日,月经于 1991 年 8 月 13 日行,较上月仅推迟 3 天,经量中等,色黯红夹块,4 天干净。经后带下增多,色黄质稀臭秽,阴痒,时而头晕。昨日白带化验检查:霉菌(+),舌淡红,苔薄白,脉细略数。治宜化瘀利湿,清热解毒杀虫。

方药:鸡血藤 20g、丹参 15g、土茯苓 20g、忍冬藤 20g、生薏仁 20g、车前草 10g、益母草 10g、白芷 5g、蒲公英 10g、蛇床子 5g、墓头回 10g、甘草 6g。7 剂,每日 1 剂,水煎服。再伍槟榔 30g,仙鹤草 60g,蛇床子 30g。3 剂,煎水熏洗外阴。

四诊:1991 年 8 月 27 日。药后带下减少,微臭,外阴瘙痒减轻,仍觉偶有头晕,腰胀。舌淡红,苔薄白,脉细。仍守原法。

方药:当归 10g、川芎 6g、白芍 10g、土茯苓 20g、白术 10g、泽泻 10g、白芷 6g、墓头回 10g、鸡血藤 20g、苍术 10g、黄柏 10g。7 剂,每日 1 剂,水煎服。

五诊:1991 年 11 月 1 日,守上方加减出入共服药 20 余剂,月经规则,白带已恢复正常,头晕腰胀也明显好转,阴痒亦瘥。两天前妇检宫颈糜烂从Ⅲ度转为Ⅰ度,白带化验正常。近日来自觉头胀心悸,尿黄而频。舌淡红,苔薄白,脉细。方药:熟地 15g、怀山药 15g、土茯苓 20g、益母草 10g、当归 10g、白芍 10g、赤芍 15g、连翘 20g、鸡血藤 20g、红枣 10g。7 剂,每日 1 剂,水煎服。

按语:

慢性宫颈炎,为临床顽疾,有轻、中、重之别,多因分娩、流产或手术后宫颈损伤,病原体入侵引起感染,宫颈受分泌物的刺激发生浸润,上皮脱落而形成糜烂。西医治疗常采用电熨、冷冻或激光治疗,但对阴道分泌物多者效果欠佳。中医认为,本病与房劳过度损伤肝肾或经产不慎,风、寒、湿、热之邪乘虚而入有关,尤其是湿浊之邪入侵损伤冲任,湿蕴化热,湿热化毒蚀宫门,湿瘀阻滞,波及肝肾所致。在本案治疗中,针对湿、热、瘀、毒的特点,邵亨元在治疗上采用了将清热解毒、利湿化瘀、杀虫止痒等法有机结合,灵活运用,方用当归芍药散合四妙散加减出入,守方治疗,使热毒清,湿瘀化,从根本上改善了患者的阴道环境,从而达经带并治的目的。

案二

女,25 岁。1992 年 4 月 28 日初诊。

一年来带下明显增多,以月经中期尤为明显,色黄,质黏稠,臭秽,月经周期正常,经量中等,经行第 2 天常出现右下腹疼痛,放射腰背,按之痛减,经血夹块。刻诊为经净后第 3 天,带下量多,色黄,偶有腰痛,纳食二便正常,已婚年,未避孕迄今未孕,舌尖边红,苔薄黄,脉细弦。

中医诊断:①湿瘀带下;②痛经。

辨证:湿瘀下注,气机不畅。

治则:清热利湿解毒,行气化瘀。

方药:鸡血藤 20g、丹参 15g、土茯苓 20g、忍冬藤 20g、薏苡仁 20g、车前草 20g、益母草 10g、桑寄生 15g、川断 10g、香附 10g、甘草 6g。3 剂,每日 1 剂,水煎服。

二诊:1992 年 5 月 5 日。带下量仍多,白黄相兼,臭秽,伴小腹隐痛,腰痛乏力,纳便正常,舌淡红,苔薄微黄,脉细。仍守原法,重在化瘀利湿。

方药：当归 10g、川芎 6g、白芍 10g、土茯苓 20g、白术 10g、泽泻 10g、苍术 10g、黄柏 10g、连翘 20g、鱼腥草 10g、墓头回 10g、甘草 6g。7 剂，每日 1 剂，水煎服。

三诊：1992 年 5 月 12 日。药已，带下量减，色白质稠，仍有臭味，腹痛减轻，困倦乏力，舌淡红，苔薄白，脉细。方药：苍术 10g、黄柏 10g、薏苡仁 15g、牛膝 10g、马鞭草 15g、败酱草 10g、连翘 15g、鱼腥草 10g、墓头回 10g、甘草 6g。4 剂，每日 1 剂，水煎服。1992 年 10 月 6 日随访，服上药后带下正常，痛经明显减轻，继而受孕。

按语：

湿热蕴积下焦、胞宫，损伤任带之脉，气血运行受阻，瘀血内生，湿瘀夹杂为患，故带下量多，经行腹痛；湿热郁遏，煎熬津液，故带下色黄；湿瘀内阻，气机不畅，胞脉闭塞，故难以受孕。一诊以甘淡平之土茯苓利湿除秽，解毒杀虫；忍冬藤、车前草、薏苡仁之甘寒既能辅助土茯苓利湿解毒，又有清利之功，虽清利而不伤正；鸡血藤辛温，补血为主，兼以行血，益母草活血祛瘀，利水解毒；丹参一味，功同四物，与鸡血藤、益母草合用，则补血化瘀其功益彰；香附疏肝解郁以行气，桑寄生、川断补肾壮腰以固本。诸药合用，扶正祛邪，利湿化瘀。二诊患者带下仍多，兼有腹痛，说明湿瘀胶结，祛之不易，故治疗上着重化瘀利湿，方中当归、川芎、白芍补血化瘀行血；土茯苓、白术、泽泻健脾利湿；黄柏、苍术清热燥湿；连翘既能解毒，又能利湿化瘀。三诊药已显效，守法再进。除用四妙散清热燥湿止带外，加马鞭草、败酱草、连翘既能利湿，又能化瘀，临床为化瘀利湿止带之佳品。二诊、三诊均加鱼腥草、墓头回，为解毒辟秽之良药，对于秽臭的带下，效如桴鼓。故治疗后湿瘀渐化，胞脉畅通，带下愈，痛经消，能孕育。

八、恶露不绝案

顾某，女，40 岁，工人。

初诊：2001 年 5 月 23 日，本月 3 日因戴环怀孕行人流术，术后 20 天恶露不绝，色红量少，质稠，腹痛隐隐，持续不止，腰酸咽干，大便稀溏，纳可眠安，脉濡软，舌偏红，苔薄黄。此乃人流术后，脾肾气虚，固摄无力，残瘀未净，郁热萌生，先拟清热化瘀为主，辅以补脾助肾。

选方：生地黄 10g、炒地榆 10g、侧柏叶 10g、大黄炭 10g、炮姜炭 5g、炒蒲黄（包）10g、五灵脂（包）10g、焦楂炭 10g、炒山药 20g、炒白术 10g、桑寄生 10g、马齿苋 30g、益母草 10g、炙甘草 3g。5 剂，每日 1 剂，水煎服。

复诊：6 月 1 日，药后恶露净止、咽干已愈、大便成形，腰酸如折，偶觉小腹胀痛,脉细,舌偏红,苔薄,经期将近,防经来妄行,治宜补肾固冲。

选方:桑寄生 15g、炒川断 10g、炒杜仲 10g、桑螵蛸 10g、海螵蛸 10g、茜草炭 10g、怀山药 20g、炒白术 10g、益母草 10g、仙鹤草 10g、大熟地 10g。7 剂,每日 1 剂,水煎服。

按语:

产后恶露正常净止时间因产式不同而异,顺产、剖腹产后约 3 周至 1 个月内而净;人流后 7~10 天干净,需注意人流术后恶露不净,经治无效者,慎防子宫内膜绒毛膜癌。本案高龄妊娠,人流后 20 天恶露不绝,伴腰酸、便稀,邵亨元诊为脾肾两虚,固摄无力,又恐兼有瘀滞,萌生瘀热,故予攻补兼施法,而以化瘀清热为主,辅补脾肾。方中用生地、炒地榆、侧柏叶,清热化瘀止血;炒蒲黄、炒五灵脂、焦楂炭化瘀止血止痛;大黄炭、炮姜炭,通涩并举,寒热并用,炮姜炭且能止泻,而大黄炒炭后,不但无泻下之痹,仅有清热化瘀止血之力,两者相伍,相互抑制寒热之痹,而起化瘀止血之效。山药、白术同用,前者补脾之阴,后者补脾之阳,两者同用,脾气实足。马齿苋、益母草据现代药理分析,有收缩子宫作用,马齿苋须重用,方可收此功,且有止泻抗菌作用。药后瘀下血止,大便转实,考虑经水可能欲临,防脾肾受损后,固摄无力,乃致经血妄行,故仍以补肾益脾为主,加佐海螵蛸、茜草炭、益母草、仙鹤草通涩并用,既可不碍经行,又可防止经崩经漏。药毕经水如期而至,量中等,七天净,嗣后用二至丸、归脾丸等中成药治疗半月余,扶正治本,随访体安经调。

九、产后汗症

李某,女,28 岁,工人。

初诊:1995 年 4 月 17 日。患者于 1995 年 3 月 12 日顺产后,至今虚汗浸衣,动则尤甚,前医曾用青蒿鳖甲汤加止汗药,治疗半月,效微,求医于予,告知昼夜汗出,一日需二换衣裤,腰膝酸软,久立不支,夜寐欠安,纳平,口渴,便溏,脉细软,舌黯,边有齿痕,苔薄腻。辨证为产后脾肾两亏,卫阳不固,产后气血两虚,久汗气阴两亏,治宜健脾益肾,益气养阴。

选方:潞党参 10g、肥麦冬 10g、大生地 10g、北五味 6g、炙黄芪 10g、炒白术 10g、煅牡蛎(先下)30g、炒山药 20g、桑寄生 15g、菟丝子(包)20g、炒川断 10g、浮小麦 30g、稽豆衣 15g。7 剂,每日 1 剂,水煎服。

二诊:1995 年 4 月 25 日,药后汗减,精力渐充,大便趋实,效守原法增益,上方加糯稻根须 20g,夜交藤 30g。7 剂,每日 1 剂,水煎服。

三诊:1995 年 5 月 5 日,虚寒已止,大便已调,夜寐安宁,唯悉腰脊酸软,咽干咽痒、畏风发热,苔薄脉细弦,此乃表气已固,肾虚未复,阴津耗损,营卫不和,治拟补肾复本,调和营卫,养血生津。

选方:生熟地(各)10g、净萸肉10g、怀山药10g、炒川断10g、炒杜仲10g、金狗脊10g、炒当归10g、川桂枝5g、炒白芍10g、生龙牡(各)30g、南沙参15g、肥麦冬10g、穞豆衣15g、炙甘草3g。7剂,每日1剂,水煎服。

按语:

邵亨元谓:"产后微微自汗,是营卫调和,故出汗无妨。"但汗出过多,或日久不止,方可谓之产后汗症。因此症可转成重疾,故备受历代医家重视,《诸病源候论·妇人产后诸病候》曰:"凡产后皆血虚,故多汗,因之遇风则变痉,宗之不成痉,则虚之短气,身体柴瘦,唇口干燥,久变经水断绝,津液竭枯也。"《陈素庵妇科补解》《医宗金鉴·妇科心法要诀》等还分产后周身汗出不止和周身无汗,独头汗出,前者属阴阳两虚,后者属阴虚阳亢上越,若头身俱大汗不止,则恐有亡阳之虑。产后汗症又易致头晕、失眠,汗出浸衣,腠理气虚,极易感冒,应及时治疗。《女科秘旨》曰:"凡产后汗不止,由产亡阴血,而阳气偏盛故也。"邵亨元认为,产后汗症,必属虚证,或从阴(血)虚,或从阳(气)虚论治,务使阴不独虚,阳不偏胜,阴平阳秘,汗出而止。案中论产后脾肾气虚,卫虚不实,汗出不止,气阴皆伤,故用生脉散(党参、麦冬、五味子)合生地,气阴双补,黄芪、左牡蛎、浮小麦,取牡蛎散之意,补气固表,炒白术,炒山药,健脾止泻,桑寄生、菟丝子、炒川断益肾,穞豆衣配浮小麦养心敛汗。二诊时加糯稻根须、夜交藤以加强止汗安神之功,神宁则可灭因汗出伤心而引起的虚烦之火,防虚火迫津外泄,对减少汗出有间接作用。三诊时,病入坦途,而肾气、津液皆未复,营卫不和,故以补肾养血,生津药并用,桂枝芍药龙牡汤合穞豆衣,调和营卫,潜镇浮阳。如此使汗出近月的产后汗症,终获康复。

(邵震　王又佳)

第十一章　郭氏女科

【历史渊源】

郭氏女科传承(图 11-1)至今大约一百五十余年,创始于清同治年间,高祖父郭生春,始习举业,后从堂兄郭子安习医,研习岐黄,毕生从医。谱称"施药贫病,人咸德之"。郭子安,太学生,"医学渊深,明于诊断,回春妙术,名噪一时"(《江阴郭氏宗谱》卷七)。曾祖郭汇泰(图 11-2),字级钦,十八岁丧父,依父临终嘱托,从堂伯父郭子安习医,三年期满,赴上海医学讲习所学习西医。毕业后,又进入苏州福音医院研究院深造。进修期满,先后担任上海爱国女学和梁丰学校校医,后在镇上悬壶行医。郭氏女科第三代传人郭守朴先生始渐

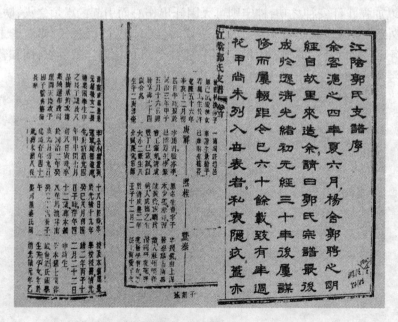

图 11-1　郭氏家谱

154

渐形成独立的理论系统。郭守朴(图 11-3),字炳球,1909 年生于张家港市杨舍镇东街中医世家,先生幼承庭训,及长好学,悟性过人,书不离手,笔不离册。一生行医,医教严谨,医品高洁,深得众誉,为江苏省首批名老中医。著有医学著作《凤凰治验录》(图 11-4)《单方杂萃》,随笔《鼙叟见闻录》。其于诊余闲暇,则每以金石,书画(图 11-5)及颐养花木自娱,著有《马蹄集》(图 11-6)《呆翁砖刻》。

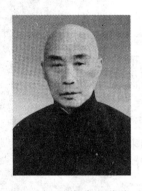 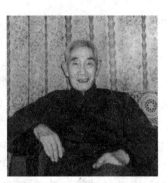

图 11-2　曾祖郭汇泰像　　图 11-3　祖父郭守朴像

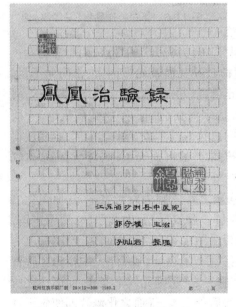 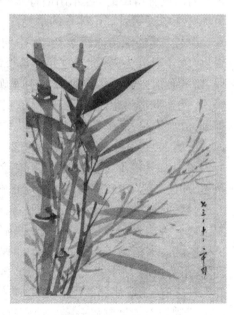

图 11-4　凤凰治验录像　　　图 11-5　郭守朴画作像

【学术思想】

《素问·上古天真论》曰:"女子七岁,肾气盛,齿更发长。二七而天癸至,任脉通,太冲脉盛,月事以时下……七七,任脉虚,太冲脉衰少,天癸竭,地道不通,故形坏而无子也。"肾藏精,主生殖和发育。天癸源于肾精,精能生血,血能化精,精血同源而互相滋生,成为月经的基础物质,肾精又能产生肾气,而肾气的盛衰,主宰着天癸的至与竭,如果肾精亏损,女子则有生殖器官发育不全、月经初潮来迟、经闭、不孕等疾患。肾主命门火,命门之火有滋养和推动各脏腑的功能,暖脾运化,助肺吸气,促进生殖功能成熟,促进生长发育。故有傅山的"经水出诸肾"一说。可见肾在中医妇科理论体系的重要性。

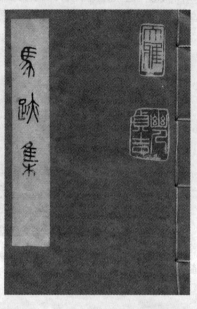

图 11-6　郭守朴作品集《马蹄集》像

叶桂在《临证指南医案》一书中明确提出"女子以肝为先天"。这并不是否认了"肾为先天"的观点,而是专为女子而言,肝藏血。女子因为特殊的生理规律数脱其血及胎产因素,常阴血不足。又因"精血同源",肝血不足,则肾精充养乏源。肝为刚脏,主疏泄,喜条达,恶抑郁,肝血不足,肝失所养,则疏泄失常,唐宗海在《血证论·脏腑病机论》中所说:"肝属木,木气冲和条达,不致遏郁,则血脉得畅。"女子多气多郁,容易使得肝失疏泄。气机不畅,气血的运行亦会失常。故肝血充盛,则肾精有源,木气条达,冲任二脉通畅,胞宫生理功能正常。反之则病。

《素问·灵兰秘典论》说:"脾胃者,仓廪之官。"脾为后天之本,气血生化之源。经云:"饮入于胃,游溢精气,上输于脾。脾气散精,上归于肺,通调水道,下输膀胱。水精四布,五经并行。"即脾胃受纳水谷,化生精血,之于妇科,上为乳汁,下为血海为月水。金元时代著名医家李杲在其《脾胃论》中指出:"脾胃乃元气之府,无所伤始能滋养元气;若伤脾胃之气,则元气不能充,而诸病之所由生。"脾胃乃人体气机升降运动之枢纽,后天之本,气血之化源。即使先天肾气不足,如后天脾胃功能健运,气血生化有源,肾之精气也可得到濡养,冲任充盈,月事能以时下;反之,脾胃虚弱,则精血乏源,肾精不足,肝血亏虚,则可见月事不行、月经过少、不孕、乳少等各种疾患。又,肝血不足,木失所养,疏泄失常,有可见月经先后不定期、癥瘕痞块等各种女科疾病。脾主统血,指脾气有固摄血液,控制血液在脉中运行的作用。脾主中气而统摄血液,如脾气不足,冲任不固,则经血非时而下,可见月经先期、漏下、崩中等疾病;中气不足,带脉失约,可见阴挺、胞胎不固等疾病。脾主运化水湿,实质是脾气脾阳的推动温煦功能,如脾失健运,水湿内停,则气机运化不畅,迁延日久化为痰湿,中阻脾气、肝气,下碍肾阳,则见带下、闭经等症。诚如《周慎斋遗书》有言:"脾胃一伤,四脏皆无生气。"

郭氏女科博采诸家学说,用于临证之中,渐成一格:以调脾胃为主,顾护肝肾为总纲,虑及其他脏腑为辅。脾胃为后天之本,为一切生命活动基础,无论经、带、胎、产、妇科杂病均与之关联最为密切。如《素问·评热病论》所云:"邪之所凑,其气必虚"。脾胃健,正气充足,诸病不犯。从狭义角度来说,月经的基础为气血和肾气,脾胃健运,气血生化有源,肾气也可得到滋养,月事能以时下。故脾胃为重中之重。于脾胃调治中,不独温补,总随证或温化或清散,或补益或泻浊,或升提或降逆。又虑及女子以血为养,和肝肾关系尤为密切,肝肾功能异常则月事不调、胎孕失常,女科诸杂病纷扰。于肝肾之调治,不唯补益,或疏理或滋养,或潜阳或重镇,或滋补或温补,总以辨证为先决,临证用药只是随证而变。

【临证特色】

一、辨证论治

《素问·阴阳应象大论》指出:"阴阳者,天地之道也,万物之纲纪,变化之父母,生杀之本始,神明之府也,治病必求于本。"阴阳学说是中医理论的核心和纲领。具体体现在脏腑、经络、诊法、辨证和治法方药等各个方面,是指导中医临证思维的总纲。故诊病首先要分清阴阳,然后用脏腑辨证来判断为何脏腑病变,再分辨表里、寒热、虚实,以及标本先后。某日,师外出,郭氏女科第二代传人郭汇泰坐诊。师父的一位亲戚坐独轮车前来就诊,见是师父的老患者,又为亲戚之故,欲待师父返回后诊治。但时值秋收之际,无暇以待,又以为感冒小恙,执意要郭汇泰为之处方。郭汇泰即以患者发热、咳嗽、多汗诸症,按例予以疏解豁痰之方。师父归来后闻悉,连连顿足而骂:"何昏聩至此,今杀吾戚矣,不出旬日,凶信必至!"原来,此患者已重病数旬,师父经多方调治,刚脱险境,勉能起床,人于大病之后,如民凋物敝,须修养生息进补,以充元气。然其家贫,未从医嘱。盛夏之际,汗出频频,入秋之后,金风一刺,正气不支,故又发病。时值急需进补之际,而今反用疏散之品,犹如拔去其仅剩之毫发微根,不死何待！故于临证过程中，望闻问切四诊，每详之又详，四诊合参，思虑再三，觉再无疑点，方可下笔用药。切不可照搬验案，生搬硬套，不辨阴阳，草率为之。

二、处方用药

郭氏女科选方用药力反"新、奇、特、怪"，都从平实中求之，处方用药处处顾护脾胃。吴地地处低洼，又兼南人腠理疏松，故而南人常易感受湿邪，又由于妇女每月月事之际，正气必虚，故而常为湿困。治疗当以固本培元，兼以化浊。常用甘温之品如参、术、芪等来扶益脾气，更佐以清轻升散之品如柴胡、升麻、桔梗等以提升清阳，兼以化湿。但甘温升散之品易于生热耗阴，故处方之时常配合清滋酸敛之品如白芍、枸杞、五味子等，以使补气而不生热，滋阴而不碍脾胃。但随时代发展，从脾胃论治也有新的拓展。李杲云："若饮食失节，寒温不适，则脾胃乃伤。"现代饮食结构和习惯和以往已经不同，肥甘油腻生冷之品也较之以往明显增多；夏日因空调而当汗不汗，冬日因空调而固藏失据；少有运动劳作，久坐、久卧、熬夜，使正气营阴暗耗，湿邪久而化痰，阻滞胞宫而致月事紊乱。所以处方之时更需要配合健脾运胃消导化痰之品，以开启胞宫，如砂仁、蔻仁、莱菔子、白附子、胆南星、苍术等，且需要调控饮食，忌生冷油腻之品，更要多运动，使正气充盈，痰湿得化。又不独治脾胃，兼以调治肝肾。唐宗海《血证论·脏腑病机论》云："木之性主疏泄，食气入胃，全赖肝之气疏泄之，而水谷乃化。"可见若肝气不舒，则脾失健运，水谷不化，生化乏源。于女子则见月经后期，甚则闭止。故有见肝之病，知肝传脾，故先实脾。故郭氏妇科治疗女子因肝不藏血，肝失疏泄的疾病时候除选用养血之品如四物之属，疏肝之品如陈皮、柴胡、香附、川芎等，常添加健脾类药物如四君子汤、香砂六君子汤、归脾汤等以实脾而治肝之病。又随着社会节奏加快，人们压力都比较大，又兼起居无常，如熬夜，甚则通宵达旦，饮食不节，辛辣刺激食用过多，肝郁化火症变得常见。故常选用清理肝经实火之品，如郁金、川楝子，少用柴胡以防肝阴被劫，适得其反。肾藏精，肝藏血。均是月经的生理基础。治疗方面，宗张介宾"善补阳者，必于阴中求阳；善补阴者，必于阳中求阴"的理论，使阴阳互用。用药上常用草木金石配合血肉有情之品，如紫河车、鹿角霜等。郭氏妇科用药轻扬灵动，方剂药味轻少，崇尚"轻可去实"，以免有违药伤正气之古训。但也并不拘泥于此。曾祖父曾说："用药之道，初无定律，皆视病之所需也。势之缓急，形之盛衰，时之久暂，年之老少，性情之刚柔，嗜欲之好恶，再参以气候春秋寒热，水土之南北方宜，须随宜而施，因物制宜，实难言一定之量也。"比如治疗寻常之实火目赤，只需生军四五分即可见效。而治淋毒腹痛，此病属大实大热，则需生军二两方可奏效。

三、擅用单方、验方

中医治病,在药物上的运用乃从单方发展而来。由于许多单方具有便、廉、验的特点,所以为民广泛掌握运用,在防病治病中起了很大作用,也被历代医家所重视。郭氏妇科发展至今亦收集了许多效果独特的单方、验方,并用来治疗常见病、多发病,价格便宜,疗效显著,深受广大百姓欢迎。据我祖父回忆,他小时候患天胞疮,脓水交流,百药不效,曾祖检视后即方书,云燕窠泥油调可治此疾。时已九月,燕早南返,即取椽间燕窠泥,研末油敷之,不久旋愈。又,祖母五十三岁时,因勉力农事,闪折腰痛,不能转侧,卧床不起,饮食溲便均需人照顾。屡进理气和络养营活血之剂,终鲜效果。缠绵半月,形瘦神疲,益感不支。予亦为之坐卧不宁,食不甘味,虽觅遍方书,搜索枯肠,竟不能得一善策。一日,晨起为之处方,苦思不决,因至庭中小立,仰首四瞻,聊解郁闷。忽见墙头山药藤蜿蜒密布,叶腋结子累累,大小不一,形如人身经络舒布,节间结穴。窃思此物富于滋液,能补脾肾,则此子之用,或亦有大补腧穴津气之能,既为无毒上品,又系日用之物,服之当无大害,即取子两许,入前服方中,煎以进服,午后尽剂,至黄昏自述酸痛之势已大定。是夜安然入寐,余心亦得稍定。越晨已自能强力起坐。连服数日,即可自起扶杖行走。又如,臭梧桐是野生落叶灌木,农村河边田头常见,殊不知这种树的茎、叶、花均可入药,尤治疗痛风为著。秋天收集梧桐花,晒干。到冬天酿酒时,用米 2 500g、花干 500g,一起蒸熟,再放入酒药拌和。成酒后,每日饮服。久服卓有成效。再如,每到夏天,小孩子头上身上容易生热疖,虽属于小恙,但如果处理不当,就会引起感染,酿成大患,致使孩子夜半呼号啼哭,令人目不忍睹,耳不忍闻。为治疗此病,曾祖觅得一味偏方:当热疖头肿起而尚未成脓之际,用生鹿角醋磨浓汁,敷于疮之四周,干后再涂,常使湿润,但中间须留有一孔,让毒气排出。切不可用膏药封盖。此法汇泰先生应用数十年,无不奏效。

四、丰富的治疗手段

郭氏女科的治疗手段,不光口服药物,常结合外治。中医内病外治是一种传统的给药方式,早在《黄帝内经》中就有记载。宋代《太平惠民和剂局方》中便有透皮吸收的膏药记载,清代名医徐大椿曾谓之:"用膏贴之,闭塞其气,使药性从毛孔而入其腠理……此至妙之法也。"明确地阐述了皮肤吸收的机制。清代外治名家吴安业更是指出:"外治之理即内治之理,外治之药即内治之药,所异者,法耳。"精确地阐述了外治法的辨证要点。中医外治方法众多,郭氏女科常用有熏洗、坐浴、敷贴、灌肠。譬如湿热带下一病,常用黄柏、忍冬藤、椿根皮、红藤等清热化湿类药物,此类药物内服外洗均可以清热利湿,故每服完药后,取其残渣,再少入川椒,煮取 1 000ml,先熏蒸,再坐浴,可有效缩短疗程。又如腹痛、痛经、癥瘕等症,常用活血化瘀,温经散寒类药物,如艾叶、川芎、乳香、没药之属,纳入袋中,隔水蒸热,敷于患处。配合内服药物,疗效更佳。再如妇科外阴疮疡疔疥,用苍耳草节间蠹虫烧灰存性,研末,油调涂之,或用麻油浸死收贮,每用一二枚捣敷,大有神效。如肿退之后,创口溃烂,久不收口,百药不效,可用香白芷煎汤,洗净脓水,以雄黄九一丹参合之,外用膏药覆盖,一日一易,不久即愈。又如外阴赘疣,用紫金锭、苦参子肉各一钱,同研如泥,敷贴患处,四五日一易,两周以后,赘疣自脱。凡此种种,不一而足。郭守朴先生专门著有一本《单方杂萃》,常用单独一味,或者配合少许两三味药物,治病能得奇效。不独妇科,诸恙悉治。此不光需要对诸子百家的广博涉猎,还需要对药物的性味归经了如指掌,更需要对中医理论的精深研究。郭氏女科还常用针灸治疗各种妇科、内科、伤科疾患。我年幼之时,每及伏天,家父每工作之余,帮病家针灸推拿,甚则无暇饮食,每日求诊者,恒数十人。我中学之时,因运动不慎,致右拇指急性软组织损伤,疼痛不已,家父在我右脚取穴,针灸一次,痛即大定。如遇寒湿型痛经,或痰湿型癥瘕,常用隔姜灸,宗"寒者热之""病痰饮者温药化之"之旨。

【验案举例】

一、经水先期案

曹某,女,21 岁,凤凰公社。

初诊:1971 年 10 月 6 日。纳冷之后,脘痞作胀,由此食日以减,经来先期,量多色不泽,舌胖苔白滑润,脉象沉细而滑,左手尤甚,腹鸣便涩。斯由痰湿中阻、脾不健运、胃失下降之权,先为理脾豁痰,以复脾胃之常。

处方:西党参 9g、粉归身 9g、炮干姜 3g、姜半夏 12g、苍白术(各)6g、老川朴 3g、赤茯苓 12g、炙黑草 3g、上广皮 4.5g、焦六曲 12g、建泽泻 12g、薄皮桂 2.4g,3 剂。

二诊:1971 年 10 月 9 日。理脾豁痰之后,腹鸣便涩已减,胃纳有加,脉来依然沉细而滑,唯已较为有力,前方已效,仍踵原意进退。

处方:西党参 9g、粉归身 9g、干炮姜 3g、姜半夏 12g、苏子梗(各)9g、苍白术(各)6g、老川朴 3g、赤白苓 12g、炙黑草 3g、甜广皮 4.5g、生米仁 24g、泽泻 12g、焦六曲 12g、上官桂 12g,5 剂。

三诊:1971 年 10 月 13 日。培脾化湿,温中益气,胃纳渐复,脉亦较前鼓指有力,再崇效方扩展。

处方:西党参 9g、粉归身 9g、炮姜炭 3g、姜半夏 12g、苏子梗(各)9g、苍术 4.5g、白术 9g、老川朴 3g、赤白芍(各)12g、生山药 12g、上官桂 3g、建泽泻 12g、焦六曲 12g、大红枣 5 枚,5 剂。

四诊: 1971 年 10 月 18 日。脉来两手均已显著有力,苔化亦净,面色尚未复常,反见白带较多,积湿未能全除,再从原法出入,添培脾肾。

处方:西党参 9g、当归身 9g、姜半夏 9g、苏叶梗 9g、苍白术 3/9g、云茯苓 12g、生山药 12g、炙甘草 2.4g、细柴胡 1.5g、甜广皮 4.5g、生谷芽 12g、湘莲肉 12g、剪芡实 12g、海螵蛸 9g,5 剂。

附注: 数月后路遇病者相告云,留诊方连服 10 剂,以后胃纳一直馨旺,神情振作,经期转准,色量亦佳。

按语:

经水先期,临床多见,议证用药,尤宜注意,来势之缓急,经量之多少,色泽之鲜黯,质地之稠稀,气之清浊,方能审别阴阳之盛衰,气火之壮弱,绝不可死于俗之所谓"先期必是血热"之说。近贤张山雷云:"先期有火,后期火衰,是固有之,然持其一端耳,如虚不能摄,则虽无火,亦必先期,或血液渐枯,则虽有火,亦必后期……不及期而经多,肺气疏泄无度,固摄犹虞不及,再以柴胡疏肝,为害甚矣。至于绵延不绝,更宜大封大补。"此种议论,醒人耳目,实乃从阅历中得来,诚能启发我等后学之思。观本病乃中焦阳气为湿痰所困,脾之统摄无权,故经行先期,量多色淡,病与俗之所谓"血热先期"例绝然不同,方从六君、肾着变通而来,重在温理中下,从本着手,而治"营血之源"。

二、经水过多案

薛某,女,49 岁,常熟县王庄公社。

初诊: 1968 年 12 月 26 日。历年以来,经水过多,日久不已,因此真阴内乏,不克涵阳,寻至木气横逆,上攻脾胃,反侮肺金,在腹则攻窜作痛,在脘则痞胀不纳,肺气失润,便秘不行,中原将有扳荡之忧,急宜培土柔木,冀能肝平脾苏方吉。

处方:炙龟板 30g、炙鳖甲 30g、油归身 9g、生山药 24g、淡苁蓉 18g、西党参 9g、炒白术 6g、湘莲肉 12g、生白芍 15g、川百合 12g、炒玉竹 9g、火麻仁 12g、柏子仁 12g、核桃肉 4 枚、生甘草 3g,4 剂。

二诊: 1968 年 12 月 30 日。柔木培土之后,腹痛渐定。忽感时邪,形凛恶寒,头疼作咳。发病之后,不忌荤腥,以致积浊恋邪,发热无汗,大便溏泄。先为清解新邪,俾时邪撤后,再议根本之治。

处方:苏子梗(各)9g、荆防风(各)3g、姜半夏 9g、大杏仁 9g、冬桑叶 3g、焦六曲 12g、谷麦芽(各)9g、老木香 2.4g、台乌药 9g、南楂炭 12g、炒枳壳 4.5g、制香附 9g、上广皮 3g、新疆贝母 9g,3 剂。

三诊:1969 年 1 月 1 日。进辛疏宣表,芳开蠲浊之后,寒热已解,胃纳渐开,而咳乃未已,痰恋不净,再为宣化以清余邪。

处方:苏子 12g、苏梗 9g、荆防风(各)3g、姜半夏 9g、大杏仁 9g、大力子 9g、焦六曲 12g、谷麦芽(各)12g、广木香 2.4g、台乌药 9g、南楂炭 9g、炒枳壳 4.5g、制香附 9g、冬瓜仁 12g、生米仁 12g、上广皮 4.5g、姜竹茹 9g,3 剂。

四诊:1969 年 1 月 4 日。诸恙逐渐平复,胃纳亦递增,惟痰恋仍未全清,仍本前意为治。

处方:原方去荆防风、大力子,加温六散 12g、砂仁(后入)1.8g,4 剂。

五诊:1969 年 1 月 8 日。形神俱见爽慧,胃纳又见加增,腹疼全除,而脘痞尚未全泯,浊痰尚有留阻,治本前意不变。

处方:原方续服四剂。

六诊:1969 年 1 月 12 日。前贤有云:"虚人治不应手者,唯理脾为宜。"药宗其说以为治。

处方:西党参 12g、台白术 12g、云茯苓 12g、清炙草 6g、春砂仁 2.4g、姜半夏 12g、上广皮 4.5g、苏子梗(各)12g、藿香 12g、木香 4.5g、南楂炭 18g、台乌药 12g、炒枳壳 4.5g、制香附 12g、谷麦芽(各)18g。

上药共为粗末,分作 10 包,每日煎服一包。

七诊:1969 年 1 月 23 日。扶植中土,胃纳复常,精神焕发,脉亦渐趋有力,再以丸剂缓进,以为固本之图。

处方:甜冬术 30g、生山药 30g、西党参 30g、湘莲肉 30g、清炙草 12g、云茯苓 30g、姜半夏 24g、春砂仁 6g、甜广皮 9g、苏叶梗 30g、台乌药 30g、南楂炭 45g、藿香 24g、木香 9g、焦神曲 12g、谷麦芽(各)30g、生鸡金 18g。

上药研为细末,水泛为丸,每服 6g,一日 2 次,用米饮或开水送下。

附注:数月之后其夫专程来奚村致谢,云服药之后,形体康复,毫无病症,较之前日,判若二人矣。

按语:

此人首诊之时,脉弦急滑利,舌绛无苔,一派阴虚阳亢之象,故有首方之培土育阴之设。及夫三诊之后,苔始外布,由此而知土弱不运,湿邪中阻,致气机为窒,胃气不克上布成苔,形成斯变。故以后之方,皆注重于扶脾化痰,且终以此法收功。由此观之,脉之为诊,可参而不可恃,夫同一弦急滑利之脉,以肝阳亢逆言之,未为不可,然水饮中阻,湿痰内盛者,亦恒见此象。观本症之初,因其无苔而判之为虚阳之亢,及乎腻苔外布,始知脉之弦急滑利,实缘湿痰为祟,而非阳亢之故也。临诊之际，偶一疏忽，即成大错，可不慎欤！又按：由此案看来，苔之与脉，为决病之纲要，然有其常，亦有其变，苟不细心体味，往往为其所蒙，而病终不治，临诊之工，岂可忽视而粗以处之耶！"假"中求"真"，见错即变，胸中绝不横一"我"字。非洞彻本源，能如是乎？！经水过多，为妇科日常所见之症。世人疗此多从气虚、血热中求之。然证之于临床，亦未必尽然。气虚、血热，咸是经水过多之因，此乃持其一端耳。诸如少女之因肾阴未足、肝气疏泄失度，而致量多者，亦不少见；中年妇女因劳思郁怒、气火内郁，致肝脾失协，统脏失权，而经水过多者，亦恒所常见！更有一层，女子至年近七七，诸经气衰，太阴之气虚馁，统摄之权本已内弱，真阴日耗，木气失养，脾运呆滞，湿浊内恋，致成脾统乏用，而木泄过之，其经来如注者，每多见之。由此而观，若一味以益气固摄，清热敛阴中求治经水过多之症，能皆效乎？此等情形，学者能不深思乎！

三、痛经案

朱某，女，26岁，常熟县王庄公社。

初诊：1969年6月8日。湿瘀交阻冲任，平时则带下甚多，经行则腹痛下坠，脉来迟涩，刻适在经前，宜以温经化瘀为主。

处方：苍白术（各）4.5g、粉归身12g、紫丹参12g、冬瓜子12g、生白芍9g、燀桃仁4.5g、生薏苡仁12g、炮姜炭3g、川断肉9g、制香附12g、失笑散9g、地鳖虫3只、生乳没（各）2.4g，3剂。

二诊：1969年6月17日。温经化瘀，行经时之疼痛已大定，前方既效，仍宗原意出入。

苍白术（各）4.5g、炮姜炭3g、生薏苡仁12g、冬瓜子12g、归身尾6.3g、紫丹参12g、炒白芍9g、燀桃仁4.5g、宣红花3g、失笑散9g、制香附12g、生乳没（各）2.4g、地鳖虫3只、川断肉15g，3剂。

按语：

吾吴水湿之地，湿气尤重，操劳农事，湿邪易犯，湿滞阻气，气阻血瘀，入阻胞络而痛经成矣。于温经化瘀之中，加二术、薏苡仁、冬瓜子分利水湿，以去成病之源也。痛经一症，大较之有经前、经时、经后痛三者之别。论源大致有气滞血瘀，寒湿凝滞，气血两虚及肝肾亏损等。其经前痛者，实证居多，固多气滞血瘀，次则寒湿凝滞；经时作痛者，每多营虚气郁，或气血不足；经后痛者，以虚为主，多气血不足或肝肾亏损。然而痛经一症，因方有南北东西之异，地有高下、低�之差，事有工农学、商学之分，故临床见证，亦随之而异，治法亦以此而别。郭氏妇科治此症，每多注重"湿"字，尝云："风寒一症，南方少见，而吾

吴水湿之地,湿邪特甚,其湿阻于下焦,窒闭气机,而致生痛者,农村妇女,十有六七,此由于局于地区职业,而所见不同也。此类病,每多月经稍迟,经前腹痛,甚则纳呆泛呕,纳食痞胀,或浮肿少尿,且其连绵每至经净方缓,总宜温化水湿,开展气机为治,诸如香砂六君、肾着、温经汤之类,皆可选用。"

四、倒经案

金某,女,17 岁,凤凰公社。

初诊:1969 年 7 月 10 日。脾为土脏,土为后天之本,主一身开合之枢机,此乃土疲而开合无权,木失涵养,横决为患,致经来腰痛,鼻衄如注,下则滴沥甚少,先以培土柔木为治。

处方:青龙齿(先煎)30g、生山药 30g、甜冬术 12g、炙黑草 3g、炒牛膝 9g、生白芍 18g、京玄参 12g、川百合 12g、京川贝 9g、粉归身 12g、生地炭 12g、生牡蛎(先煎)30g,3 剂。

复诊:1969 年 7 月 27 日。培土柔木之剂三进,本月未见经来鼻衄,头昏眩晕亦减,是土衰木旺之论言而有证,唯是肝为龙雷将军之脏,易动而难驯,故病虽缓解,脉仍未靖,仍宜培土益金,以制龙雷之火,防其再肇燎原之祸也。

处方:青龙齿(先煎)30g、生山药 30g、北沙参 9g、川百合 12g、京玄参 12g、生白芍 18g、炒牛膝 9g、粉归身 12g、京川贝 9g,5 剂。

按语:

倒经一症,气火有余者多,此乃火旺而血沸也。此例,辨证重在衄而伴有痛经。夫阴虚之下,木失柔养,气火内乱,故横逆为患矣。培土为益营治肝,养阴以生津制木,皆为"壮水制阳"而设。倒经一症,乃是气火有余,迫经血逆上,从口鼻,甚用从眼中而出也。夫脾统血,而开窍于口;肺统气,开窍于鼻;肝藏血,主疏泄,使血海之用。故营阴充足,阳气通降有序,则肝之藏泄有规,血海盈溢不乱。若肺脾气虚,阴血内亏,木失藏泄,则气火内乱,横逆上迫,血海无宁,此皆虚火为患,只宜培益摄降;若暴怒或久郁,以致气火内燔,激血上沸,亦是倒经之因,此实火所为也,是宜苦泄直降。但无论虚实,要知火之上燔,其气先逆,总宜参以降逆顺气之品。

五、带下案

案一

郭某,女,21 岁,本镇东街。

初诊:1972 年 4 月 20 日。中元不足,纳谷不旺,每值经行之前,则带下如注,越四五日后始见经至,其脉软弱而滑,舌则光剥无苔,先以培土益气为主,并以滋养营阴。

处方:西党参 9g、炙甘草 3g、台白术 9g、粉归身 9g、上广皮 4.5g、炙绵芪 9g、绿升麻 0.9g、细柴胡 1.2g、大熟地 12g、生白芍 12g、海螵蛸 9g、生山药 18g、核桃肉 5 枚、龙眼肉 20 枚,5 剂。

复诊: 1972 年 5 月 1 日。培益中元,并养营阴,带下已止,胃纳亦开,然舌仍光剥无苔,脉来依然软弱无力,何则,盖气易聚复而血不易充故也,再从原意出入进治。

处方:炒党参 9g、炒白术 9g、炙甘草 3g、炙黄芪 9g、生山药 8g、粉归身 9g、菟丝子 12g、制首乌 9g、海螵蛸 9g、生白芍 12g、柏子仁 12g、上广皮 4.5g、核桃肉 5 枚、龙眼肉 20 枚,5 剂。

另:归脾丸 10 粒,每日空心时吞服 1 粒。

按语:

经前带下稍增,是属常例。然频年累月经前近周带下如注,除脾气之虚弱,带脉失约之可知以外,其真阴必以此而日匮,故有舌苔先剥,胃呆纳差之现,以李呆补中益气培益中元,参摄养奇经之品固填下元,使脾统而肾固,则带无由泄矣。

案二

金某,女,39 岁,凤凰公社。

初诊: 1971 年 12 月 24 日。脾气中乏,统摄无权,带下如注,频年漏泄,由此肝肾之阴大耗,肝失所滋,则木气上侮,中脘时疼,脉来细弱而迟,舌苔中剥,以培土滋肾柔木合进。

处方:西党参 12g、云茯苓 12g、大熟地 15g、砂仁 1.5g、生炙芪(各)6g、生山药 24g、甜冬术 12g、炙甘草 3g、杭白芍 12g、炒当归 9g、菟丝子 12g、桑海螵蛸(各)6g、川断肉 12g、淡吴萸 1.5g、厚杜仲 12g、湘莲肉 9g、龙眼肉 9g,5 剂。

复诊: 1972 年 1 月 1 日。培土滋肾柔木之剂五进,已有著效,再从原意扩展。

处方:西党参 30g、甜冬术 30g、杭白芍 30g、川断肉 60g、云茯苓 30g、生炙芪 30g、全当归 30g、厚杜仲 30g、大熟地 48g、生山药 60g、菟丝子 30g、陈阿胶 30g、炙龟板 30g、炙黑草 12g、桑海螵蛸(各)30g、炒川芎 9g。

上药微炒,杵为粗末如麻子大,每日称用 15g,水煎服二次。

按语:

带下何能久泄,非脾气之弱不为,木气何能偏激,非真阴之匮不能,真阴何以为匮,乃带下之久泄所致,层层相因,互为因果,今培脾为止带而设,滋肾为柔木而进,制肝为实脾而用,因从证辨,药为因设,兼标本缓急于一方,故得效尤速。

案三

徐某,女,37岁,凤凰公社。

初诊:1968年12月18日。小产之后,冲任空乏,水湿之邪,乘虚内犯,浸淫所至,延及带脉,带失约束,以致白淫汩汩下注,淋漓不已,腰酸无力,脉来沉迟,舌苔深布而抽心,宜滋培奇经,兼利水湿。

处方:生白术15g、生山药30g、炒党参9g、生白芍9g、细柴胡1.8g、车前子9g、炒茅术4.5g、清炙草3g、上广皮24g、炒川断9g、粉归身12g、制狗脊12g、菟丝子12g、桑海螵蛸(各)6g,5剂。

复诊:1968年12月26日。大队滋培,兼以分利,带下已止,腰酸亦减。舌苔化为光剥,足证元阴真气两相耗乏,尚宜大队滋培,以固根本。

处方:甜冬术9g、生山药18g、西党参12g、炙绵芪9g、生白芍12g、细柴胡1.5g、清炙草3g、大熟地15g、甜广皮4.5g、炒川断12g、粉归身9g、制狗脊12g、菟丝子12g、龟板胶9g、桑海螵蛸(各)6g,5剂。

按语:

白带甚者,似泔如注,日久淋漓,是谓白淫,皆虚多实少,尤宜固摄下元,其累之深,不异于男之滑泄。此例滋培奇经,敛其所不当失,兼以分利,去其所当去。杂草清除,更宜塞漏固堤,浇水添肥,促其物生。

案四

杨某,女,31岁,凤凰公社。

初诊:1968年12月25日。湿邪中阻,遏塞中阳,气失宣展,郁滞攻窜,由此脘痞而疼,时时作嗳,带下如注,脉细而滑,舌苔白腻,拟以温开化浊,俾阴霾开而阳得宣通。

苍术3g、白术9g、上广皮4.5g、赤白苓(各)9g、公丁香1.5g、老苏梗9g、建泽泻12g、生薏苡仁12g、生山药12g、生白芍9g、川桂枝2.4g、粉归身9g、炙甘草3g、制香附9g、伏龙肝30g,3剂。

二诊:1968年12月30日。温开之后,带下已稀,胃纳大开,脉来亦较前显豁流利,盖湿邪化而阳得展,气机有回复之兆,是当因势利导,以求贯彻大功。

处方:甜冬术 12g、生山药 12g、西党参 6g、生白芍 9g、车前子 9g、粉归身 9g、炙甘草 3g、上广皮 2.4g、黑芥穗 1.5g、细柴胡 1.8g、焦神曲 12g、谷麦芽(各)12g,3 剂。

三诊:1969 年 1 月 3 日。培土化湿,诸症均已好转,再从原意出入,以善其后。

处方:甜冬术 12g、生山药 12g、西党参 9g、菟丝子 9g、生白芍 9g、车前子 9g、粉归身 9g、炙甘草 3g、炮姜炭 3g、炒茅术 4.5g、上广皮 4.5g、黑芥穗 1.5g、桑海螵蛸(各)6g,5 剂。

按语:

中气内虚,积湿下趋,故带下如注;脾虚之下,木气易尤,而攻窜痞疼,嗳气频作矣。脾喜温燥,俾能开化积湿,然肝喜柔养,非其所宜,此类案绝不能纯顾一面,总宜彼此相虑,方能图功,否则一味温燥分利,激怒肝木,气火逆乱,为害非浅。

又按:带下之称,广言之为泛指诸妇人之疾,狭义之则为女子下阴,下物绵绵之似带而言。就后者言之,古人多以五色合五脏,分之以赤白青黄黑及杂色等带,其议治之法,于妇科专著,论之详矣。然而,带下一症,临床以白带最为常见,其次黄、赤、黑、青五色相递次之。但不论其因脾虚、肾虚、肝郁、湿热、火毒成带,若频年累月,久泄不已者,要知总是日久脾肾两伤,久漏内匮奇经,否则其邪怎能久留于下而为患乎?除却因湿热、大毒较盛者,须兼治之外,总宜培益脾肾、滋摄奇经,柔制肝木为治。即使湿热、火毒为患,每当积邪渐清亦当以此法收功。至于肝郁一证,更以肾虚气滞为多,只宜小参疏理而矣。观所录四例之治,或可小益其思。

六、产后恶露不绝案

周某,女,30 岁,常熟县王庄公社。

初诊:1969 年 1 月 14 日。

产后两个月余,恶露淋漓不净,色甚鲜艳,左手三部之脉,皆软弱细小无力,而右手则弦劲不和,真阴内匮,不能固气,致其不循常规而外越,而血亦随之而泄,急宜滋培下元,固摄正气,以防崩漏之虞。

处方:花龙骨(先煎)30g、生牡蛎(先煎)30g、西党参 9g、清炙芪 9g、大熟地 15g、生白芍 12g、粉归身 9g、净萸肉 9g、川芎片 3g、阿胶珠 9g、桑螵蛸 9g、炒川断 12g、厚杜仲 12g、生山药 12g、甜冬术 12g、制香附 9g,3 剂。

附注:四日后其夫来云,服一剂后,漏下即止。

按语：

产后漏红两个月，无腹痛且色鲜艳，非血瘀可论。若据血之鲜，当虑血热，淋漓两个月当责气虚。但右脉不该弦劲，左脉不应细弱，故取真阴内匮，不摄虚阳论治。重在填益真阴固摄虚阳为主，参益气以宁络血为辅，其效若桴鼓。苟知物有常理，亦有异变。观此案之治，或可为恶露不绝，旁开一面。恶露不绝，观古人之论，主血瘀者多，以致有俗习——产后必服生化、益母类之方，要知妇人涉产，气血已为大伤，若无瘀滞之证，而妄进通利，使新者无留，旧者日去，致漏下不止，甚或崩注者亦非鲜矣！每致虚而复损，不亦恕乎！故张山雷有"产后无瘀，本非概用攻破之症，苟其体质素薄，血液不充，即使恶露无多，而腹无胀痛之象者，即不轻投破血之药，如囿于俗见，则袭粮榨油，势必损伤冲任，崩脱变象，驾不为虞"之慨。总之恶露不绝，恶血不去若能成立，当有显证可辨。然产时用力过久，气伤不摄，络损血渗，或产时血去过多，阴血暴伤，肝木内乱，藏泄失常，或阴匮于下，虚火内燔，或产时久艰，奇经之气伤损，无摄胞脉，皆能致其漏下不断，是须临床辨别清楚，方能用药无误。

七、产后腰痛案

何某，女，23 岁，凤凰公社。

初诊：1971 年 9 月 10 日。产后下元不复，积湿蕴浊，阻而不化，腰疼溲混，缠绵数月，叠治无效，今先以扶益下元，兼以化浊。

大生地 9g、生白芍 9g、粉归身 9g、焦白术 9g、云茯苓 12g、生炙草（各）1.5g、失笑散 9g、川芎片 2.4g、生薏苡仁 12g、川断肉 9g、厚杜仲 9g、制香附 9g，3 剂。

另：大黄䗪虫丸 6g，每次 5 粒，一日 3 次，用水送服。

二诊：1971 年 9 月 14 日。益元化浊，相并而进，腰疼已止，小溲亦清，再从原意损益。

大熟地 12g、生白芍 12g、粉归身 9g、焦白术 9g、云茯苓 12g、生炙草（各）1.5g、失笑散 6g、川芎片 2.4g、生米仁 12g、炒丹皮 3g、川断肉 9g、厚杜仲 12g、制香附 9g、红鸡冠花 9g，5 剂。

另：大黄䗪虫丸 9g，服法同前。

按语：

产后腰痛，虑及肝肾之亏，亦是理所当然。但不究溲混不清何来，乃瘀浊化热所致，前医补虚，而不晓攻实，故终鲜效也。产后腰痛，恒所常见。尤以农妇为多，且虚中夹实较纯虚纯实者，更为常见。前人多以瘀血立论，此类纯实之证，毕竟少见。临床辨治，当分虚实。实者多痛如刺似锥，虚者少痛，酸多而不任重;实者终日作痛或阵作其疼,动后感舒,虚者夜间为甚,晨时尤重,甚者感中空无物;实者少全身之症,虚者每多兼证,至于虚实夹杂之症,明了虚实之分,亦不难分虚实之变矣。此类情形极多,不可不知,所谓"产后多虚、多瘀",理宜常思。

八、产后伏邪案

案一

杨某,女。28 岁,本镇染织店。

初诊:1971 年 8 月 28 日。产前暑湿之邪,伏至产后而发,寒热起伏,延绵迄今,两月不解,苔尚浊腻,脉犹浮数,邪尚逗留于气分,宜芳化宣泄。

处方:豆卷豉(各)9g、苏藿梗(各)9g、鸡苏散 12g、生薏苡仁 12g、广郁金 6g、赤白苓 12g、绿豆衣 9g、金银花 9g、青蒿梗 9g、大连翘 9g、象贝母 9g、真佩兰 4.5g、西瓜翠衣 9g、田字草 3g,3 剂。

复诊:1971 年 8 月 30 日。

三进芳化宣泄,诸症大减,苔化未净,热退而未清,脉来濡弱仍有数意,再从原方增损,以清渊薮。

处方:豆卷豉(各)9g、香青蒿 9g、白蔻仁(后入)2.4g、杏苡仁(各)9g、鸡苏散 12g、云茯苓 12g、广橘白 9g、广郁金 6g、苏藿梗(各)9g、真佩兰 3g、西瓜翠衣 9g,3 剂。

按语:

苔见浊腻,脉仍浮数,且产娘在暑,暑必夹湿,虽寒热起伏,实非柴胡汤、黄龙汤之类所宜,故仍从暑邪留恋气分例治。病虽在产后,但无虚象,当以祛邪为主,邪去正自能复矣。

案二

顾某,女,29 岁,南丰公社。

初诊:1971 年 12 月 16 日。产前伏湿,至产后感寒而发,迄今二年,叠治罔效,刻心悸胸闷,胃纳不思,形凛畏寒,舌苔白腻,而质甚红,脉象沉伏而数,此像伏湿之明征,先为芳化开浊。

处方:苏藿梗(各)12g、大杏仁 12g、老川朴 3g、淡干姜 4.5g、姜半夏 15g、焦苍术 6g、上广皮 4.5g、旋覆花 12g、广郁金 9g、炙远志 6g、石菖蒲 4.5g、生米仁 30g,5 剂。

复诊：1971 年 12 月 20 日。辛温宣解，芳香开浊，诸恙悉退，刻唯胸中痞闷，每至午后转剧，甚则气逆似喘，不能安卧，且咳痰不爽，苔仍白腻，脉象沉滑不扬，膈上之积浊尚盛，再为宣化豁痰。

处方：苏子梗（各）12g、炒全蒌 12g、枳实壳（各）3g、老川朴 3g、淡干姜 3g、姜汁半夏 12g、炒茅术 3g、上广皮 4.5g、旋覆花 12g、赤白苓 12g、广郁金 9g、台乌药 9g、石菖蒲 1.5g、粉归身 9g、炙远志 9g、姜竹茹 6g，5 剂。

附注：初复之间，悬空两月，当有脱录。

> **按语：**

前医但知产后有虚，不知产后亦有实证，妄进滋养，无怪湿积久缠，气机碍室，致营卫失调，外邪易乘，疾延二岁而有增无减，下工如不明医理，实可怒哉！今证无虚象，无须虑虚，邪净自然正安。尤当知，此处舌红热象，乃湿邪久郁而生，无须问及，湿邪能去，热无所依，自能解之。况前医已进如此补益之剂。产前有疾，万不能忽视，总宜早治，应于产前治愈，否则延至产后，每多缠绵，日久必伤正气，积邪每不易解，致延时日者众矣。然不论何邪，如若延至产后，如无体虚象，尤宜先去其邪，绝不可因循苟且，使邪气久留，复伤正气，万万不可惑于朱震亨之"产后必大补气血为先，虽有他症，以末治之。"一味进补，以致恋邪，还是张介宾之"产后气血俱去，诚多虚证，然有虚者，有不虚者，有全实者。凡此三者，但当随证随人，辨其虚实，以常法治疗，不得有诚心概行大补，以致助邪。"为当。此言十分忠恳，学者是宜切记，卑可借助于明辨产后诸症。

九、产后自汗麻木案

谢某，女，28 岁，凤凰公社。

初诊：1969 年 1 月 24 日。产中失血，虽曰伤阴，实则阳亦随之而耗，患者产后已越两月，寐则自汗，两腿麻木乏力，舌苔中剥，脉来虚软，迟而无力，气营两虚，宜为双扶。

处方：西党参 9g、甜冬术 9g、炙甘草 3g、云茯苓 12g、川芎片 2.4g、大熟地 9g、春砂仁（后入）1.5g、生白芍 9g、川桂枝 1.5g、粉归身 9g、炙黄芪 9g、川断肉 9g、炒牛膝 9g、老生姜 2 片、大红枣 5 枚，3 剂。此方连服 6 剂。

复诊：1969 年 2 月 9 日。服前方之后，两足之麻木，及寐中汗出虽已皆除，然脉仍迟弱乏力，苔薄未复，气营之耗损者，未克全复，尚须原方续进。

处方：前方加炒杜仲 12g、龙眼肉 12g，去老姜、红枣，5 剂。

> **按语：**

自汗乃阳虚失固之象，麻木乃血虚失濡所为，证在产后所见，舌苔光脉软，纯属虚象,故崇朱震亨之议进治。自汗、麻木二症,前已述之,今于产后见此等症,更宜从气血两虚中求之。朱震亨之"产后必大补气血为先,虽有他症,以末治之"之论,于此等多虚之症,或可借一议。夫读古人书,贵在贯通活用,绝不可死于句下,否则守株待兔,能有得乎! 且麻木一症,见于产后若日久不愈,亦当虑及"瘀滞"二字,切记。

十、产后胃痛案

俞某,女,25 岁,凤凰公社。

初诊:1970 年 6 月 5 日。新产之后,气营交疲,加以素体湿盛,积饮中阻,中脘痞疼,胃纳不进,脉来弦迟少力,是宜益气养营,兼以培土化湿。

处方:炒归身 12g、甜冬术 9g、云茯苓 12g、炙黄芪 9g、炒枣仁 12g、炙远志 6g、老木香 4.5g、炒党参 12g、川断肉 10g、姜半夏 9g、老苏梗 9g、柏子仁 12g、厚杜仲 9g、龙眼肉 9g,4 剂。

复诊:1970 年 6 月 10 日。益气养营,兼以培土化湿之后,胃纳渐开,痞疼亦减,脉来依然弦而不耐重按,奇经之损未复,仍宜以原意为主。

处方:炒归身 9g、炮姜炭 1.8g、甜冬术 9g、云茯苓 12g、炒党参 9g、菟丝子 9g、楂神曲(各)12g、制香附 9g、川断肉 9g、老苏梗 9g、杭白芍 9g、生山药 9g、炙黑草 3g、甜广皮 4.5g、泽泻 9g,4 剂。

按语:

刚涉新产,气营之虚未复,伴见脘痞纳呆,脉来弦迟,是属虚中夹实(湿浊),主以归脾合四君加减,续则兼顾其肾,以复冲任之损而收功。

十一、产后麻木案

王某,女,21 岁,常熟王庄公社。

初诊:1971 年 12 月 18 日。产后未复,即行劳作,湿浊之邪,乘虚而入,致腰及四肢之节骱,酸重麻木,甚则酸痛作肿,发热有汗不解,先为芳化宣浊。

处方:苏藿梗(各)9g、真佩兰 3g、炒茅术 3g、宣木瓜 4.5g、木防己 6g、香青蒿 9g、赤猪苓(各)12g、生薏苡仁 30g、温六散 12g、粉归身 4.5g、泽泻 12g、丝瓜络 9g,3 剂。

复诊:1971 年 12 月 20 日。麻木全除,下肢疼肿已退,唯左手尚觉酸疼,脉来已不甚数,但滑利之意尚在,积湿未清,再以原意出入。

处方:苏叶梗 9g、炒茅术 3g、老川朴 3g、木防己 6g、香青蒿 9g、软白薇 6g、忍冬藤 12g、赤猪苓(各)12g、生薏苡仁 30g、淡子芩 3g、左秦艽 6g、宣木瓜 4.5g、炒归身 4.5g、丝瓜络 9g,4 剂。

按语：

经云："虚邪贼风，避之有时。"产后气营未复，即行操劳农事，致虚邪入袭，留于气营难到之所，邪阻而气血运行涩滞，不营其地，而麻木、酸痛、疼肿作矣，主以宣化以却留邪，使筋络无滞，血气畅流，年在青壮，邪去则正倦易复，故无须养正。

十二、产后眩晕案

徐某，女，27岁，凤凰公社。

初诊：1972年5月29日。产后四旬余，气营两亏，耳鸣头眩，体倦无力，脉象迟弱，以气营双扶为治。

处方：炒党参6g、云茯苓12g、焦白术9g、炙甘草3g、粉归身9g、杭白芍9g、菟丝子9g、川断肉9g、生山药12g、上广皮4.5g、川芎1.8g、杜苏子12g，4剂。

另：归脾丸6粒，每服1粒，一日1次。

复诊：1972年6月4日。气营双扶之后，头眩耳鸣，肢麻体疲诸症，虽皆递减，而脉来依然未复，胃纳尚不太旺，正元尚未充沛，仍须持其原意以进。

处方：炒党参9g、云茯苓12g、焦白术9g、炙甘草3g、大熟地12g、粉归身9g、生白芍12g、制狗脊9g、菟丝子12g、川断肉12g、川芎片1.8g、生山药12g、上广皮4.5g、厚杜仲12g，5剂。

另：归脾丸10粒，服法如前。

按语：

古人有"十眩九虚"之说，观此案，乃虚眩之范例，然年在青壮，又值产后，虽主气血之弱，但孕育乃奇经所主，必累肝肾，故治亦主归脾合八珍加减，调益气营为主，其佐以培脾益肾，为顾及根本也。

十三、术后便秘案

浦某，女，54岁，凤凰公社。

初诊：1968年12月25日。肝肾之阴久乏，致木失涵养，反侮脾土，因此胃纳不进，大便秘结不行，少腹剧痛如刲，形瘦神疲，脉象弦数无力，急宜滋水柔木，兼扶中元，以防变起仓卒。

处方：西潞党12g、生山药9g、粉归身9g、杭白芍9g、大熟地12g、柏子仁12g、火麻仁12g、炒枣仁12g、淡苁蓉15g、甜冬术12g、阿胶珠9g、炙龟板60g、炙鳖甲60g、川断肉12g、厚杜仲9g，5剂。

附注:浦某在某医院行子宫癌切除手术后,即见便秘不行,始则腹胀,继则疼痛,虽行灌肠导便等法,终鲜效果,两旬以后,人益困疲,形将不测,乃出院求治。是方服一剂后,即便行痛定,一夜安寐,越晨觉饥肠辘辘,急思饮食,二剂以后,即能起床行走。草木之灵,用之得当,其应验之神,竟至于斯,昔人有云"神也者,妙万物而为言者也。"观斯,岂不信然,孰谓吾华医术之为唯心耶! 殆未之思乎!

按语:

妇人七七,诸经之气全衰,亡血而做手术,阴津之内耗更甚,便秘故属意中之事,其少腹之剧痛,乃真阴内匮,木气横窜之变。用药从滋填肝肾,制约木气而进,则西医棘手之症,竟豁然而除。

十四、气郁案

万某,女,36 岁,常熟县王庄公社。

初诊:1971 年 8 月 19 日。丧子之后,悲思抑郁之气,结聚胸中,面色惨淡不泽,言语低弱不扬,先为理气开郁,并以培土和中。

处方:苏梗 9g、苏梗 3g、广郁金 6g、台乌药 9g、老木香 3g、焦六曲 12g、粉归身 9g、厚杜仲 9g、生山药 24g、制香附 9g、细柴胡 1.8g、焦白术 12g、杭白芍 9g,4 剂。

复诊:1971 年 8 月 23 日。理气和中,胃纳大增,面色有泽,再为滋益以善其后。

处方:西潞党 9g、云茯苓 12g、制香附 12g、川芎 3g、甜冬术 12g、桑海螵蛸(各)9g、炙甘草 3g、生白芍 12g、粉归身 12g、生山药 18g、大熟地 12g、川断肉 12g,5 剂。

按语:

悲思肺脾同伤,血源内匮,气运呆滞。首诊培脾开郁以泄其实,先治其气,复诊滋培中下,以补其虚,续养其营,气营得复而畅行,其郁能消。然此类病尤宜怡情,以助药力,否则终少功效。

十五、乳核案

陈某,女,25 岁,沙洲县建筑公司。

初诊:1971 年 5 月 24 日。营阴不足,肝气失和,痰气交阻,右乳乳核作痛,先为益营和肝化痰。

处方:粉归身 9g、制香附 9g、细柴胡 2.4g、炒蒌皮 9g、台药 9g、老木香 4.5g、象川贝(各)4.5g、台白术9g、天竺黄9g、山慈菇9g、广郁金6g、生僵蚕4.5g、上药共为细末,每服3g,一日2次,开水调服。

复诊:1971年6月19日。益营和肝,宣络豁痰,乳房之疼痛已为大减,核已化软,惟绵肿未消,宜原方踵进。

处方:粉归身12g、炒丹皮6g、制香附12g、细柴胡2.4g、台白术9g、老木香4.5g、象川贝(各)4.5g、台乌药9g、山慈菇9g、广郁金9g、炒蒌皮12g、生僵蚕4.5g、广陈皮4.5、橘络1.5g、陈胆星6g、云茯苓12g,共为细末,服法如前。

按语:

乳核一症,诊时当须别于乳癖。夫乳核乃是乳中结块,频作疼痛,推之不易移动,肤色不变,或伴漫肿,日久为乳岩,乳痨之渐,无论男女皆能见之。乳癖,乳中虽亦有结块,但不甚硬,常无疼痛,活动甚佳,形多长圆,且时大时小,每因情志波动,而有增减,增时稍有胀痛,女子多见,每于经前加重,甚者引腋,终不成为大患。前者以浊痰瘀阻交结所成,主以化痰软坚佐以理气和营;后者以郁气滞痰所致,宜培脾疏肝,解郁化痰为治,更宜怡养情性。乳核,从痰气交阻治,此众人所知。并证见乳房之漫肿绵软,故更添归、术以益气营,攻邪养正并顾,故收效尤捷。

十六、单方两则

产后瘀阻成瘕案

藕节之能治鼻息,已如上述,藕汁之功用,又有可言者,录之享诸公。聘璋兄尝语余曰,昔年其夫人初生长子,匝月以后,恒觉少腹痞满,不以为意,惟自此纳日减,人渐瘦,越七八月,脐下症结如碗,按之成形,经多医治之不效。后就诊于上海恽铁樵先生,所处方药,较前医亦无大异,亦一行瘀理气之方耳。惟嘱每日须服鲜藕汁三次,每次一大碗,燉温乘热服之,连进至三日,少腹微鸣,隐隐疼痛,有似娆至,急为登圊,视之,所下之物,如漆如胶,黏滞秽恶,臭不可闻,所下不少,腹乃大舒,按之,痞块去前之半,如是数日,所下渐少,瘕解而胃纳日增,未及再诊,即已痊愈,期年而生次子,由此可知藕能散流血之功矣,又前人言,产后忌冷物,独藕不同生冷者,为其破血也。观此,先哲之论为不虚。

产后乳痈案

新产之后,乳汁上涌,而小儿方生,需量尚少,故易瘀积,或则乳头腺孔阻塞,流乳不畅,致乳汁留阻于乳房,由此瘀而成块,块久成脓。此病凡新产之妇,几乎十有八九,近据林先生济青述及其同窗李恩威君,有一单方,专用于乳房初结块而未成脓时,颇有卓效,可云百发百中。只用山慈菇一味为末,每服五分,一日二次,开水送下,连服二三日即消,外用冲和膏敷患处(冲和膏方见《丁甘仁医案中》)。山慈菇之药治效用,张氏山雷言之甚详,节录之如下,以供用者之考核焉。张氏曰:山慈菇味甘微辛,能散坚消结,化痰解毒,其力颇峻,故诸家以为有小毒,藏治痈肿疮瘘,瘰疬结核。

(郭 恒 王利红)

第十二章　邹氏女科

【历史渊源】

　　吴中邹氏女科始于邹俊才。邹俊才(图 12-1),字元杰,号济庐,昆山张浦镇周巷村人,生于 1900 年(清光绪廿六年),卒于 1954 年 11 月 4 日,自幼颖异,攻读儒书,博通诸经。14 岁师从甪直名医汤逸生学习中医内科 3 年,复投师昆山戴莲汀学习中医女科 2 年,19 岁学成返回周巷悬壶。由于基础扎实,治病良效,声誉鹊起。1938 年迁居县城宣化坊设诊开业,因屡起沉疴,遂医名大噪。1946 年 2 月与同道组织成立昆山中医师会,被推选为常务理事,1948 年 1 月任代理事长。新中国成立后当选为县第一、第二届人民代表。1950 年任县中医工作者协会副主任委员,1953 年 4 月与同道一起创建城区新生联合诊所,并任首届主任。邹俊才每日白天诊务繁忙,病家多达百号以上;入夜常灯

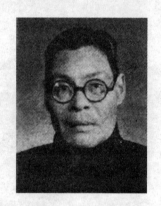

图 12-1　邹俊才像

下精研医经,攻克疑难杂症,往往通宵达旦。故诊治危重病症,有胆有识,常能应手奏效。邹俊才皮肤黑苍,又对疑难危重病多能一帖药扳转,故人称“邹铁头一把抓”和“邹一帖”。邹俊才业精内、妇、外科,擅长伤寒、温病及女科杂症,还自制丸、散、膏、丹,疗效颇佳,为世称道。性情敦厚慷慨,遇贫病者就诊,予以义诊送药。由于长时间的繁重医疗工作,终致积劳成疾,1954 年 11 月 4 日在诊所诊疗 80 多位患者后倒在椅上,经抢救无效,至深夜溘然长逝。遗有《济庐医案》一册。邹俊才岐黄之外,酷嗜书画,精行草书,擅画梅竹;又热心提携后学,收学生 12 人,为培养本县及外县各医疗单位的中医骨干,继承、发展吴门医派作出了贡献。其长子邹贞白,弱冠随父学医,承家传。1947 年复投上海女科名医朱小南门下 2 年,得奥窍而归。新中国成立后入城区新生联合诊所(后

更名为玉山镇医院)行医,1958年赴南京中医师进修学校(南京中医学院前身)学习3年。邬贞白资质聪慧,日夜研习岐黄之术,故声誉更隆,如1962年乙型脑炎大流行时期,邬贞白往往药到病除,活人无算。之后,邬贞白以内、女科为主要治疗对象,并女科最为有名,日诊150~200人,昆山地方志(图12-2)描绘为盈门溢户。因邬贞白小名叫葆明,凡市乡咸呼为"保命先生"。

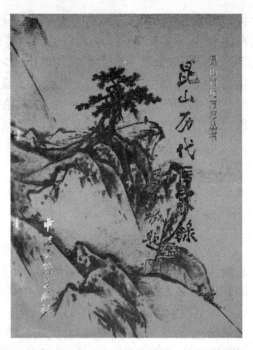

图12-2 昆山市地方志——《昆山历代医家录》

邬良岗,邬贞白次子,18岁随父学习中医,当时父亲有学生4名,上午侍诊抄方,下午研读中医书籍,课本为第一期五院(南京、北京、广东、成都、上海中医学院)审定的中医本科教材。父亲逝世后,又随玉山医院王志贤老中医侍诊中医内科2年,并先后在玉山医院、南港乡及陆场乡卫生院工作20余年,1981年底调入吴县望亭镇卫生院(相城区中医院前身)工作至今(图12-3)。先贤章太炎先生曾言:"中医之成绩,医案最著,欲求前人之经验心得,医案最有线索可寻,循此专研,事半功倍"。故邬良岗先生喜读医案,明朝江瓘《名医类案》,清朝魏玉璜《续名医类案》喻昌《寓意草》等列代各家医论、医案无不收集。从经典文献、流派学术、临证思维、用药特色等各方面进行解析、阐释,获益良多,对叶桂医案所言"不必孜孜论病,存体为要"更是感触颇深。凡病久体弱,如漏下日久,气血两亏,气随血脱,其擅用四逆汤加参、芪等,获效甚多,一般3~4剂,血可止而精神身体恢复快。善后补土补血得愈。不必拘泥于常规用法,视患者体质为定治法。妇女之病不

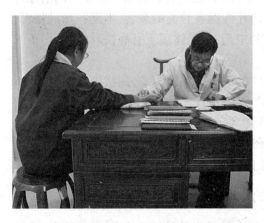

图12-3 邬良岗坐诊

同于男子者,惟经、带、胎、产等病而已。只要月经通调,则少生他病,故治疗妇科之病,以调经为首要。引起月经失调的原因很多,治疗调畅气血为主,所以调经之药不宜呆滞。不尽之说,均以辨证为治。由气滞而凝血者,先调气为主,活血为佐;由伤生冷,当温通。凡经水不通,少腹痛者,在血海,当治血分,血随气行,少佐调气之品等。不一一尽述,总临证可灵活变通,要勇于实践,以检验医案之效。"直治其本"是邬良岗治疗准则。

【学术思想】

一、治病必求其本

治病求本是邬良岗医师重要的学术思想特征。所谓本,就是疾病的本质。正确认识局部与整体的关系,是治病求本的前提。中医学认为,人是一个统一的有机整体,整体观念和辨证施治是中医学的重要特点。邬良岗指出:"在临床必须掌握年龄的长幼,形体的强弱,阴阳的偏盛,四时季节气候之常变,生活的情况,意志之苦乐等。所以有同病异治,异病同治,谨守病机,各司其属,这是辨证施治,掌握常变的重点。把理论搞明白了,临床上就不至于出现仓皇失措,阴阳混淆,表里不分,寒热颠倒,虚实莫辨等盲目施治,而能做到处常应变,治病求本。"

治病求本,正确的掌握正气与邪气的关系。《黄帝内经》曰:"正气存内,邪不可干,邪之所凑,其气必虚。"这说明人类疾病的发生、发展和转归的过程,是正邪斗争胜负消长的过程。邬良岗提出"无病早防,保持正气,有病去邪,切勿伤正"的观点,就是要告诉我们必须注意正气这一根本,掌握扶正以祛邪,祛邪以养正的辩证关系,若只见病不见人,单纯以祛邪为目的而不顾正气的治疗方案,殊失治病求本的原意。邬良岗治疗慢性盆腔炎的患者,不是一味的祛邪,而是扶正祛邪,经常配伍健脾补肾的中药,正是体现了有病祛邪,切勿伤正的观点。

治病求本,正确辨清病因与症状的关系。病因为本,症状为标,必伏其所主,而先其所因。邬良岗对于崩漏的诊治,他首先提出要区分阴阳,视其月经的期量色质,从而辨别阴阳的偏盛或偏衰。强调"求因为主,止血为辅"。所谓求因,就是要抓住疾病的本质,抓住主要矛盾,就是要从整体观念出发去分析疾病,认识疾病,综合分析,去粗取精,去伪存真,由表及里,由此及彼,治病求本。

二、强调脾胃在女科疾病中的作用

脾为气血生化之源,运化水谷、输布精微。凡月经之能潮,胎之能养,乳汁之能化,无不赖脾胃所化生之气血以充养。脾又主中气。血之能循环运行,赖脾气统摄。经、带、胎、产、乳生理有常,与脾的生化、运行、统摄的生理功能有着密切的关系。胃为多气多血之腑,胃经下行与冲脉相会于气街以冲盈血海,故有"冲脉隶属于阳明""谷气盛则血海满"之说。胃主受纳与腐熟的功能正常,则气血充足,血海满盈,乳汁亦充盛。说明月经的化生、乳汁的生成和分泌,都与胃气有直接的联系。脾与胃相表里,经络相互络属。同为气血生化之源,正如《妇科经纶》所说:"妇人经水与乳,俱由脾胃所生。"著名医家李杲有"内伤脾胃,百病丛生"的观点。脾胃健旺,精血充沛,血海充盈,经候如期,胎孕正常,产后乳汁亦多;反之,则化源不充,气血失常,导致多种女科疾病的产生,其主要表现,有以下三个方面。

1. 运化失健 邬良岗认为脾之运化功能,包括运化水谷精微和参与体内的水液代谢。食物经过消化之后,其中精微物质由脾来吸收、转输,以营养全身。《灵枢·决气》说:"中焦受气取汁,变化而赤,是谓血。"指出血液是由中焦脾胃的水谷精微化生而成。盖妇女以血为本,其经、孕、产、育皆以血为用。若脾胃虚弱,运化失控,不能生血,则营血亏乏,可致月经过少,甚至闭经,或孕后胎失所养而滑胎、小产,或产后乳汁稀少。此外,脾胃失运,则水湿停滞而成带下、子肿,或痰湿阻滞胞宫以致不孕。

2. 统血无权 邬良岗认为脾主统血,是指脾脏具有统摄血液,使其循行常道,不致溢出脉外的作用。而脾脏之所以能统摄血液者,因与其经脉循行有关。《灵枢·经脉》说:"脾足太阴之脉……其支者,复从胃,别上膈,注心中。"又说:"脾之大络,名曰大包……此脉若罢络之血者,皆取之脾之大络脉也。"由于心主行血,足太阴经有支脉与心相通,且脾之大络又能包罗诸络之血,故脾脏与血液循环息息相关;另一方面,脾为气之源,气为血帅,血随气行,故脾之功能正常,元气充足,则气能摄血,使血液循脉道而行。因此,脾胃气弱,统摄无权,致成各种失血证候,如月经过多、崩漏、胎漏等症。

3. 升降失常 邬良岗认为升降是脏腑功能之活动,脏腑之间必须有一升一降之活动,才能产生功能,维持生命活动。所谓"脾升",是指脾将饮食之精微上归于心肺,布化运行全身;所谓"胃降",是指胃将经过初步消化之饮食下移于肠中,并使代谢之废料由肠道排出体外。故脾升胃降,彼此协调,互相依赖,保持活动平衡,始能完成饮食之消化、吸收和排泄功能。若脾胃升降失常,就会出现病变,如脾气不升而反下陷,可致月经过多,甚则崩漏;或升举无力,而见子宫下垂;或胎元不固,出现滑胎、小产等症;或脾不摄津,引起白带淋漓;胃气不降而反上逆,导致经行恶心,妊娠恶阻等。

调理脾胃法则在妇科临床上的运用:邬良岗指出调理脾胃法则含义较广,其方法较多,诸如健脾益气、运脾化湿、调中理气、和胃降逆、滋养胃阴、温补中阳等等,在妇科临床的运用极为广泛。

(1) 月经过多:系由脾虚气弱,统血无权而见经来量多如崩,临床治疗以健脾益气为主,方用补中益气汤增减,使脾土健旺,元气充足,则统血有权,月经自调。

(2) 闭经:大都为脾虚湿滞,湿阻胞宫,冲任不利,则经闭不行。治宜健脾利湿为主,佐以活血调经,脾健湿化,胞脉通利,则经水自行。

(3) 白带:多由脾虚湿滞而成,临床多用傅山的完带汤,健脾祛湿为主,俾脾运得复,水湿无以留滞,不止带而带自止矣。

(4) 先兆流产:大多系气血虚弱,脾肾不健,使胎失所养,或胎元不固所致。临床治疗当以健脾益气,补肾安胎之法。

此外,邬良岗还指出,药物入口,必须依赖脾胃的消化、吸收才能发挥其治疗作用。倘若脾胃不健,运化不良,纵有良药,亦不能达到预期的效果。故在应用滋阴养血方药时,要适当佐以理气或助消化的药物,如陈皮、枳壳、山楂、神曲、谷麦芽、鸡内金等,使之补而不滞,滋而不腻,故无碍胃之弊,以利于消化吸收。在应用清热解毒药物时,亦要防止寒凉太过,克伐胃气。如白花蛇舌草、土茯苓等清热药物性平和,既能清热,又不伤脾胃。

三、强调情志在女科疾病中的作用

七情,是指喜、怒、忧、思、悲、恐、惊七种情志变化,是人类对外界刺激因素在精神情志的反映,也是脏腑功能活动的情志体现。五脏化五气,以生喜、怒、思、忧、恐,适度的七情,能舒发情感有益健康,属生理性。七情太过,如突然、强烈、持久地作用于人体,超过了机体防御或自我调节范围,则导致脏腑、气血、经络的功能失常,属病理上的七情内伤。七情内伤的病机复杂,关键为"气机逆乱",严重者还可以影响心脑,导致脑或心脏功能的异常而发生病变。妇人以血为本,经、孕、产、乳均以血为用。气为血之帅,血为气之母,故血病及气,气病又可及血。肝藏血,主疏泄,七情内伤最易导致肝的功能失常和气血失调发生妇产科疾病。《素问·阴阳别论》曰:"二阳之病发心脾,有不得隐曲,女子不月。"最早指出了七情内伤可导致闭经。汉代《金匮要略·妇人杂病脉证并治》指出:"妇人之病,因虚,积冷,结气",把"结气"列为三大病因之一。《妇人秘传》又指出"七情过极,肝气横逆,木强土弱,脾失健运,因而带下绵绵,色黄或赤。"《傅青主女科》更全面地论述了因于七情内伤,导致经、孕、产、乳、杂病,列有"郁结血崩""多怒堕胎""大怒小产""气逆难产""郁结乳汁不通""嫉妒不孕"等证治。

邬良岗认为,七情内伤导致女科疾病,以怒、思、恐为害尤甚。怒,抑郁忿怒,使气郁气逆,可致月经后期、闭经、痛经、不孕、癥瘕;思,忧思不解,每使气结,发为闭经、月经不调、痛经;恐,惊恐伤肾,每使气下,可致月经过多、闭经、崩漏、胎动不安、不孕。因此在治疗女科疾病的时候,常采用疏肝理气法,宁心安神法等,在女科临床的运用也极为广泛。

1. 闭经　七情所伤,肝失疏泄,气行则血行,气结则血滞,瘀血阻于脉道,血不得下。《万氏女科》云:"忧愁思虑,恼怒怨恨,气郁血滞而经不行。"临床治疗以理气活血为主,方用血府逐瘀汤或膈下逐瘀汤加减,理气解郁,使气血流畅,冲任瘀血消散,经闭得通。

2. 不孕症　素性抑郁,或七情内伤,情怀不畅,或由久不受孕,继发肝气不舒,致令情绪低落、忧郁寡欢,气机不畅,以致冲任不能相资,不能摄精成孕。临床治疗以疏肝解郁,理血调经为主,方用开郁种玉汤加减,疏肝理气,解郁宁心,冲任相资,则摄精成孕。

3. 复发性流产　邬良岗认为总以肾虚子宫失固为本,但与心肝气火有关,治疗时尚需配合宁心安胎法。"胞脉者上系于心,胞络者系于肾"。心为君主之官,心藏神,主血脉。心肾升降交合与子宫的胞脉胞络紧密联系在一起,心肾互相交合的场所则在子宫。子宫的藏泄也是建立在心肾相济的基础之上。心肾相交,水火相济,胎元才能得以安固。复发性流产患者往往精神紧张,思虑过多,夜不安眠,心肝郁火,心火上炎,耗损肾阴,干扰心 - 肾 - 子宫轴的调节作用。因此在补肾养血的同时,注意宁心安神,正如《周慎斋遗书》指出:"欲补肾者先宁心,使心得降,肾始实。"方中常加入钩藤、莲子心、黄连、酸枣仁、茯神等,调节情志,心肾同治。

【临证特色】

一、妙用经典方治疗妇产科疾病

邬良岗研读中医古籍无数,尤喜张机所著《金匮要略》,其中除论述内科杂病外,还列有"妇人妊娠""妇人产后""妇人杂病"三篇,其中包括月经病、带下病、妊娠病、产后病及杂病等,既有证候描述,也有方药治疗,如温经汤治疗月经病、桂枝茯苓丸治疗癥瘕、甘麦大枣汤治疗脏躁等,其运用经典方治疗妇产科疾病经验独到:

1. 香砂六君子汤治疗慢性盆腔炎　慢性盆腔炎性疾病属于中医学妇人腹痛、带下病等范畴。邬良岗结合本病反复发作,将会造成正气虚,邪气伏的病理特点,认为本病病因以痰湿内蕴为主,结合吴地地理及气候特点,治疗应以益气健脾、行气化痰为法,临床常选用香砂六君子汤加减。其中参、苓、术、草益气健脾,补而不至泥而不行,加入陈皮利肺化痰,半夏舒脾祛痰,木香行三焦之滞气,砂仁通脾肾之元气。全方补中有行,健中有消,随症加减均能应效。邬良岗曾医治一慢性盆腔炎患者,因下腹痛伴腰酸一月余,加重半月余就诊。就诊时诉小腹隐痛绵绵,小腹坠胀,腰酸,乏力,纳寐欠佳,面色萎黄。舌淡红边有齿印,苔腻,脉濡细。邬良岗看过患者后认为慢性盆腔炎患者大都体质较差,久病伤正,脾肾亏虚,脾虚气血生化乏源,不能上荣面部,故面色萎黄,肾虚不能荣养腰府,故腰酸不适。治疗多考虑扶正,而不是一味祛邪,故治疗上以健脾补肾、化瘀利湿为主。方选香砂六君子汤加减。方药具体如下:党参15g、茯苓 15g、苍白术各 15g、炙甘草 5g、广木香 9g、砂仁(后下)5g、川怀牛膝各15g、怀山药 15g、生黄芪 15g、川断 15g、巴戟天 15g、杜仲 15g、莲子心 5g,7 天后患者复诊诉症状明显减轻。

2. 补中益气汤加减治疗青春期崩漏　中医辨证认为崩漏是血热、气虚、脾肾不固等各种原因引起的一种气血不足疾病。此疾病均会导致患者的耗气伤血,持续出血,则血脱气陷,气血大衰,气虚不能摄血,使出血加重,是属于气虚引起的疾病。邬良岗认为脾主统血,是指脾脏具有统摄血液,使其循行常道,不致溢出脉外的作用。而脾脏之所以能统摄血液者,因与其经脉循行有关。另一方面,脾为气之源,气为血帅,血随气行,故脾之功能正常,元气充足,则气能摄血,使血液循脉道而行。因此,脾胃气弱,统摄无权,致成各种失血证候,如月经过多、崩漏、胎漏等症。补中益气汤加减治疗青春期崩漏就是根据患者的身体情况进行治疗,方中黄芪补气固表,党参补中益气、健脾益肺。这两种药物作为主要引子,搭配具有升举阳气的炙升麻,补肝肾、强筋骨的杜仲炭,补血活血、调经止痛、润燥滑肠的当归等药物,能有效改善崩漏患者的贫血症状。湿邪重者加泽泻、茯苓,肝郁者加柴胡、香附等。临床过程中发现采用补中益气汤加减治疗可以有效地改善患者的出血状况,并且通过治疗后再复发的可能性很小。邬良岗曾医治一名青春期功能失调性子宫出血(简称功血)患者,19 岁,阴道出血 1 个月余就诊,就诊时患者面色苍白,乏力明显,患者自诉既往有类似病史,后经中药调理后好转。邬良岗辨证施治后认为,青春期调经重在脾肾,患者素体亏虚,脾气不足,不能统摄血液,则血液不循常道,溢出脉外,而致阴道出血淋漓不尽,用补中益气汤加减施治。方中重用黄芪 30g,味甘微温,入脾肺经,补中益气,升阳固表为君,党参 30g、白术 30g 补气健脾为臣,与黄芪合用,增强其补中益气、固摄血液之功。血为气之母,气虚时久,营血亏虚,故用当归养血和营,协助党参、黄芪以补气养血;陈皮理气和胃,使诸药补而不滞,并以少量升麻、柴胡升阳举陷,协助君药以升提下陷之中气。全方共奏补中益气,升阳举陷固摄之功。服药五天后,患者复诊诉阴道出血已止,面色转红,精神好转。

3. 四逆汤治疗更年期崩漏　中医学理论认为本病发生的主要机制是冲任损伤,不能制约经血所致,临床证型以肾虚、脾虚、血热、血瘀型多见。治则"急则治其标,缓则治其本",掌握塞流,澄源,复旧三法随症运用,用药以清热固经汤,固本止崩汤,左归,右归等,但疗效不甚理想。现代研究表明,肾阳虚时,生殖功能呈现衰退状态,E_2(雌激素)水平低下,而且温补肾阳类中药方剂可明显提高血清中 E_2、P(孕酮)的水平。邬良岗以"失血诸证,阳虚者十之八九,邪火者十之一二"的理论为指导,认为更年期崩漏患者以脾肾阳虚,冲任不固,阳不摄阴所致者居多,运用火神派的扶阳理论为指导综合辨证论治,可取得了较传统方法更为明显的疗效,临证时,常选用四逆汤加减用药。四逆汤出自汉代张机《伤寒论》。成无己在《伤寒明理论》言:"四逆者,四肢逆而不温也……此汤申发阳气,却散阴寒,温经暖肌,是以四逆名之。"现代研究证实四逆汤可治疗多种疾病,并非只回阳救逆一种功效。对于更年期崩漏偏脾肾阳虚的患者,邬良岗常选用四逆汤合温经汤加减化裁。邬良岗曾医治一名更年期崩漏患者,49岁,"阴道出血淋漓不尽1个月余"就诊,就诊时月经量少,色淡,质稀,腰膝酸软,面色萎黄,乏力明显,怕冷,舌淡胖边有齿痕,苔薄白,脉沉细。邬良岗辨证施治后认为,女子"七七,任脉虚,太冲脉衰少,天癸竭,地道不通,故形坏而无子也。"女子到了四十九岁,任脉和太冲脉气血虚弱衰少,天癸枯竭,肾为先天之本,脾为后天之本,与肾有很大的关系,肾属水,脾属土,"水反悔土",肾阳虚影响脾阳虚,而致脾肾阳虚,邬良岗用四逆汤合温经汤加减治疗,方中附子纯阳之品为补益先天命门相火第一要药,通行十二经,温阳固冲任;炮姜性味苦涩温,归肝脾经,长于温经止血;甘草益气温中且能缓姜、附之烈;另加入参、芪、制香附、炒艾叶益气固摄,温经止血,阿胶养血止血。姜、附大补元阳,引火归原,参、芪、归、胶益气养血摄血,佐以制香附、炒艾叶解郁调气。全方温经止血,标本兼治,扶正固本,药专力宏。患者前后服药6剂后,阴道出血止。

4. 温经汤治疗痛经 痛经是指妇女正值经期或经期前后出现周期性小腹疼痛或痛引腰骶,甚至剧痛晕厥者,亦称"经行腹痛"。《傅青主女科》曰:"经水出诸肾",《素问·奇病论》:"胞络者,系于肾"。肾阳不足,冲任虚寒,胞宫虚冷,冷则凝,寒则滞,血虚寒凝,故令痛也。论述了肾阳不足,不能温煦胞宫,导致胞宫虚寒,寒凝血瘀,瘀阻不通而痛,故痛经其发病根源在于肾阳虚。邬良岗认为平素阳虚,感邪易从寒化,若阳虚之时,又不慎外感寒邪,寒客冲任,与血搏结,以致瘀阻冲任,是痛经发病的主要病机特点。现代女性喜贪凉饮冷,寒湿之邪重着凝滞,客于冲任胞宫,与经血搏结,使经血运行不畅,经前、经期气血下注冲任,胞宫气血更加壅滞不畅,"不通则痛"导致患者经期腹痛。对于痛经的治疗原则,主要以调理冲任气血为主。针对肾虚血瘀型痛经的发病机制在于"虚"和"瘀",即阳气亏虚,冲任胞宫虚冷,血遇寒则凝或气虚运血无力,气血运行不畅,壅滞冲任胞宫,不通而致。因而其治法贵乎"通",即通调气机,疏调经血,使冲任、胞脉气血运行流畅,使其达到"通则不痛"的目的。故治疗以"温肾散寒,祛瘀养血"为基本治疗原则,在整个治疗过程以"温""通"为主,温经扶阳散寒之品尤为常用,同时少佐以益气、养血之品。临证时,常选用温经汤加减。温经汤出自《金匮要略》,主妇人冲任失调,胞宫受寒而有瘀滞之证。方中吴茱萸辛苦热,入肝胃肾经,辛开苦降,大热之性又温散寒邪,故能散寒止痛;桂枝辛甘温,温经散寒,通行血脉。两药合用,温经散寒,通利血脉共为君药。当归、川芎、芍药入肝经,活血祛瘀、养血调经;丹皮味苦辛性微寒,祛瘀通经并退热,共为臣药。阿胶甘平,气味俱阴,能养肝血而滋肾阴,具有养血止血润燥的功效;麦冬甘苦微寒,能养阴清热。两药合用,养阴润燥而清虚热,并制萸、桂之温燥。人参、甘草补气健脾而资生化之源;半夏通降胃气而散结,有助于祛瘀通经;生姜温胃降逆散寒,又助生化,以上共为佐药。甘草调和诸药,兼为使药。诸药合用,温经散寒以活血,补养冲任以固本。此外,治疗时须注意适时用药:若经前或正值经期时疼痛发作者,应于经前5天开始服药,痛止停服;若行经后疼痛发作者,当于痛经前天开始服药。平时应辨证求因以治本。一般需要治疗数个月经周期。还应注意情志的调节、饮食调理以及生活起居。

5. 甘麦大枣汤治疗脏躁 "脏躁"病名出自《金匮要略·妇人杂病脉证并治》:"妇人脏躁,喜悲伤欲哭,象如神灵所作,数欠伸。"从中医角度来讲,脏躁症主要是由于阴血亏虚,阴阳失调,气机紊乱,心神不安所致。邬良岗认为,脏躁症多属内伤虚证,因五志之火由血虚引动,故治疗上虽有火,而不宜苦降,虽痰而不宜温化,治宜甘润滋养为主。所以,以滋养阴精为主。临证常选用甘麦大枣汤加减。本方出自汉代名医张机的《金匮要略·妇人杂病脉证并治》,主治情志不舒,肝郁化火伤阴,或思虑过度,心脾两伤导致的脏阴不足,心神失养,躁扰不宁的脏躁症,是古今医家用来治疗精神类疾病的主要方剂。现代研究证明甘麦大枣汤具有镇静、催眠、抗惊厥,升高白细胞数,耐缺氧等药理作用。方中重用小麦,取其甘凉之性,补心养肝,益阴除烦,宁心安神,为君药。甘草甘平,补养心气,和中缓急,为臣药。大枣甘温质润,益气和中,润燥缓急,为佐药。方中三药配伍,共奏养心安神,和中缓急之功。

二、从痰、热、虚治疗妊娠恶阻

妊娠后出现恶心呕吐,头晕厌食,或食入即吐者,称之为妊娠恶阻。邬良岗认为其病机有四:①孕后经血不泻,冲脉之气较盛,脾胃不耐冲气,升降失司;②肝失条达,气机郁结,久而化火,横逆犯胃,胃失和降;③脾胃素虚,运化失健,聚湿成痰,湿痰上逆,中州受扰;④久吐不止,阴液亏耗,精气耗散,胃络损伤。其病位主要在胃,亦涉及肝脾及冲任两脉。临床上肝胃不和或夹痰上逆者,多出现于初期或中期,气阴俱虚者多出现于后期。

邬良岗治疗妊娠恶阻以和胃降逆、顺气安胎为其总则,并指出:①治疗用药时要注意掌握痰与热、痰与虚的关系。治疗痰选用法半夏、广陈皮以化痰止呕;治热选用左金丸、炒黄芩、炒竹茹以清热安胎;治郁选用佛手、旋覆花、苏梗以理气和胃;治虚如阴亏者选北沙参、石斛、玉竹、麦冬以滋阴生津;气弱者选用党参、炒白术、黄精以补中益气;寒甚者选淡干姜,以温中散寒;热甚者选黄连、莲子心以清热止呕。服药应以浓煎少量,多次分服为宜。②注意掌握证候属性,根据辨证施治则分别投以酸甘敛阴或甘温健脾的方药,苔腻脉滑者,甘温与敛阴均不适用。③若呕吐日久,伤及气阴,尿酮体阳性者,除平时选用西洋参浓煎分服外,宜中西医结合治疗。

三、保胎变法在复发性流产中的运用

1. 和血安胎法在复发性流产中的运用　邬良岗认为孕后阴血下聚胞宫以养胎元,加之屡屡堕胎耗伤精血,精血不足,肾阴亏虚导致冲任二脉损伤,阴虚则生内热,煎灼阴血,病久至瘀;胎漏阴道流血,离经之血亦是瘀血;或母体素有癥瘕瘀结,形成肾虚为本,阴虚内热、血瘀冲任的病理机制,导致流产的反复发生。瘀不去则冲任不通,瘀不散则新血不生,胎失所养。化瘀安胎,瘀祛则络通,才可冲任畅达,胎有所养,则胎自安。张机以桂枝茯苓丸开创了活血化瘀安胎法的先河,王清任用少腹逐瘀汤,称"此方去疾种子安胎,尽善尽美,真良方也",到傅山创救损安胎汤,大补气血,少加行瘀之品则瘀散胎安,充分体现"有故无殒,亦无殒也"。妊娠期选方用药须时刻顾护胎元,掌握剂量和疗程,"衰其大半而止",以免动胎、伤胎,故邬良岗认为和血安胎更为妥当。补肾养气血的基础上可用当归、丹参之品,消补兼施,药味平和,避免使用三棱、莪术等峻猛攻逐药物。如阴道流血,不用当归辛温动血之品,可酌用化瘀止血之品或其炭类药物如茜草炭、地榆炭、小蓟、海螵蛸等。

2. 宁心安神法在复发性流产中的运用　邬良岗认为复发性流产总以肾虚子宫失固为本,但与心肝气火有关,治疗时尚需配合宁心安胎法。"胞脉者上系于心,胞络者系于肾"。心为君主之官,心藏神,主血脉。心肾升降交合与子宫的胞脉胞络紧密联系在一起,心肾互相交合的场所则在子宫。子宫的藏泄也是建立在心肾相济的基础之上。心肾相交,水火相济,胎元才能得以安固。复发性流产患者往往精神紧张,思虑过多,夜不安眠,心肝郁火,心火上炎,耗损肾阴,干扰心-肾-子宫轴的调节作用。因此在补肾养血的同时,注意宁心安神,正如《周慎斋遗书》指出:"欲补肾者先宁心,使心得降,肾始实。"方中常加入钩藤、莲子心、黄连、酸枣仁、茯神等,调节情志,心身同治。

四、强调肝的功能失调在妇产科疾病中的作用

邹良岗认为,肝为五脏之一,是贮藏血液的主要器官,由于脏腑化生的血,除营养周身外,皆藏于肝,其余部分,下注冲脉(血海),冲脉起于会阴,夹脐上及阴毛中,环绕阴器,故肝与冲脉相连,肝血注入冲脉,为产生月经的来源之一。另一方面肝喜调达疏泄,肝气畅达,血脉流通,则月经按期来潮。反之,肝气郁结,气血失和则可导致月经紊乱,出现月经不调、闭经、痛经、更年期综合征等症,治疗上有疏肝法、泻肝法、养肝法、滋肝法、温肝法等五法。

1. 疏肝法　其适应证为肝气郁滞,木失条达,症见月经不调,痛经等。若肝郁日久,气滞血瘀,则见经行不畅,经水色黑,夹有血块,甚则闭经等。舌边带紫,脉弦迟而涩。常用药物有柴胡、制香附、橘核、橘络、青皮、枳壳、绿萼梅、八月札、延胡索、乌药、麦芽等。常用方剂有逍遥散、柴胡疏肝散、加味乌药散。若肝郁化火,宜仿丹栀逍遥散;肝郁血瘀,当于疏肝理气之中,兼以活血化瘀之品。

2. 泻肝法　其适应证为肝经实热,肝火旺盛,或肝阳上亢,妇女多见月经先期,量多色鲜红,崩漏等,舌边红,苔黄,脉弦有力。常用药物为桑叶、菊花、黄芩、龙胆草、栀子、夏枯草、石决明、白蒺藜、决明子等。代表方为龙胆泻肝汤、清肝止淋汤等。邹良岗认为泻肝法以苦寒清热泻火的药物为主,用量不宜过大,服药时间不宜过长,以防苦寒败胃。

3. 养肝法　其适应证为肝血不足,木失涵养,妇女多见月经过少,闭经等,舌淡红苔薄,脉濡细或弦细。常用药物:生地、白芍、当归、丹参、何首乌、鸡血藤、枸杞子、阿胶、川芎等,常用方剂为四物汤、调肝汤、定经汤等。

4. 滋肝法　其适应证为肝阴不足,木失涵养,妇女多见月经先期量少,闭经、崩漏等,舌质红绛少苔,脉弦细带数。常用药物有:生地、天冬、麦冬、枸杞子、女贞子、何首乌、阿胶、牛膝、山萸肉等。常用方剂为:一贯煎、杞菊地黄丸、两地汤等。

5. 温肝法　其适应证为肝阳不足,阴寒凝滞,在女子则见痛经、经水涩少色黯,闭经等,舌质白滑,脉沉弦迟。常用药物:肉桂、小茴香、乌药、吴茱萸、巴戟天、苁蓉等。常用方剂为温经汤等。

【验案举例】

一、绝经前后诸证案

惠某,女,53 岁,已婚。

初诊:2017 年 10 月 14 日,眩晕反复发作 4 年。患者 4 年前出现眩晕,视物旋转,伴恶心呕吐,一直服用西药控制,停药后易反复,近一年出现潮热汗出,五心烦热,夜寐欠佳,纳食可,二便调。治以甘润滋养,平肝息风为主。

处方:天麻 10g、酸枣仁 20g、白术 20g、桂枝 5g、浮小麦 30g、红枣 10g、生甘草 6g、白芍 20g、灵芝片 20g、青龙齿 30g、生龙骨 30g、生牡蛎 30g、双钩藤 15g、茯神 15g,7 剂。

二诊:2017 年 10 月 28 日。诉头晕稍缓解,潮热汗出仍有,继以甘润滋养,平肝息风为主。

处方:天麻 10g、白术 20g、制半夏 15g、谷麦芽各 15g、双钩藤 15g、青龙齿 30g、珍珠母 30g、生龙骨 30g、生牡蛎 30g、知母 10g、黄柏 10g、玄参 10g、浮小麦 30g、生甘草 6g、生地 15g、银柴胡 10g、黄连 6g、地骨皮 20g、酸枣仁 10g,7 剂。

三诊:2017 年 11 月 7 日。诉上述症状明显缓解,上方继服 7 剂巩固。

按语:

邬良岗认为,此例患者,53 岁,已绝经,七七之年,肾气渐衰,水不涵木,肝风内动,痰浊上扰,故出现眩晕,视物旋转,恶心呕吐,肾阴不足,阴不维阳,虚阳上越,故潮热汗出,五心烦热,肾水不足,阴血亏虚,阴阳失调,气机紊乱,心神不安故致夜寐欠佳。故治以甘润滋养,平肝息风为主,处方以半夏白术天麻汤合甘麦大枣汤加减化裁。《历代名医良方注释》:痰厥头痛,非半夏不能疗,眼黑头晕,虚风内作,非天麻不能除,故以二药为主药,以治风痰眩晕头痛,白术健脾祛湿,以治生痰之源。重用浮小麦,取其甘凉之性,补心养肝,益阴除烦,宁心安神,甘草甘平,补养心气,和中缓急,大枣甘温质润,益气和中,润燥缓急,共奏甘润滋养,养心安神之功。

二、郁证案

惠某,女,54 岁。

初诊:2015 年 11 月 7 日。小腹胀痛 1 月。1 月前因琐事发生家庭矛盾,之后出现小腹胀痛,胁肋胀闷,头痛,伴纳食不香,夜寐欠佳,舌淡苔白,脉弦滑。治以透邪解郁,疏肝理脾为主。

处方:柴胡 10g、枳实 10g、白芍 15g、炙甘草 10g、制半夏 10g、广木香 15g、红藤 15g、败酱草 15g、沉香 5g、苏梗 10g、双钩藤 15g、黄连 5g、川芎 10g,7 剂。

二诊:2015 月 11 月 14 日。诉上述症状好转,时有腰腿痛,继以透邪解郁,疏肝理脾,辅以补肾通络止痛。

处方:柴胡 10g、枳实 10g、白芍 15g、炙甘草 10g、制半夏 10g、广木香 15g、怀牛膝 15g、八月札 10g、枸桔李 10g、黄连 5g、独活 10g、双钩藤 15g、川芎 15g、杜仲 15g、沉香 5g,7 剂。

三诊:2015 年 11 月 21 日。诉症状基本缓解,继以上方 7 剂巩固。

按语:

邬良岗认为,此例患者,因琐事发生家庭矛盾之后,肝气郁结,肝失疏泄,不能调畅气机,气血运行不畅,不通则痛,故小腹胀痛,胁肋胀闷。木克土,肝气犯胃,故出现纳食不香,肝气郁结,郁久化火扰神,故夜寐欠佳。故治以透邪解郁,疏肝理脾为主,处方以四逆散加减。方中柴胡疏肝解郁,芍药养血柔肝,枳实、八月札、枸桔李行气散结,以增强舒畅气机之效,广木香、苏梗以温中健脾,行气和胃止痛,双钩藤、黄连以清心安神助眠,杜仲、独活补肾通络止痛,炙甘草缓急和中,又能调和诸药。

三、不孕症案

刘某,女,22 岁,已婚。

初诊:2016 年 6 月 25 日。未避孕未孕 2 年。患者 2014 年结婚,婚后至今未避孕未孕,平素月经推后,经量偏少,色黯,时有头晕耳鸣,腰膝酸软,精神疲倦;舌淡苔薄,脉沉细。末次月经 2016 年 06 月 01 日,量色质同平素。治以补肾益气助孕为主。

处方:太子参 15g、白术 15g、茯苓 15g、女贞子 15g、墨旱莲 15g、杜仲 15g、鹿角霜 15g、川芎 10g、酸枣仁 15g、黄精 15g、玉竹 20g、当归 12g、菟丝子 15g、熟地 15g、广木香 15g、砂仁 5g、龟板 15g,7 剂。

二诊:2016 年 7 月 15 日。月经 2016 年 7 月 5 日来潮,量较前稍多,上述症状也有好转,舌淡苔薄,脉沉细。继以上方巩固。14 剂。

三诊:2016 年 8 月 15 日。月经 2016 年 8 月 11 日来潮,量中等,色黯红,头晕耳鸣腰酸症状好转,现仍有少量阴道出血,无特殊不适,舌淡苔薄,脉细。治以补肾益气助孕为主。

处方:太子参 15g、白术 15g、白芍 15g、熟地 15g、茯苓 15g、当归 10g、川芎 10g、菟丝子 15g、广木香 15g、砂仁 5g、龟板 15g、玉竹 20g、鹿角霜 15g、益母草 15g,14 剂。

四诊:2016 年 09 月 6 日。月经 2016 年 8 月 11 日来潮,无特殊不适,考虑经前期,治以补肾助阳为主。

处方:当归 12g、川芎 6g、白芍 20g、阿胶珠 15g、熟地 15g、怀牛膝 15g、杜仲 15g、紫石英 15g、巴戟天 15g、菟丝子 20g、山萸肉 15g、鹿角霜 15g、山药 15g、桑寄生 15g、炙甘草 10g、女贞子 15g、仙灵脾 15g,7 剂。

五诊:2016 年 9 月 13 日。月经未潮,稍感恶心不适,自测尿妊娠试验阳性,予寿胎丸加减保胎,嘱孕三月建卡定期检查。后随访该妇于2017年05月06日顺产分娩一子。

邬良岗认为此例患者属于"不孕症"范畴,系肾气不足,冲任虚衰,不能摄精成孕,而致不孕。冲任失调,血海失司,故月经不调,腰为肾之府,肾虚则腰酸膝软,故治以补肾益气助孕为主,方中八珍双补气血,温养冲任,女贞子、墨旱莲、阿胶珠滋养肾精,菟丝子、山药、杜仲温养肝肾,调补冲任,鹿角霜、仙灵脾、紫石英温肾助阳,诸药合用,既能温补先天肾气以生精,又能培补后天脾胃以生血,使精血充足,冲任得养,胎孕乃成。

四、青春期功血案

黄某,女,12岁,学生。

初诊:2014年10月21日。月经淋漓不尽20余天。2014年5月份初潮,周期不定,60~90天一潮,7天净,量中,无痛经。末次月经2014年10月01日,一开始量中,之后淋漓不尽,色淡红,面色偏黯,小腹空坠不适,舌淡,苔薄白,脉沉细。治以补肾益气,固冲止血为主。

处方:党参15g、白术30g、山药30g、炙黄芪20g、煅龙骨30g、煅牡蛎30g、仙鹤草25g、海螵蛸30g、生地炭30g、女贞子15g、墨旱莲15g、黄芩10g、茜草炭10g、杜仲15g、川断15g、龟板15g、熟地60g,7剂。

二诊:2014年10月28日。仍有少量出血,淡红色,舌淡,苔薄白,脉沉细。

处方:海螵蛸30g、女贞子15g、墨旱莲15g、茜草炭10g、杜仲15g、龟板15g、熟地60g、生地炭30g、黄柏6g、阿胶10g、三七粉3g、炙黄芪20g、山药30g、白术30g、党参15g,7剂。

三诊:2014年11月4日。出血已止,时有腰酸不适,舌淡,苔薄白,脉沉细。

处方:山药30g、煅龙骨30g、煅牡蛎30g、女贞子15g、墨旱莲15g、熟地60g、杜仲15g、川断15g、黄柏6g、海螵蛸30g、茜草炭10g、生地炭30g、三七粉3g、太子参12g、白术25g、仙鹤草25g、阿胶珠10g、黄芩6g、怀牛膝12g,7剂。

四诊:2014年11月11日。诸证好转,月经未潮。上方7剂巩固。后以补肾健脾调理3个月后,月经尚规律,45天一潮,量色质正常。

此例患者属于"异常子宫出血",西医认为青春期少女,系下丘脑-垂体-卵巢-子宫生殖轴尚未发育成熟导致的无排卵出血,常用激素治疗,虽有一定效果,但经常使用会抑制下丘脑-垂体功能,反而进一步引起内分泌失调。邬良岗认为本病属于中医"崩漏"范畴。主要病机是冲任不固,不能制约经血,使子宫藏泻失常。青年肾气未盛,天癸未充,肾气虚则封藏失司,冲任不固,导致经乱无期。故治以补肾益气,固冲止血。方中大剂量熟地、生地炭、女贞子、墨旱莲、龟板培补肾精,党参、白术、山药、炙黄芪健脾益气,补肾不忘健脾,先后天并补,煅龙牡、仙鹤草、海螵蛸固冲止血。血止后以补肾健脾调理肾-天癸-冲任-胞宫轴后月经周期基本恢复正常。

五、更年期功血案

袁某,女,47岁,已婚。

初诊:2017年8月12日。患者反复阴道出血2个月,量多如冲3天,呈阵发性,色红质稀,伴有血块,小腹冷痛作胀,神疲乏力,气短懒言,纳食可,夜寐尚安,面色淡黄,二便正常。舌淡黯,舌体胖伴齿痕,苔薄白,脉缓弱。血常规提示:血红蛋白、红细胞、白细胞数均偏低。B超提示子宫附件未见明显异常。既往体健,平素月经规律,顺产一孩,近半年有类似病史,常服"妇康片"止血,西医建议行诊刮术,因有思想顾虑,现前来就诊。诊断:崩漏,气虚血瘀证。治拟益气健脾,化瘀止血为法。

处方:炙黄芪30g、党参20g、山药30g、白术芍各30g、生甘草10g、当归15g、赤芍15g、川芎10g、桃仁10g、艾叶30g、生蒲黄20g、五灵脂15g、延胡索10g、乳香10g、血竭6g、三七粉6g,7剂,水煎服,每日一剂。

二诊:2017年8月19日。阴道出血较前减少,但偶尔又见增多,色红,偶有腹痛,神疲心慌较前明显好转,夜寐欠佳,舌淡黯,舌体胖伴齿痕,苔薄白,脉缓弱。继续以益气养血,化瘀止血为法,上方加入野百合30g、浮小麦30g、生薏苡仁30g,7剂,水煎服。

三诊:2017年8月26日。阴道出血较前减少,色黯,精神可,偶有胃部胀满不适,舌淡黯,舌体稍胖,苔薄白,脉缓。治法同前。

处方:当归10g、白芍30g、赤芍15g、川芎10g、桃仁10g、红花10g、三棱10g、乳香6g、枳壳15g、苏梗10g、广木香15g、海螵蛸30g、地鳖虫6g、五灵脂15g、生蒲黄15g、三七粉6g、血竭5g,7剂,水煎服。

四诊:2017年9月2日。阴道出血已止,偶有胃胀,精神可,纳食可,夜寐安,舌淡暗苔薄白,脉缓。治法:益气养血,活血化瘀。

处方:党参15g、生黄芪20g、当归10g、白芍30g、赤芍15g、川芎10g、桃仁10g、红花10g、乳香6g、枳壳15g、苏梗10g、怀牛膝15g、广木香15g、地鳖虫6g、五灵脂15g、生蒲黄15g,7剂,水煎服。

五诊:2017年9月9日。精神可,余无明显不适,舌淡红,舌苔薄白,脉缓。治法:益气养血,补肾固冲。

处方:党参 20g、生黄芪 30g、当归 10g、白芍 30g、赤芍 15g、川芎 10g、桃仁 10g、红花 10g、乳香 6g、枳壳 15g、苏梗 10g、怀牛膝 20g、广木香 15g、地鳖虫 6g、五灵脂 15g、生蒲黄 15g、杜仲 20g、山萸肉 20g、枸杞子 20g、黄连 5g,7 剂,水煎服。

其后上方继续,9 月 30 日月经至 10 天净,量稍多,略感乏力神疲,依法用药,2017 年 11 月 1 日月经复潮,6 日净,量中,无不适。

按语:

本例为更年期崩漏,由于患者年近"七七",肾气渐衰,脏腑功能失利,脾气虚弱,往往统摄无权而造成崩漏。治疗应根据病情的缓急轻重、出血的久暂,采用"急则治其标,缓则治其本"的原则,灵活运用塞流、澄源、复旧三法。塞流即是止血。澄源即是求因治本。复旧即是调理善后。崩漏病势急重之时,宜迅速止血,固用大量益气健脾摄血之品。但邬良岗认为,崩漏出血期,虽急于"塞流",但不能遗忘"澄源",止血不能留瘀,瘀去方能生新,本例虽"量多如冲",但仍用了大量化瘀之品。故益气化瘀止血才是治疗崩漏出血期的重要治法。在血止之后,应理脾益肾以善其后。总之,塞流、澄源、复旧有分别,又有内在联系,必须结合具体病情灵活运用。

六、保胎案

陆某,女,29 岁,已婚。

初诊:2017 年 2 月 10 日。因停经 35 天,阴道少量见红 2 天就诊。患者已婚 1 年,半年前有孕 50 余天胎停史,既往月经后期 30~40 日一行,量中偏少,色黯红,有血块,轻度痛经史,偶有腰酸,末次月经 2017 年 1 月 5 日。刻下:阴道少量见红,色淡黯,腰酸,小腹隐痛,纳食可,夜寐可,二便正常,舌淡红偏黯,苔薄白,脉细滑。今查尿 HCG 阳性,血 P 66.51nmol/L, HCG 700.9IU/L。诊断:胎动不安,肾虚血瘀证。治拟补肾活血,固冲安胎为法。

处方:生晒参 20g、白术 40g、炙甘草 10g、苎麻根 20g、当归 10g、熟地 30g、桑寄生 15g、补骨脂 15g、菟丝子 30g、山萸肉 15g、山药 10g、覆盆子 20g、杜仲 20g、仙灵脾 15g、苏梗 10g、陈皮 10g、阿胶 10g,7 剂,水煎服。

二诊:2017 年 2 月 16 日。少量咖啡色分泌物,偶有小腹隐痛,腰酸,恶心,偶有呕吐,纳食尚可,夜寐安,二便正常。舌淡红偏黯,苔薄白,脉细滑。复查血激素:P 49.39nmol/L, HCG 7 116IU/L。治拟益气补肾,养血固胎为法。处方:生晒参 20g、白术 40g、炙甘草 10g、苎麻根 20g、当归 10g、熟地 30g、桑寄生 15g、补骨脂 15g、菟丝子 30g、山萸肉 15g、山药 10g、覆盆子 20g、杜仲 20g、仙灵脾 15g、苏梗 10g、陈皮 10g、阿胶 10g,7 剂。

三诊:2017年2月23日。偶有少量咖啡色分泌物,无小腹痛,偶有腰酸,恶心呕吐不剧,纳食可,夜寐安,二便调。舌淡红偏黯,苔薄白,脉细滑。P 65.26nmol/L,HCG 57 253IU/L 治拟益气补肾,固冲安胎为法。处方:生晒参10g、白术30g、炙甘草10g、苎麻根20g、当归10g、熟地30g、桑寄生15g、补骨脂15g、菟丝子30g、山萸肉15g、山药10g、覆盆子20g、杜仲20g、仙灵脾15g、苏梗10g、陈皮10g、阿胶10g,7剂,水煎服。

四诊:2017年3月2日。无阴道出血,无小腹痛,腰酸较前好转,恶心呕吐不剧,纳食可,夜寐安,二便调。舌淡红偏黯,苔薄白,脉细滑。P 66.09nmol/L,HCG 135 114IU/L。B超示:早孕(孕囊大小38mm×25mm×19mm,胚芽10mm×5mm,胎心搏动可见)。

处方:上方加黄芩10g,7剂。

五诊:2017年3月10日。无明显不适,偶有恶心呕吐,不剧,纳食可,夜寐安,二便调。舌淡红,苔薄白,脉细滑。P 88.78nmol/L,HCG 189 824IU/L。上方去苎麻根继服10剂。

六诊:2017年3月22日。无明显不适,舌淡红,苔薄白,脉滑。B超示:早孕(孕囊大小50mm×22mm×60mm,胚芽33mm×12mm,胎心搏动可见)。上方加川断15g,7剂继服。

按语:

邬良岗认为本例原月经后期,量少,色黯,有血块,当属虚实夹杂,结合伴随症状,属肾虚血瘀之证。肾虚冲任不固,胎失所系,因而腰酸、腹痛、阴道少量流血。舌淡红偏黯,苔薄白,脉细滑,为肾虚血瘀之征。方选寿胎丸合举元煎加减,并少佐养血活血之品,方中菟丝子、补骨脂补肾助阳而益精气;桑寄生、杜仲、覆盆子补肾强腰,安胎止痛;生晒参、白术益气健脾固冲;当归、阿胶、熟地养血止血安胎;适当配以理气和胃之品。全方共奏补肾和血,固冲安胎之效。《素问·六元正纪大论》云"有故无殒,亦无殒也"。若辨证得当,则可收到良好的效果。

七、尿频案

徐某,60岁,已婚。

初诊:2016年5月3日。尿频短,解后疼痛,有尿即欲解,不解则痛,病已4年,口苦,入夜尿有10多次,不能安席,日夜50多次,尿频急,腰酸,面色偏黯,苔薄质黯,脉寸关浮尺弱。治以健脾补肾,清心滋肾为主。

处方:熟地15g、丹皮10g、党参15g、升麻3g、陈皮10g、山药30g、茯苓15g、炙黄芪20g、柴胡5g、生甘草6g、山萸肉15g、泽泻10g、炒白术15g、当归

10g、砂仁后下 20g、黄柏 10g、肉桂 2g,7 剂。

二诊:2016 年 5 月 16 日。症状如前所述,口苦,苔薄,脉寸关浮滑。治以滋补肾阴,固摄小便为主。

处方:麦冬 15g、熟地 15g、丹皮 10g、黄柏 10g、生甘草 6g、天冬 15g、山萸肉 15g、茯苓 15g、黄连 5g、赤石脂 30g、生地 15g、山药 30g、泽泻 10g、砂仁(后下) 15g、炒白术 15g、谷麦芽各 15g、桂枝 6g、广木香 15g,3 剂。

三诊:2016 年 5 月 20 日。尿频如前所述,苔薄,脉细浮。治以健脾补肾,佐以清热利尿为主。

处方:知母 10g、熟地 15g、丹皮 10g、炙黄芪 60g、石苇 10g、黄柏 15g、山茱萸 15g、泽泻 10g、炙甘草 20g、金铃子 10g、怀牛膝 15g、山药 30g、茯苓 15g、砂仁后下 15g、灯心草 3g、广木香 15g、谷麦芽各 15g、白花蛇舌草 30g,7 剂。

四诊:2016 年 5 月 27 日。尿频尿痛胀,小便热烫,口干,苔薄脉濡,按之浮。治以滋补肾阴,固摄小便为主。

处方:金樱子 15g、熟地 30g、知母 10g、生甘草 20g、芡实 15g、山药 30g、黄柏 15g、丹皮 10g、莲须 6g、山萸肉 15g、砂仁(后下)15g、茯苓 15g、酸枣仁 20g、麦冬 20g、天冬 20g、生地 30g、芦根 30g、珍珠母(先煎)30g、仙灵脾 15g、仙茅 10g,7 剂。

五诊:2016 年 6 月 3 日。尿频短少,尿口疼痛,纳可,苔薄,脉右浮左弱。治以健脾补肾,佐以清热利尿为主。

处方:熟地 15g、丹皮 10g、党参 15g、升麻 5g、陈皮 10g、山药 15g、茯苓 30g、炙黄芪 80g、柴胡 5g、生甘草 6g、山茱萸 15g、泽泻 30g、炒白术 15g、当归 10g、白花蛇舌草 40g、蒲公英 50g、黄柏 10g、砂仁(后下)15g、金钱草 30g,7 剂。

六诊:2016 年 6 月 10 日。尿道疼痛减轻,夜寐得安,纳食可,苔薄脉濡。继以健脾补肾,佐以清热利尿为法。

处方:熟地 20g、丹皮 10g、党参 20g、当归 10g、陈皮 10g、山药 20g、茯苓 30g、生黄芪 100g、灯心草 5g、黄柏 10g、山萸肉 20g、泽泻 30g、炒白术 15g、生甘草 10g、砂仁(后下)15g、白花蛇舌草 40g、蒲公英 50g、金钱草 30g、细辛 3g、全蝎 5g,7 剂。

七诊:2016 年 6 月 17 日。尿痛未作,尚觉尿频,苔薄脉濡。治拟:健脾补肾,温阳固摄为法。

处方:党参 20g、生黄芪 60g、炙升麻 5g、煨木香 15g、川朴 6g、炒白术 15g、炙甘草 6g、柴胡 5g、苏梗 10g、藿香 6g、茯苓 15g、制半夏 10g、陈皮 10g、炮姜 6g、怀牛膝 30g、制附子 6g,7 剂。

八诊:2016 年 6 月 24 日。患者上诉症状好转,继续上法调治 3 个月后基本缓解。

按语:

此案例为"淋证"。西医常用抗生素对症处理,长期效果不明显。邬老认为,此患者已过七七,女子七七,肾气衰而天癸竭,肾主膀胱气化功能,肾气衰膀胱气化功能失司,开阖功能失调,不能固摄小便,故尿频急。患者病程4年,久病易致心情不舒,心火下移,耗伤肾阴,布化气液失司,故治以健脾补肾,清心滋肾为主。二诊、三诊患者诉症状如前,追问病史,患者发病前有憋尿病史,结合尿频急,尿痛,脉象浮滑,考虑余邪未尽,正气已伤,故在健脾补肾的基础上佐以清热利尿后患者诉症状好转,继续上法调治3个月后基本缓解。本方是补中益气汤+六味地黄丸+封髓丹加减化裁。方中六味地黄丸直补肾水,补肾不忘健脾,配以补中益气汤培补中焦脾胃之气,先后天并补。《黄帝内经·素问·脏气法时论》云:"肾苦燥,急食辛以润之",砂仁之辛,以润肾燥,故以封髓丹加强滋补下焦肾水之功。

(朱艳芳　徐冬艳　曹雪梅　邬良岗)

第十三章　其他吴门女科医家医籍

沈金鳌

【历史渊源】

沈金鳌(1717—1776),清代医学家,字芊绿,晚号尊生老人,江苏无锡人。他博通经史,工诗文,举孝廉,屡试不进。曾说:"昔人云:'不为良相,当为良医',余将以技济人也。"中年以后致力于医学。他认为"人之生至重,必知其重而有以尊之,庶不致草菅人命",故以"尊生"为书名,编成《沈氏尊生书》(图13-1、图13-2)。其书包括《脉象统类》《诸脉主病诗》各一卷、《杂病源流犀烛》三十卷(卷首二卷)、《伤寒论纲目》十六卷(卷首二卷)、《妇科玉尺》六卷、《幼

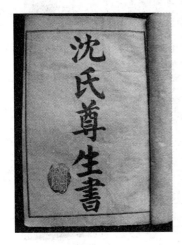

图13-1　沈氏尊生书

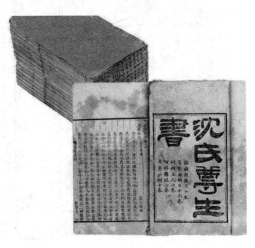

图13-2　沈氏尊生书内页

科释迷》六卷、《要药分剂》十卷等共七种七十二卷。

【学术思想】

沈金鳌在《妇科玉尺》(图 13-3、图 13-4)自序认为:"尺者划分寸,量短长,取其准也,尺而以玉为之,分寸所划,坚久不磨,尤准之准也。"可见,沈金鳌著此书意在为女科诸病的诊治寻求规矩准绳。本书分 6 卷共为 9 篇,卷一论求嗣与月经,卷二论胎前诸疾,卷三论小产与临产,卷四论产后,卷五论带下与崩漏,卷六论妇女杂病,每篇先为总论,之后论述病机和治法各病,广引朱震亨、孙思邈、张介宾、陈自明、李梴、王肯堂、万全、武之望等 30 余家之言。

一、"尊生重命",追本溯源

其医学著作受其儒学思想影响较大,全书始终贯穿其"尊生重命"的儒家思想。此外,沈

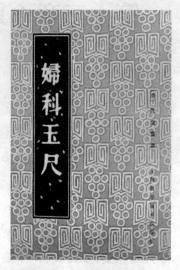

图 13-3 妇科玉尺封面

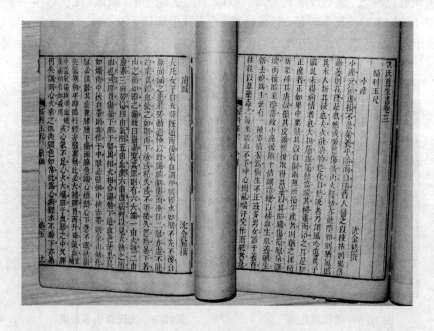

图 13-4 沈氏尊生书卷三妇科玉尺

金鳌受清乾隆年间追源溯流之风的影响,在医学上追本溯源,重在其效,务实求效。在《妇科玉尺》凡例中说明:"所采古方,除试验获效外,其余必取方药之性味,按合所主之症,再四考订,果属针对不爽,才敢载笔。"

二、重视脉法

沈金鳌认为诊治女科,望、问、闻诊不易详得其情,故宜于切脉方面下工夫,以求准确,故而颇重脉诊,于总论之后,便附"脉法";之后逐一分述诸症,最后载录方剂,以备临证选用。

三、重情志

在女科方面尤为明显,沈金鳌认为,女科疾病多由外伤六淫、内伤七情、饮食劳倦所生,其中尤易为七情所伤。其云:"妇女之欲,每甚于丈夫,故感病亦每易于丈夫。又况嫉妒忧患,系恋爱憎,入之深,着之固,情不自抑,不知解脱。由阴凝之气,郁结专滞,一时不得离散,非若阳气之偶有所抑,毕竟易于发散,故其为病根深也。"

【临证特色】

《妇科玉尺》为沈金鳌采集前人之说,参以己见,相互考订而成。正如自序中所言:"摘录前人之语及方,悉皆至精至粹,百用百效者,以是而当。"沈金鳌之所以将此书名为"玉尺",是因为他认为女科病往往不肯自行表达,因而容易掩蔽病情,若只凭脉诊,难测隐私,本书辨证切脉,务求的当,意在为女科诸病的诊治,寻求规矩准绳,加以规范化,有如"尺者划分寸、量短长,取其准也。尺而以玉为之,分寸所划,坚久不磨,尤准之准也。"

一、求嗣卷首,兼言男女

求嗣篇在古代医家中很少提及,而沈金鳌未受当时封建社会的思想影响,认为孕育关系到男女双方,并强调"男养精,女养血",把"求嗣"篇列为卷首,并在文中详细说明了进火有法、男女情兴、氤氲有时、胎孕所由等。清代曹禾《医学读书志》曾批评:"论求嗣,备述择鼎进火","并临摹情状,大能导淫",但这种思想突破了封建男尊女卑的束缚,对于不孕不育确有参考意义。在孕育时机方面支持万全提出的"妇人血经方绝,金水才生,此时子宫正开,乃受精结胎之候,妙合太和之时。过此佳期,则子宫闭而不受胎矣",这与西医学的排卵期似乎相近但又有区别。

二、重视脉法,按脉切症

沈金鳌尤重视脉法,专著有《脉象统类》,在《妇科玉尺》中也充分体现出重视脉法的思想。沈金鳌从当时妇女的社会地位和心理加以分析,认为妇女多幽私隐曲,诊治女科望、问、闻诊不易详得其情,提出"所言诸病,必按脉切症,要于的当,不失幽私隐曲之所在"。故而颇重脉诊,所以在每篇总论后附有"脉法"。

三、调和气血,兼顾脾胃

气血是妇女月经和生育的根本,沈金鳌尤为重气血,认为当时女性多忧思怨怒,而"忧则气结,思则气郁,怨则气阻,怒则气上,血随气行,故气逆而血亦逆,血气乖争,百疾于是乎作"。在求嗣篇认为"而求嗣之术,不越男养精、女养血两大关键"。并且又认为养血之法莫先调经,所以在月经门突出了养气血之关键。胎前篇提出"若血气不充,冲任脉虚,则经水愆期,岂能受孕?"认为凡有胎者,以安为要,佐以养血顺气,盖血有余则子得血而易长,故四物汤为要剂。小产篇中认为,小产后须加倍调治,总以补血生肌养脏,生新去瘀为主。在产后篇论述"产后真元大损,气血空虚,其如冰也必矣。故产后之疾,先以大补气血为主,纵有他疾,亦以末治之。"在治疗上多以调和气血为主是故气逆而血亦逆的一大特点。

脾胃是后天之本,万物生化之源,沈金鳌在妇科论述中处处不忘兼顾脾胃。带下篇沈金鳌认为,带下之因有二:一因气虚,脾精不能上升而下陷也;一因胃中湿热及痰流注于带脉,溢于膀胱,故下浊液也。并明确提出带下病"总要健脾燥湿、升提胃气"。月经篇中认为,"然亦有因脾胃伤损者,不尽可作血凝经闭治也,只宜调养脾胃,脾气旺则能生血而经自通。亦有因饮食停滞致伤脾胃者,宜消食健脾。"崩漏篇六因中其中劳伤之因即为脾胃虚弱、思虑伤脾等。文中论述脾胃虚弱,气短气逆,自汗不止,身热闷乱,恶见饮食,肢倦便泄,漏下不止,其色鲜明,宜当归芍药汤。或思虑伤脾,不能摄血,致令妄行,并健忘怔忡,惊悸不寐,且心脾伤痛,怠惰少食,宜归脾汤。

四、注重情志,理气为主

饮食劳倦所生,其中尤易为七情所伤:"妇女之欲,每甚于丈夫,故感病亦每易于丈夫。又况嫉妒忧患,系恋爱憎,入之深,着之固,情不自抑,不知解脱。由阴凝之气,郁结专滞,一时不得离散,非若阳气之偶有所抑,毕竟易于发散,故其为病根深也"。月经篇认为"室女忧思,积想在心,则经闭而痨怯者多",并多次提出室女寡妇师尼的病证和病因。

在治疗上着重于理气,在月经篇中云:"经水不调,临行时先腹痛者,气滞血实也,宜四物汤加延胡索、炒枳壳、蓬术、木香、桃仁。"崩漏篇中云:"怒动肝火,肝家血热而沸腾",治疗当调肝泻火止血,方用小柴胡汤加山栀、丹皮、龙胆草。或忧思郁结,劳伤心经,不能为血之主,遂令妄行,宜柏子仁汤。或缘卒然大怒,有伤肝脏,而血暴下,宜养血平肝散。在产后篇中,因气而致蓐劳者,如"忧劳思虑,伤其脏腑,荣卫不宣,令人寒热如疟,头痛自汗,痰咳气逆,虚羸喘乏,体倦肢怠,宜补虚汤",其方用人参、黄芪、肉桂、炙甘草、川芎、当归、白芍、姜、枣。在产后篇中,"或七情相干,血与气并而心疼,宜延胡索汤"等。可见,理气几乎贯穿于各个篇章,给现今临床辨证以很大启示。

五、保生易产,产后当知

对于胎前、临产及产后,沈金鳌都注重预防和调护,其曰:"八九月后,便当服保产达生散。岁至九月,服便产方一剂,临产再服一剂,自无产难之忧。吾邑秦氏,世传妊妇逐月养胎方,尤为大妙,诚属百用百效,凡服此者,从未见有产厄,真宝方也"。沈金鳌推崇《保产要录》,内容涉及保生易产、临产斟酌、产后当知等。认为"胎产书如《达生录》《达生篇》之类甚多,然明白周详、细心切要、语语可遵而行之者,惟《保产要录》一书最妙"。所以在胎前、小产、临产、产后各门都分述了相关内容。但有的内容缺乏科学依据,如体元子借地法和"临月不可濯足,恐致难产,受胎三五个月后常要紧束其身,勿令胎放"等。

六、治法详细,经验丰富

沈金鳌在《妇科玉尺》中详细介绍了各种病及证型,并在每种疾病后都有详细的病因和治法,可见其临证经验丰富。如在"胎前"论述了39种胎前病,在"产后"论述了35种产后病,在临产危证中列举了种种临产状况,包括偏产、倒产、横产、碍产、盘肠产、闷脐产等,并在凡例中说明:"其所采古方,除试验获效外,其余必取方药之性味,按合所主之症,再四考订,果属针对不爽,才敢载笔。"

【验案举例】

一、经漏崩带案

案一

年十五,脉数而浮,中焦有痰湿,妨碍经脉,天癸四月不至,腹硬不痛,瞀闷食减,拟化痰利气。

制香附 丹参 桃仁 制半夏 乌贼骨 海浮石 橘红 茯苓

按语：

本病症主要因痰湿、气滞所致，痰与湿，从妇科角度而言，是由于脏腑功能失调所产生的病理物质。一方面肝脾失调，肝郁气滞，克伐脾胃，导致痰湿；另一方面脾胃虚弱，脾胃失和，中土不运，痰湿壅阻而发病。前人曾有"痰即有形之气""气即无形之痰"之说，所以理气需要化痰，化痰需要理气，均与"痰气合一"的观念有关。香附乃理气调经之要药，方中制香附调气血而和经水。因气滞而导致血行不畅，故方中用丹参、桃仁化瘀调经。全方开郁化痰，肝胃两调，兼以调经逐瘀，则气机输利，血海可充，月经复来。

案二

冲脉有寒，经闭半年不至。四制香附丸。

制香附 熟地 川芎 白术 川黄柏 甘草 当归 大白芍 泽兰 陈皮
酒和为丸。

按语：

沈金鳌用香附特别灵活，医案中出现了生香附、制香附、香附子、四制香附、金华香附等。香附应用有讲究，生香附善理气开郁，主要用于肝气郁结；制香附破积聚、通经络，用于少腹结气、气滞等引起的经闭。而四制香附则为四种制法，在《妇科玉尺》一书中，沈金鳌对四制香附丸的制法与用法有详细的记载："香附米一斤(分四制：一盐水、姜汁煮，略炒，主降痰。一醋煮，略炒，主补血。一山栀四两同炒，去栀，主散郁。一童便洗，不炒，主降火)，川芎、当归各二两。面糊丸，每五七十丸，随症作汤下。气虚加四君子汤，血虚加四物汤。"避免耗气伤阴之弊，增进行气通络之功，用于肝血不足之经病。月经先期、月经后期、闭经、痛经等诸多病证均可用四制香附丸加减治疗。如"冲脉有寒，经闭半年不至。四制香附丸。制香附，熟地，川芎，白术，川黄柏，甘草，当归，大白芍，泽兰，陈皮(酒和为丸)"，"冲血不足，天癸不调，腹痛。四制香附丸"，"经来腹痛，肝不条达。四制香附丸"等。又如"肝气成痕，从少腹起上升胃脘，气血闭滞，天癸不通，脉无滑搏流利之象，娠兆未的。生香附，杭白芍，当归身，广皮，丹参，乌贼骨，大生地，川杜仲"、"肝阴不足，肝气易升，天癸先期，奇经为病。四制香附，乌贼骨，大生地，川杜仲，金毛狗脊，女贞子，枸杞子，白芍，湘莲肉，左牡蛎，当归身，茯苓"等，分别以四制香附丸加减化裁。

二、胎前案

腰以系胞,胎元虚,胎气下坠,乃为两腰酸痛,半产可虑。

人参 大生地 归身 大白芍 陈艾 阿胶 川杜仲 建莲

按语:

对于胎前护理及妊娠疾病沈金鳌认为"凡有胎者,责冲任脉旺,元气充足,则身体健壮,无疾患相侵,血气充实,可保十月满足,分娩无虞"。若冲任脉虚,轻则胎动不安,重则胎儿陨堕。凡有胎者,以安为要。"养胎者血也,护胎者气也",故应着重养血顺气,以四物、四君为要剂,认为古人治胎前,每将人参、砂仁同用,取其一补一顺。补则气旺而无堕胎之患,顺则气血通和而无难产之忧,良要法也。阿胶系驴皮所熬,最善伏藏血脉,滋阴补肾,故《神农本草经》亦载其能安胎也,亦为临床所常用。

(仰漾)

李中梓

【历史渊源】

李中梓(1588—1655 年)(图 13-5),字士材,号念莪,又号尽凡,汉族,上海浦东惠南镇人。他父亲是万历十七年(1589 年)进士,故李中梓从小就受到良好的教育,幼年时擅长文学、兵法,因屡试不第,加之体弱多病,乃弃仕途而学医。他悉心钻研医学名家的著作,深得其中精要,对中草药物的药性进行反复研究,并用于临床实践,在实践中创立了自己的医学理论,其论述医理,颇能深入浅出。所著诸书,多能通俗易懂,最为初学、登堂入室之捷径,这在当时可称是一套最完整的中医教材,在吴中医界广为传诵,成为明清间江南一大医家与宗师,其门人大多数也为吴中医派,以吴中医家为大多数,其中以沈朗仲、马元仪、蒋示吉尤卓越。至于马元仪门人又有叶桂、尤怡,一则创立温热论治有功,一则阐发仲景经旨得力,更使吴中医学得以进一步的发展盛行。

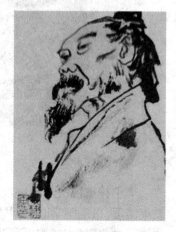

图 13-5 李中梓像

【学术思想】

　　李中梓学术思想主要是重视肾为先天之本、脾为后天之本和水火阴阳论。其在《医宗必读》（图 13-6）中提到："治病必求于本。本之为言根也，源也。世未有无源之流，无根之本。澄其源而流自清，灌其根而枝乃茂，自然之经也。故善为医者，必责其根本。而本有先后天之辨。先天之本在肾，肾应北方之水，水为天一之源。后天之本在脾，脾为中宫之土，土为万物之母。"他极其重视先后二天，认为"婴儿初生先两肾。未有此身，先有两肾，故肾为脏腑之本，十二脉之根，呼吸之本，三焦之源，而人资之以为始者也，故曰先天之本在肾。脾何以为后天之本？盖婴儿生，一日不再食则饥，七日不食，则肠胃涸绝而死……一有此身，必资谷气。谷入于胃，洒陈于六腑而气至，和调于五脏而血生，而人资之以为生者也。故曰后天之本在脾。"另外他也非常重视阴阳水火之间的互相关系，认为"天地造化之机，水火而已。宜平不宜偏，宜交不宜分……水火和平，物将蕃滋，自然之理也。人身之水火，即阴阳也，即气血也。无阳则阴无以生，无阴则阳无以化。"

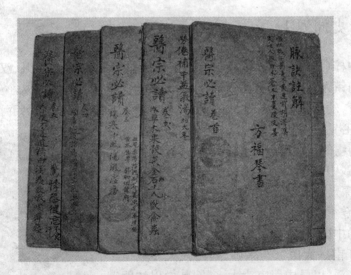

图 13-6 《医宗必读》

　　李中梓重视医学心理现象，封建时代妇女在三纲五常，三从四德的封建礼教束缚下，出现医学心理问题较为常见。以致产生"宁医十男子，莫医一妇人"之说。对此现象在《删补颐生微论·妇科论》中做了较为详细的论述。

【临证特色】

李中梓在脏腑辨证方面特别重视脾和肾,以"肾为先天之本,脾为后天之本"出发,"治先天根本,则有水火之分。水不足者,用六味丸壮水之主,以制阳光;火不足者,用八味丸益火之源,以消阴翳。治后天根本,则有饮食劳倦之分。饮食伤者,枳术丸主之;劳倦伤者,补中益气主之……",在八纲辨证方面提出"故气血俱要,而补气在补血之先;阴阳并虚,而养阳在滋阴之上",且"有形之血不能速生,无形之气所当急固",对后世女科崩漏治疗有指导作用。《医宗必读》中有"乙癸同源,东方之木无虚,不可补,补肾即所以补肝;北方之水无实,不可泻,泻肝则所以泻肾"之论述,也从一个侧面指出治疗肝肾失调之女科疾病应肝肾同治的论点。

【验案举例】

妊娠小便不通案

孕妇胎满压胞,多致小便塞闭,宜升举其气,补中益气汤,探吐。仲景用八味丸,酒服。或令稳婆手入产户,托起其胎,溺出如注。或令孕妇眠于榻上,将榻倒竖起,胎即不压而溺出,胜于手托多矣。或各有所因者,并依证施治。

按语:

本案体现了李中梓"治病必求于本"的学术思想,审证求因,灵活施治。气虚不能举胎,胎重下坠,压迫膀胱下口所致。但病情轻重缓急各异,故治则治法有别。缓则治本,急则治标。补中益气,举陷利水;再配合探吐,使胃气上逆,冲气随胃气上逆升举胞胎,膀胱下口开,尿大通。若病情急重,不容先服汤药者,则直接由接生者将手伸进阴道内,上举胞胎,膀胱出口开,尿出如注,胀急顿解,再服益气举陷治其本,均达到病去不伤胎。

(张 吟)

缪希雍

【历史渊源】

缪希雍(1546—1627年)(图 13-7),字仲淳,号慕台,我国明代著名的中医临床学家、中药学家,是李思塘(随吴兴名家朱远斋学过医药)外孙,万历癸丑(1613 年)进士缪昌期的同族兄弟。原籍江苏常熟,旅居长兴多年,考中秀才,与张时泰同科,移住金坛县,和王肯堂共处一邑。善用清凉甘润的药物疗病,临证立论深邃,构思灵巧,语简法备,为后世众多贤哲所称道。行医之余,勤于笔耕,积三十年心血,终撰成多本著作,《神农本草经疏》和《先醒斋医学广笔记》(图 13-8)为其代表作。

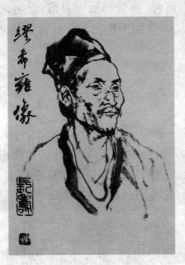

图 13-7　缪希雍像

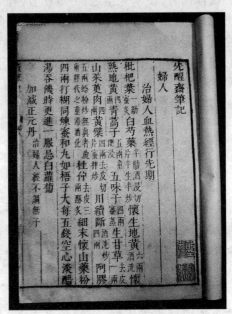

图 13-8　《先醒斋医学广笔记》

【学术思想】

缪希雍在《先醒斋医学广笔记》中提出“血热者,清之,凉之”,“阴虚真水不足之病,十人而九。阳虚真火不足之病,百不得一”,“阴血内热,当以甘寒”等观点,对后世女科血证的治疗提供了理论指导;他在《神农本草经疏》中提到:“安胎忌破气,破血,升散,辛热,辛燥,诸药俱见前。”为后世安胎提供思路。

【临证特色】

缪希雍勤于钻研医道,勇于实践,对疾病的辨治独具匠心,其诊疗特色可概括为:变而通之疗伤寒;创三要诀治吐血;重视脾胃善甘润;真假内外辨中风;辛凉发散疗痧疹。在治疗妇人血证方面亦提倡"宜行血不宜止血;宜补肝不宜伐肝;宜降气不宜降火"三法。在安胎方面提出"八月以后及胎前滞下者方可用枳壳,气虚者不用。三月以前宜养脾胃,四月以后宜壮腰肾补血益阴顺气,总宜清热。"

【验案举例】

产后血崩

贺涵伯乃正,小产后阴血暴崩,作晕恶心,牙龈浮肿,喉咙作痛,日夜叫号不绝。

苏子研细,二钱五分　麦门冬去心,四钱　白芍药酒炒,四钱　青蒿子二钱五分　牛膝四钱　五味子打碎,五分　鳖甲　生地黄　甘枸杞各四钱　枇杷叶三大片　川续断二钱　酸枣仁炒爆研,五钱　橘红二钱

河水二盏半,煎一碗,加童便一大杯,郁金汁十二匙,空心服时,进童便一杯。

按语:

本案属于女科血证的范畴,缪希雍运用了"宜降气不宜降火"的方法,小产后因失血过多,阴气暴亏,阳无所附,火空则发,故炎上,胸中觉烦热,所谓上盛下虚之候也,法当降气,气降则火自降矣,火降则气归元,血归经,而上焦不烦热,齿龈肿消,喉咙痛止,阳交于阴而诸病自已尔。用药体现了"血热者,清之,凉之","阴血内热,当以甘寒"的特色,其中苏子、枇杷叶、橘红、川牛膝、郁金顺气,麦冬、白芍、青蒿、五味子、生地、枸杞子、童便益阴清热。

(张 吟)

朱震亨

【历史渊源】

朱震亨(1281—1358 年)(图 13-9),字彦修,金元四大家。出生于婺州义乌,吴门医派鼻祖,其肇始应该是元末明初浙江浦江(今金华)名医戴思恭来吴行。戴思恭少年时即从学于朱震亨,潜心医学理论,洞悉诸家奥旨(图 13-10)。朱震亨弟子甚多,戴思恭颖悟绝伦,刻苦好学,最受朱震亨的赏识。朱震亨曾将

记载着自己治学心得和临床经验的笔记借给戴思恭研读,戴思恭医术日益精湛,治疾多获神效,由是以医术名世,曾为明朝御医。元末明初,戴思恭来苏州悬壶行医,由于他是金元名医朱震亨的高徒,医术高超,一时声誉鹊起。苏州本地人王宾就去拜见他,向他请教学医之道。王宾在他的指点下,熟读《黄帝内经》等书,并得到他所秘藏的朱震亨《彦修医案》十卷,由此继承了辨病诊疗的学术经验。朱震亨力倡"阳常有余,阴常不足"之说,是"滋阴派"的创始人,并提出了以气、血、痰、郁的辨证治疗方法治疗杂病,在医学理论的发挥及杂病的治疗方面做出了巨大的贡献。

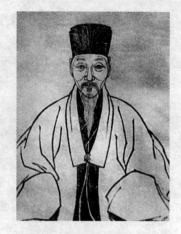

图 13-9　朱震亨像

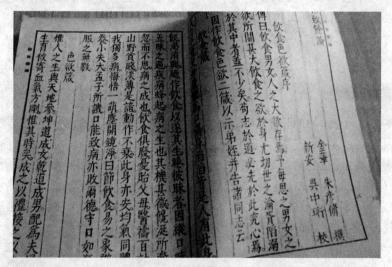

图 13-10　《格致余论》

【学术思想】

朱震亨运用天人相应的理论,通过分析天地、日月、阴阳的状况,认为人身之阴阳在正常情况下,人身之阴常不足而阳常有余。因此,人身的阴精应当时时虑其不足,不能任意耗伤。若要防止阴精耗伤,就要防止相火妄动。朱震亨一再强调房事不宜太过。心神要保持安宁,不为外物所感。饮食不宜肥甘太过,以防生痰化火,生湿化热,而使人身之湿热过重而耗伤阴精。总之,朱震亨从病理角度强调了内伤饮食、七情、房事等诸种产生杂病的原因,均可使相火妄动而阴精耗伤,更会使人体阳有余阴不足的偏盛偏衰之象加重,从而产生各种内伤疾病。

朱震亨认为,郁是很多疾病产生的一个重要原因,"气血冲和,百病不生,一有怫郁,诸病生焉。故人身诸病多生于郁"。朱震亨提出了"相火论","阳有余阴不足论"及火热证、杂病的证治经验,对明、清医学的发展有很深刻的影响。后世医家在养阴、治火、治痰、解郁等方面的成就,与朱震亨的启发是分不开的。明代诸医家,如赵震道、赵以德、王履、戴思恭诸人,均师承其学。另有虞抟、王纶、汪机、徐彦纯等亦接受其学术思想,甚至远传海外,为日本医学家所推崇。由于此,朱震亨所创之学说被发展成一个学术流派——丹溪学派,朱震亨则成为这个学派的倡导者。

朱震亨节欲为核心的房中补益思想是医理与儒理的结合产物,与宋明理学的禁欲倾向是一致的。对当时及后世产生了较大影响。

【临证特色】

朱震亨治疗女科疾病,以气血虚实为纲,四物汤养血调经为主剂来进行辨证实施,运用于月经病、胎前诸疾、产后病等。

朱震亨治疗女科疾病,从郁论治者甚多,即气郁、血郁、湿郁、痰郁、火郁、食郁,其中,又以气郁最为关键,并创立了越鞠丸以统治六郁,方中用香附治气,川芎治血,栀子清火,苍术治痰湿,神曲治食,而其中香附又为主要者,随证治之。对于痰证的治疗,朱震亨提出"治痰法,实脾土,燥脾湿是治其本","善治痰者,不治痰而治气"的基本法则,朱震亨认为妇科病中多见瘀痰、湿痰、热痰、虚痰,治疗从痰着手,并针对痰的不同性质,病证的不同部位,结合体质的盛衰,加减化裁。如湿痰者加用苍、白术,热痰者加用青黛、黄连、黄芩,食积成痰者加用神曲、麦芽、山楂,风痰者加用南星、白附子、僵蚕;老痰者加用海石、半夏、瓜蒌、香附等。

【验案举例】

一、堕胎案

一妇年三十余,或经住,或成形未具,其胎必堕。察其性急多怒,色黑气实,此相火太盛,不能生气化胎,反食气伤精故也。因令住经第二月,用黄芩、白术、当归、甘草,服至三月尽,止药,后生一子。

按语：

妊娠三月内,胚胎自然殒堕称堕胎。妇人禀性相火太盛,壮火食气耗伤精血。若受孕气虚无力载胎,血少灌溉不周,胎必堕。故经停有孕即服清热养血益气之药胎安。阐明胎前虽禀性、孕月、或时令不同均多热,黄芩、白术乃安胎圣药,胎孕宜清热凉血,血循经不妄行,故能养胎,黄芩乃上、中焦药,能降火下行,白术能补脾也。

二、闭经案

一妇年二十余,形肥,痞塞不食,每日卧至未,饮薄粥一盏,粥后必吐水半碗,仍复卧,经不通三月矣,前番通时黑色,脉辰时寸关滑有力,午后关滑,寸则否,询之因乘怒饮食而然。遂以白术一两五钱,厚朴、黄连、枳实各一两,半夏、茯苓、陈皮、山楂、人参滑石各八钱,砂仁、香附、桃红各五钱,分作十贴,每日服一贴,各入姜汁二蚬壳。间三日以神佑丸,神秘沉香丸微下之,至十二日,吐止食渐进,四十日平复如故。

按语：

患者进稀粥必吐,卧床不起,其闭经易误认为大虚证。朱震亨通过反复细微审证:闭经前曾通经色黑为内热之象,并在不同时辰诊其脉,辰时寸关脉滑有力,为气血注胃之时,表明胃腑停滞,冲脉隶于阳明,故上则停饮,下则经闭。又再诊午后之脉,唯关脉滑,进一步证实胃家实之候,才确切判断病本为实证。以消痰、食,导滞活血,佐以清胃之郁热,兼以人参鼓动胃气,共起疏通之效,再佐姜汁之辛,以开通和胃故呕吐止。

（张 吟）

吴道源

【历史渊源】

清代名医吴道源(1698—1775 年),江苏常熟人,撰写了女科专著《女科切要》(图 13-11),对妇产科的发展有重要的影响。

【学术思想】

吴道源在《女科切要》调经篇中写到:"其肥白妇人,经闭而不通者,必是湿痰与脂膜壅塞之故也",提出了肥人的月经失调与痰湿有密切的关系。"室女及笄而天癸不至,而饮食如常者,只是气血未足,人间往往有之,必服药疗其杂病,时至,经自流通",他认为原发性闭经与气血亏虚有关。

【临证特色】

吴道源在《女科切要》中对闭经、月经先期、月经过期,痛经、保胎、产时产后病均有涉及,临证首重气血,强调女子以血为主,提出气郁生痰,怒气伤血的病因病机。

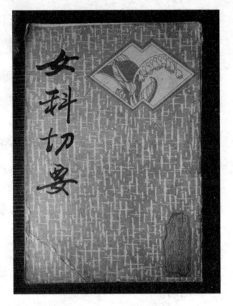

图 13-11 《女科切要》

【验案举例】

一、经行腹痛

妇人经水适行,小腹作痛者,气血涩滞也。用四乌汤。经行而腹痛者,或属虚寒,然气亦能作痛,恐有血瘀气滞,不必骤补,先用四物加陈皮、香附,次用八物汤加香附。如泻者,先止其泻,而痛自止矣。有每遇经行,辄头痛心忡,饮食减少,肌肤不润泽者,宜加减吴茱萸汤。亦有冲任虚衰,小腹有寒,月水过期,不能受孕者,大温经汤主之。有经水过而作痛者,血虚有寒也,法当温经养血,宜四物加桃仁、香附、肉桂。有经行着气,心腹腰胁疼痛者,血瘀气滞也,当顺气消瘀,青皮、当归、白芍、桃仁、红花、川芎、乌药,水煎服。有经水过期而来作痛者,血虚有热也,宜生血清热,四物加桃仁、香附、丹皮、甘草、元胡。有经水行后而作痛者,气血虚而空痛也,法当调养气血,宜八珍汤加姜枣。有经水过多,久不止而腹痛者,乃脾经血虚也,治宜补血健脾,四物加白术、茯苓、木香、浓朴、香附、陈皮、干姜、甘草,水煎。

四乌汤

乌药、当归、三棱、文术、赤芍、红花、桃仁、官桂、益母、香附。

吴茱萸汤

吴茱萸、人参、大枣、老姜。

八珍汤

熟地、白芍、川芎、当归、人参、白术、茯苓、甘草。

八物汤

熟地、白芍、川芎、当归、白术、人参、广皮、半夏。

大温经汤

鹿茸、香附、沉香、白术、陈皮、熟地、当归、白芍、川芎、吴茱萸、小茴、茯苓、元胡。

四物汤

熟地、白芍、当归、川芎。

按语:

凡妇女在经期前后,发生少腹疼痛,腰酸等症状,称为痛经。病因种类很多,总不出寒、热、虚、实四者范围,病机属于气血运行阻滞,痛则不通,通则不痛。吴道源辨证以气血为纲,细审病端,根据临证伴随症状,审证求因,在调养气血的基础上,灵活加减,可法可师。

二、经准不孕

妇人月信准而不受胎者,其故有三:有因痰闭子宫者,有因气食生冷者,有因男子阳伤易泄者。如痰闭子宫者,其妇必肥白,经来腹不痛,宜导痰汤,或人参半夏丸之类,或二陈合四物汤。如气食生冷所致者,其腹多痛,宜温之,千金吉祥丸之类,如咳嗽,又不宜服,以四物加陈皮、香附、山楂。如气作泻,用枳实丸。如男子精寒易泄,不能受孕者,与妇无干,只宜男子服药。或谓经水正而子宫寒者,万无是理也。盖子宫若寒,经水必过期矣。或又云:子宫寒者,因产时阴户着寒所致,第产后阴户着寒,产妇即便不语,岂能语者,尚谓着寒乎。薛古蒙曰:妇人经行不正,每不受胎,然参前而受胎者亦有之,其血热故也。女科

210

书云：先期为血热，后期为血气，第有参前落后互兼者。何也？大抵妇人性执，多恼着气，则气不调矣。夫气为血之母，气乱则经期亦乱矣。故调经以理气为先，宜以归附丸、四物丸之类。又有冲任寒损，胎孕不成，或成而后多堕者，诜诜丸主之。

导痰汤
半夏、南星、橘红、枳实、茯苓、人参、菖蒲、竹茹、甘草。

《千金》吉祥丸
天麻、川芎、肉桂、丹皮、熟地、白术、柳絮、五味、茯苓、菟丝子、覆盆、枳实、桃花片。

诜诜丸
干姜、白术、丹皮、元胡、肉桂、泽兰、熟地、川芎、白芍、当归、石斛。

按语：

吴道源在《女科切要》卷二中总结了经准不孕症的病因，认识到有男女双方的原因。女方的病因主要概括为痰闭子宫及气食生冷。通过列举临证表现加以鉴别，分析病机，提出治则，处方用药及类证化裁，以指导后世用药。

（张　吟）

张璐

【历史渊源】

张璐（1617—1699），字路玉，号石顽老人，江南长洲（现苏州）人。著有《伤寒缵论》《伤寒绪论》《张氏医通》《千金方衍义》《本经逢原》《诊宗三昧》等书，是一位自学成才的吴中杰出医家，也是清初的著名医家之一。

张璐出身当地望族，自幼接受了良好的教育，本欲通过攻读举子业步入仕途，但因当时社会动荡，为避战乱在苏州西山居住15年之久。在此期间，他做出了弃文从医的决定。张璐一方面博览了大量医学著作，另一方面对方药做了长期的临床考察与验证。至顺治十六年（1659年），张璐42岁时离开西山回到故里，在此期间整理的大量医学笔记，取名为《医归》，之后进一步整理取名为《伤寒缵论》《伤寒绪论》于康熙丁未年(1667年)刊行。康熙二十八年(1689年)张璐著成脉学专著《诊宗三昧》。康熙三十四年(1695年)张璐的学术思想代表作《张氏医通》(图13-12)以及药物学专著《本经逢原》(图13-13)刊行于世,他的医学生涯也于此时达到顶峰。康熙三十七年(1698年)82岁高龄的张璐完成了《千金方衍义》的编著工作。此书成书不久后张璐去世。

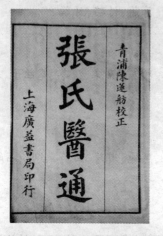 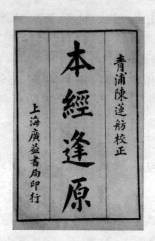

图13-12 《张氏医通》民国 石印本

图13-13 《本经逢原》民 国石印本

张璐的学术思想代表作《张氏医通》为综合性医书,十六卷。成书于清康熙三十四年(1695年),是张璐研究内伤杂病的专著。该书内容丰富,包括内、外、妇、儿、五官等科,并附验案。此书对后世影响较大,后世医家对治疗杂病的法则,一般来自《张氏医通》者较多。

【学术思想】

张璐苦读经典医籍,博采众长,在研究伤寒学、本草学等方面均有很深的造诣。《张氏医通》"妇人门"中,列经候、胎前、临褥、产后等篇,专论女科诸证,其中产后三冲、三急、三审最为医者熟知,另外他对于血证及痰火的认识也有其独到之处:

一、产后病分三冲、三急、三审论治

三冲:冲心其症可见歌舞谈笑,或怒骂坐卧,甚者逾墙上屋,口咬拳打,山腔野调,号佛名神等神志狂乱之症;冲胃其症饱闷呕恶,腹满胀痛;冲肺其症面赤呕逆。张璐认为产后败血冲心治疗可用花蕊石散,琥珀黑龙丹也可。若闷

212

乱而不癫狂的轻症,可用失笑散加郁金。产后败血冲胃,治疗当以平胃加姜、桂为先,不效可服来复丹。若呕逆腹胀,血化为水者,以《金匮要略》下瘀血汤主之。产后败血冲肺,治疗则以二味参苏饮,甚则加芒硝汤涤之。

三急:张璐认为产后诸病,唯以呕吐、盗汗、泄泻为急,若三者并见则更为危急。产后三急如已见痰闭心窍,可用抵圣散去芍药加炮姜、茯苓治之;多汗加乌梅,不可用浮小麦伤胃耗气,枣仁腻滑易于作泻,亦当慎用;芍药、五味虽酸收能敛汗,然防其阻滞恶露,亦不可乱用。

三审:张璐提出凡诊新产妇之患应先审少腹痛与不痛,以征恶露之有无;次审大便通与不通,以征津液之盛衰;再审乳汁行与不行以及饮食之多少,以征胃气之强弱。

二、揭示血证的病理机制及其证治规律

张璐论治诸血证,强调对于出血原因的辨析,不能一概认为上溢是火盛的缘故,下脱是因为阳衰,必须根据出血的色泽与性状加以鉴别。比较深刻地揭示了血证的病理机制及其证治规律。在出血的原因上,张璐认为出血是因为人体的阴阳偏盛与偏衰,而脏腑之气乖逆所致。在血证的治疗上,张璐从人体气秉阴阳盛衰着手,对各种出血之证,并不拘泥于以寒治热,以热治寒的常规方法,而是注重辨证论治。

三、张璐也指出痰火的原因以风、食、气三者为甚,治疗应该先治标再治本,指出"治痰先治火,治火先养阴",并特立玉竹饮子一方。

【临证特色】

张璐为清初的著名医家,他毕生致力于中医理论研究和临床实践,在外感伤寒、温热病方面精论甚多,对内科、外科、妇科、儿科、眼科均见擅长。他的临证特色主要有以下两个方面:

一、尊崇经典,博采众长

张璐通读古代经典医籍,如《黄帝内经》《难经》《神农本草经》《伤寒论》《金匮要略》《备急千金要方》等,推崇古代圣贤经典理论,并汲取各家之长,以自己的感悟和经验融会贯通用之于治病。

二、辨证为重,灵活运用

张璐在熟读古代经典医籍的基础上,通过多次的医疗实践,将前人的经验和自己的感悟融合一体,逐渐形成自己的医理思路,灵活运用八纲辨证或六经辨证或脏腑辨证等方法,依据因人、因时、因地、因症的不同,对患者采取恰当合适的治疗方法,以期获效。

【验案举例】

一、崩漏案

一妇老年患崩,诸药罔效,身热肢痛,头晕涕出,吐痰少食,众作火治,转致绝粒数日,仅存呼吸。诊之,乃脾肾虚寒。用生料八味丸一剂,翌早遂索粥,再剂热减痛止,服八味丸。愈后因劳役忧怒,至夏崩复作,胸饱发热脊痛,腰不可转,神气怫郁,脉洪无伦,按之微弱。此无根之火,内真寒而外假热也,以十全大补加附子,一剂晕止,崩血渐减,日服八味丸而愈。

按语:

生料八味丸即崔氏八味丸,出自《金匮要略》,由干地黄、山萸肉、山药、泽泻、茯苓、丹皮、桂枝、制附子八味药物组成,全方共奏补益肾气,温阳化湿之功效。十全大补汤源自《太平惠民和剂局方》,由四君子汤合四物汤再加黄芪、肉桂所组成,方中四君补气,四物补血,更与补气之黄芪和少佐温煦之肉桂组合,则补益气血之功更著。此例病患之崩,因有热象,众作火治,而张璐诊之,认为乃脾肾虚寒,实为内真寒而外假热,故投以温补之剂获效甚奇。张璐对各种出血之证,并不拘泥于以寒治热,以热治寒的常规方法,而是注重辨证论治。张璐能不被纷繁复杂的症状所迷惑,而抓住脉象为虚,辨为虚证,尤为可贵。

二、经行泄泻案

石顽治一薛姓妇,每遇经行,必先作泻二三日。其脉左手关尺弦纽如丝,右手关上小快而滑,服姜、桂、萸、附,则大渴腹痛,泄泻转剧;服苓、泽、车前之属,则目暗如盲。此肝血虚寒,而脾胃有伏火也。俟经将行作泻时,朝用理中加黄连,作汤服五六剂,暮与加减八味加紫石英,作丸常服,不终剂而数年之疾顿除。

按语:

张璐认为经行时先泄泻者为脾虚。脾统血而恶湿,经血将动,脾血先注血海,然后下流为经。脾血既亏,不能运行其湿,所以必先作泻,补中益气加炮姜;有热,兼黄连;若饮食减少,六君、理中选用。理中汤出自张机的《伤寒论》,由干姜、人参、白术、炙甘草组成,具温中散寒之功,治疗脾胃虚寒证。加黄连清热燥湿,去脾胃伏火。加减八味为崔氏八味丸加减,崔氏八味丸出自《金匮要

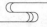

略》,由干地黄、山萸肉、山药、泽泻、茯苓、丹皮、桂枝、制附子八味药物组成,全方共奏补益肾气,温阳化湿之功效。并加入紫石英入丸剂以温中暖宫。

三、产后麻木案

(一)曾治一妇,产后右半身麻瞀而昏晕,不省人事,发即胸膈痞闷,下体重着,或时心神荡摇,若无心肺之状,顷则周身冷汗如澼,大吐痰涎而苏。此产后经脉空虚,痰饮乘虚袭人之故,因与六君子加归、芪、肉桂,随手而效。

> **按语:**

张璐认为产后麻瞀,宜生血补气,十全大补汤。去血过多,手足发麻,小腹大痛,则遍体麻晕欲死。此非恶露凝滞,乃虚中加痰,六君子加炮姜、香附、当归。六君子汤出自《医学正传》,由人参、白术、茯苓、甘草、陈皮、半夏六味药组成,具益气健脾,燥湿化痰的功效。此处张璐用六君子汤补虚化痰,加炮姜温中,加香附理气,加当归养血为用。

(二)复有一妇,产后左半身麻瞀而昏晕,不省人事,发则周身大痛,筋脉瘛疭,肌肉眴动,或时头面赤热,或时腿上振振动摇,顷则蒸蒸汗出而苏。此产后营血大亏,虚风袭人之故,用十全大补汤治之,诸证悉平,但麻瞀不止,后与地黄饮子而安。

> **按语:**

十全大补汤源自《太平惠民和剂局方》,由四君子汤合四物汤再加黄芪、肉桂所组成,方中四君补气,四物补血,更与补气之黄芪和少佐温煦之肉桂组合,则补益气血之功更著。地黄饮子出自《圣济总录》,由熟干地黄、巴戟天、山茱萸、石斛、肉苁蓉、附子、五味子、官桂、白茯苓、麦门冬、菖蒲、远志组成,全方具滋肾阴,补肾阳,开窍化痰之功效。产后营血大亏,虚风袭人为患,张璐在此处先用十全大补汤,继用地黄饮子取其大补气血,补肾化痰为用。

(葛 华)

附录　吴门女科常用方剂

一画

一贯煎(《柳州医话》) 沙参 麦冬 当归 生地 川楝子 枸杞子

二画

二至丸(《医方集解》) 女贞子 旱莲草

二陈汤(《太平惠民和剂局方》) 半夏 橘红 白茯苓 甘草 生姜 乌梅

二味参苏饮(《妇人大全良方》) 人参 苏木

十圣散(《广嗣纪要》) 人参 黄芪 白术 地黄 砂仁 炙甘草 归身 川芎 白芍
　　川续断

十全大补汤(《太平惠民和剂局方》) 人参 白术 白茯苓 当归 川芎 白芍 熟
　　地黄 甘草 肉桂 黄芪

八正散(《太平惠民和剂局方》) 车前子 瞿麦 萹蓄 滑石 栀子 炙甘草
　　木通 煨大黄

八味丸(《太平惠民和剂局方》) 干地黄 山药 山茱萸 泽泻 茯苓 牡丹皮 桂
　　枝 炮附子

八物汤(《保命集》) 当归 川芎 白芍药 熟地黄 延胡索 苦楝子 槟榔 木香

八珍汤(《正体类要》) 人参 白术 白茯苓 当归 川芎 白芍 熟地黄 甘草

人参半夏丸(《郑氏家传女科万金方》) 人参 半夏 南星 茯苓 薄荷 明矾 蛤粉
　　藿香 寒水石

人参养荣汤(《太平惠民和剂局方》) 人参 黄芪 白术 茯苓 远志 陈皮 五味
　　子 当归 白芍 熟地 桂心 炙甘草

人参橘皮汤(《太平圣惠方》) 人参 陈橘皮 生姜

217

三画

三圣散(《儒门事亲》) 防风　瓜蒂　藜芦

三甲复脉汤(《温病条辨》) 炙甘草　干地黄　白芍　阿胶　麦门冬　生牡蛎　生鳖
甲　生龟板　火麻仁

下瘀血汤(《金匮要略》) 大黄　桃仁　䗪虫

大温经汤(《证治准绳》) 吴茱萸　当归　川芎　芍药　人参　桂枝　阿胶　牡丹
皮　生姜　甘草　半夏　麦门冬

大黄䗪虫丸(《金匮要略》) 大黄　黄芩　甘草　桃仁　杏仁　芍药　干地黄　干
漆　虻虫　蛴螬　䗪虫

小建中汤(《伤寒论》) 饴糖　桂枝　芍药　炙甘草　大枣　生姜

小柴胡汤(《伤寒论》) 柴胡　黄芩　人参　甘草　半夏　生姜　大枣

千金鲤鱼汤(《备急千金要方》) 白术　生姜　茯苓　白芍　当归　青鲤鱼

四画

开郁种玉汤(《傅青主女科》) 当归　白芍　丹皮　香附　白术　茯苓　花粉

天麻钩藤饮(《杂病证治新义》) 天麻　钩藤　石决明　山栀　黄芩　杜仲　川牛
膝　益母草　桑寄生　夜交藤　茯神

木防己汤(《吴鞠通医案》) 生石膏　桂枝　木防己　杏仁　生香附　炙甘草　苍术

五补丸(《吴氏集验方》) 巴戟　牛膝　山药　白蒺藜　菟丝子　木香　人参　白茯
苓　黄芪　川椒　苁蓉　远志　附子　肉桂　茴香　五味子　山茱萸　补骨脂

五苓散(《伤寒论》) 猪苓　茯苓　白术　泽泻　桂枝

五淋散(《太平惠民和剂局方》) 木通　滑石　甘草　山栀仁　赤芍药　茯苓　淡竹
叶　山茵陈

五子衍宗丸(《证治准绳》) 菟丝子　五味子　枸杞子　覆盆子　车前子

少腹逐瘀汤(《医林改错》) 小茴香　干姜　延胡索　没药　当归　川芎　肉桂　赤
芍　蒲黄　五灵脂

丹栀逍遥散(《内科摘要》) 柴胡　丹皮　栀子　当归　白芍　白术　茯苓　炙甘
草　煨姜　薄荷

乌梅丸(《伤寒论》) 乌梅肉　黄连　黄柏　附子　干姜　桂枝　细辛　蜀椒　人
参　当归

乌贼鱼骨丸(《陈素庵妇科补解》) 白芷　当归　龙骨　牡蛎　熟地　萸肉　柴胡　升
麻　黄芪　白芍　川芎　杜仲　五味子

乌贼骨丸/乌鲗丸(《黄帝内经》)乌贼骨　藘茹

六味丸(《小儿药证直诀》)熟地黄　山茱萸肉　山药　泽泻　牡丹皮　茯苓

六君子汤(《医学正传》)党参　白术　茯苓　甘草　法半夏　陈皮　生姜　大枣

六味地黄丸(《小儿药证直诀》)干地黄　怀山药　山萸肉　丹皮　茯苓　泽泻

方脉流气饮(《外科发挥》)紫苏　青皮　当归　芍药　乌药　茯苓　桔梗　半夏　川
　　芎　黄芪　枳实　防风　陈皮　甘草　木香　大腹皮　槟榔　枳壳

五画

玉烛散(《儒门事亲》)当归　川芎　熟地黄　白芍药　大黄　芒硝　甘草

玉竹饮子(《张氏医通》)玉竹　茯苓　甘草　桔梗　橘皮　紫菀　川贝母　生
　　姜　白蜜

甘麦大枣汤(《金匮要略》)甘草　小麦　大枣

艾附暖宫丸(《寿世保元》)香附米　艾叶　当归　川芎　白芍　怀生地　黄芪　吴茱
　　萸　官桂　川续断

左归丸(《景岳全书》)熟地　山药　枸杞　山茱萸　川牛膝　菟丝子　鹿角胶　龟
　　板胶

左归饮(《景岳全书》)熟地　山药　山茱萸　茯苓　枸杞　炙甘草

左金丸(《丹溪心法》)　黄连　吴茱萸

右归丸(《景岳全书》)制附子　肉桂　熟地　山药　山茱萸　枸杞　菟丝子　鹿角胶
　　当归　杜仲

龙胆泻肝汤(《医方集解》)龙胆草　栀子　黄芩　车前子　木通　泽泻　生地　当
　　归　甘草　柴胡

平安饮(邵氏女科经验方)煅代赭石　姜半夏　谷芽　五味子　莲子肉　川断　杜仲

平胃散(《太平惠民和剂局方》)苍术　厚朴　陈皮　甘草

平肝开郁止血汤(《傅青主女科》)白芍　白术　当归　丹皮　三七根　生地　甘
　　草　黑芥穗　柴胡

归附丸(《济阴纲目》)香附子　当归　鹿角

归肾丸(《景岳全书》)熟地　山药　山茱萸　茯苓　当归　枸杞　杜仲　菟丝子

归脾汤(《严氏济生方》)党参　黄芪　白术　茯神　酸枣仁　龙眼肉　木香　远
　　志　生姜　大枣　炙甘草　当归

归芍地黄汤(《症因脉治》)生地黄　当归　白芍药　牡丹皮　枸杞子　知母　人
　　参　甘草　地骨皮

四乌汤《郑氏家传女科万金方》当归　白芍　川芎　熟地　甘草　香附　乌药

四妙散(《叶氏女科》)当归　川芎　白术　黄芩

四物丸(《外台秘要》) 大戟　芫花　杏仁　巴豆

四物汤(《太平惠民和剂局方》) 熟地黄　当归　川芎　白芍

四逆汤(《伤寒论》) 淡附片　干姜　炙甘草

四逆散(《伤寒论》) 柴胡　芍药　枳实　甘草

四二五汤(邵氏女科经验方) 仙灵脾　仙茅　枸杞　菟丝子　覆盆子　五味子　车前子　当归　熟地　白芍　川芎

四君子汤(《太平惠民和剂局方》) 人参　白术　茯苓　甘草

四制香附丸(《景岳全书》) 制香附　熟地　川芎　白术　川黄柏　甘草　当归　大白芍　泽兰　陈皮

生化汤(《傅青主女科》) 当归　川芎　桃仁　炮姜　甘草

生脉散(《内外伤辨惑论》) 人参　麦冬　五味子

生姜丸(《圣济总录》) 生姜　甘草　陈橘皮　香白芷　缩砂　胡椒　蓬莪术

失笑散(《太平惠民和剂局方》) 蒲黄　五灵脂

仙桂汤(邵氏女科经验方) 仙灵脾　仙茅　巴戟天　肉桂　紫石英　炙黄芪　党参　当归身　枸杞子　覆盆子　五味子

白术散(《全生指迷方》) 白术　橘皮　大腹皮　茯苓　生姜

白术调中汤(《黄帝素问宣明论方》) 白术　茯苓　红皮　泽泻　干姜　官桂　缩砂仁　藿香　甘草

半夏白术天麻汤(《医学心悟》) 半夏　天麻　茯苓　橘红　炙甘草　生姜　大枣

必效散(《外科精义》) 南硼砂　轻粉　麝香　斑蝥　巴豆　白槟榔

加味乌药汤(《济阴纲目》) 乌药　缩砂　木香　延胡索　香附　甘草　生姜

加味固阴煎(《女科证治约旨》) 生地炭　白芍　阿胶　生龙骨　生牡蛎　茯神　怀山药　秋石　知母　黄柏

加味逍遥散(《内科摘要》) 当归　芍药　茯苓　白术　柴胡　牡丹皮　山栀　甘草

加减吴茱萸汤(《妇人大全良方》) 吴茱萸　麦门冬　干姜　白茯苓　牡丹皮　南木香　苦梗　甘草　当归　北细辛　防风　官桂　半夏

圣愈汤(《医宗金鉴》) 人参　黄芪　当归　川芎　生熟地黄　芍药

六画

吉祥丸(《备急千金要方》) 天麻　五味子　覆盆子　桃花　柳絮　白术　川芎　牡丹皮　桃仁　菟丝子　茯苓　楮实子　干地黄　桂心

地黄饮子(《圣济总录》) 熟干地黄　巴戟天　山茱萸　石斛肉　苁蓉　附子　五味子　官桂　白茯苓　麦门冬　菖蒲　远志　生姜　大枣　薄荷

芍药甘草汤(《伤寒论》) 芍药　甘草

芎归胶艾汤(《金匮要略》) 川芎 阿胶 甘草 艾叶 当归 芍药 干地黄

当归散(《金匮要略》) 当归 黄芩 芍药 川芎 白术

当归芍药散(《金匮要略》) 当归 芍药 茯苓 白术 泽泻 川芎

当归补血汤(《内外伤辨惑论》) 当归 黄芪

当归建中汤(《千金翼方》) 当归 桂枝 芍药 生姜 甘草 大枣 饴糖

当归生姜羊肉汤(《金匮要略》) 当归 生姜 羊肉

回生丹(《万病回春》) 大黄 苏木 红花 黑豆 当归 川芎 熟地黄 白茯苓 苍术 香附 乌药 玄胡索 桃仁 蒲黄 牛膝 白芍 甘草 陈皮 木香 三棱 五灵脂 羌活 地榆 山萸 人参 白术 青皮 木瓜 良姜 乳香 没药

先期汤(《证治准绳》) 生地黄 当归 白芍药 黄柏 知母 黄芩 黄连 川芎 阿胶 艾叶 香附 炙甘草

延胡索汤(《严氏济生方》) 当归 延胡索 炒蒲黄 赤芍药 官桂 姜黄 乳香 没药 木香 炙甘草

血府逐瘀汤(《医林改错》) 桃仁 红花 当归 生地黄 川芎 赤芍 牛膝 桔梗 柴胡 枳壳 甘草

全生白术散(《胎产秘书》) 人参 白术 茯苓皮 甘草 当归 川芎 紫苏 陈皮 生姜

安胎饮(《太平惠民和剂局方》) 地榆 甘草 茯苓 熟干地黄 当归 川芎 白术 半夏 阿胶 黄芪 白芍药

安胎凉膈饮(《胎产秘书》) 知母 麦冬 人参 芦根 葛根 黑山栀 竹茹 葱白

导赤散(《小儿药证直诀》) 生地 木通 甘草梢 竹叶

导痰汤(《校注妇人大全良方》) 半夏 橘红 茯苓 枳实 南星 甘草

异功散(《小儿药证真诀》) 人参 茯苓 白术 陈皮 甘草

异香四神散(《证治准绳》) 香附 乌药 炙甘草

防己茯苓汤(《金匮要略》) 防己 茯苓 黄芪 桂枝 甘草

七画

寿胎丸(《医学衷中参西录》) 菟丝子 桑寄生 续断 阿胶

花蕊石散(《普济方》) 花蕊石 上赤硫黄

苁蓉菟丝子丸(《济阴纲目》) 肉苁蓉 菟丝子 覆盆子 蛇床子 当归 白芍药 川芎 牡蛎 乌贼骨 五味子 防风 黄芩 艾叶

芩连四物汤(《古今医统》) 川芎 当归 白芍药 生地黄 黄芩 黄连

苍附导痰丸(《叶天士女科诊治秘方》) 茯苓 法半夏 陈皮 甘草 苍术 香附 胆南星 枳壳 生姜 神曲

芦根汁汤(《女科医案》) 生芦根 橘红 生姜 槟榔 枇杷叶

苏叶黄连汤(《温热经纬》) 川连 苏叶

杞菊地黄丸(《医级》) 熟地 山茱萸 山药 茯苓 丹皮 泽泻 枸杞子 菊花

两地汤(《傅青主女科》) 生地 地骨皮 玄参 白芍 阿胶 麦冬

来复丹(《太平惠民和剂局方》) 硝石 硫黄 玄精石 五灵脂 青皮 陈皮

牡蛎泽泻汤(《伤寒寻源》) 牡蛎 泽泻 蜀漆 葶苈子 商陆根 海藻 栝楼根

沉香丸(《太平圣惠方》) 沉香 丁香 木香 槟榔 桂心 诃黎勒皮 川大黄 肉豆
　　蔻 麝香

完带汤(《傅青主女科》) 人参 白术 白芍 怀山药 苍术 陈皮 柴胡 黑荆
　　芥 车前子 甘草

良附丸(《良方集腋》) 高良姜 香附

补虚汤(《叶氏女科证治》) 人参 黄芪 肉桂 炙甘草 川芎 当归 白芍 白术

补中益气汤(《脾胃论》) 人参 黄芪 白术 当归 陈皮 升麻 柴胡 炙甘草

补肾固冲丸(《中医学新编》) 菟丝子 续断 巴戟天 杜仲 当归 熟地 鹿角
　　霜 枸杞子 阿胶 党参 白术 大枣 砂仁

附子汤(《伤寒论》) 附子 茯苓 人参 白术 芍药

邵氏暖宫种子汤(邵氏女科经验方) 鹿角霜 仙灵脾 紫石英 大熟地 枸杞
　　子 菟丝子 炙黄芪 全当归 路路通 九节菖蒲 鸡血藤 石楠

八画

青竹茹汤(《普济方》) 生芦根 青竹茹 粟米 生姜

抵圣散(《普济方》) 栝楼 何首乌 大山慈菇 甘草 地榆 没药 乳香 麝香

抵当汤(《金匮要略》) 水蛭 虻虫 桃仁 大黄

肾气丸(《金匮要略》) 地黄 山药 山茱萸 泽泻 茯苓 丹皮 桂枝 附子

肾着汤(《三因极一病证方论》) 甘草 干姜 茯苓 白术

固经丸(《医学入门》) 龟板 白芍 黄芩 椿根皮 黄柏 香附

固本止崩汤(《傅青主女科》) 大熟地 白术 黄芪 当归 黑姜 人参

备金散(《卫生宝鉴》) 香附 当归尾 五灵脂

炙甘草汤(《伤寒论》) 炙甘草 生姜 人参 生地黄 桂枝 阿胶 麦门冬 麻
　　仁 大枣

定经汤(《傅青主女科》) 菟丝子 白芍 当归 熟地 山药 白茯苓 炒芥穗 柴胡

诜诜丸(《女科切要》) 干姜 白术 丹皮 元胡 肉桂 泽兰 熟地 川芎 白芍 当
　　归 石斛

建中汤(《备急千金要方》) 生姜 芍药 干地黄 甘草 川芎 大枣

参苏饮(《太平惠民和剂局方》)木香 紫苏叶 干葛 半夏 前胡 人参 茯苓 枳
　　壳 桔梗 甘草 陈皮

参苓白术散(《太平惠民和剂局方》)莲子肉 薏苡仁 砂仁 桔梗 白扁豆 白茯
　　苓 人参 甘草 白术 山药

九画

封髓丹(《医理真传》)黄柏 砂仁 甘草

枳术丸(《金匮要略》)枳实 白术

枳术汤(《金匮要略》)枳实 白术

枳实丸(《备急千金要方》)枳实 菊花 蛇床子 防风 白薇 浮萍 蒺藜子 天
　　雄 麻黄 漏芦

香砂四物汤(《叶氏女科》)熟地黄 当归 白芍 川芎 阿胶 条芩 砂仁 香
　　附 艾叶 糯米

香砂六君子汤(《名医方论》)人参 白术 茯苓 甘草 半夏 陈皮 木香 砂
　　仁 生姜

复脉汤(《伤寒论》)炙甘草 桂枝 人参 生地 阿胶 生姜 麦冬 麻仁 大
　　枣 白酒

保产无忧散(《傅青主女科》)当归 炒黑芥穗 川芎 艾叶 炒枳壳 黄芪 菟丝
　　子 厚朴 羌活 川贝母 白芍 甘草 生姜

养血平肝散(《济阴纲目》)当归 炒白芍 香附 青皮 柴胡 川芎 生地黄 甘草

养精种玉汤(《傅青主女科》)熟地 山茱萸 白芍 当归

神佑丸(《儒门事亲》)甘遂 大戟 芫花 黑牵牛 大黄

神效瓜蒌散(《妇人大全良方》)瓜蒌 生粉草 当归 乳香 没药

十画

桂枝汤(《伤寒论》)桂枝 芍药 甘草 大枣 生姜

桂枝茯苓丸(《金匮要略》)桂枝 茯苓 赤芍 丹皮 桃仁

桂枝桃仁汤(《妇人大全良方》)桂枝 芍药 生地黄 桃仁 甘草

桂香琥珀散(《钱伯煊经验方》)肉桂 沉香 琥珀

桂苓五味甘草汤(《金匮要略》)茯苓 桂枝 甘草 五味子

桂枝加龙骨牡蛎汤(《金匮要略》)桂枝 芍药 生姜 甘草 大枣 龙骨 牡蛎

桂枝去芍药加蜀漆牡蛎龙骨救逆汤(《伤寒论》)桂枝 甘草 生姜 大枣 牡
　　蛎 蜀漆 龙骨

桃核承气汤(《伤寒论》) 桃仁 大黄 甘草 桂枝 芒硝

柴胡疏肝散(《景岳全书》) 柴胡 枳壳 香附 陈皮 芍药 川芎 炙甘草

逍遥散(《太平惠民和剂局方》) 柴胡 当归 茯苓 白芍 白术 炙甘草 煨
姜 薄荷

益母膏(《古今医统大全》) 益母草

益气养营汤(《保婴撮要》) 当归 川芎 白芍 熟地黄 人参 白术 白茯苓 甘
草 桔梗 橘皮 贝母 香附 黄芪 柴胡

调肝汤(《傅青主女科》) 当归 白芍 山茱萸 巴戟天 阿胶 山药 甘草

十一画

理中丸(《伤寒论》) 人参 白术 干姜 炙甘草

黄土汤(《金匮要略》) 甘草 干地黄 白术 附子 阿胶 黄芩 灶中黄土

黄芪建中汤(《金匮要略》) 黄芪 桂枝 白芍 生姜 甘草 大枣 饴糖

黄连阿胶汤(《伤寒论》) 黄连 阿胶 黄芩 鸡子黄 白芍

救损安胎汤(《傅青主女科》) 当归 白芍 生地 白术 炙甘草 人参 苏木 乳
香 没药

旋覆花汤(《圣济总录》) 旋覆花 椿根白皮 紫苏 犀角(现用水牛角代) 赤茯
苓 陈橘皮

旋覆代赭汤(《伤寒论》) 旋覆花 半夏 甘草 人参 代赭石 生姜 大枣

羚角钩藤汤(《重订通俗伤寒论》) 羚羊角 钩藤 桑叶 菊花 贝母 生地 茯
神 白芍 鲜竹茹 甘草

清肝止淋汤(《傅青主女科》) 当归 白芍 生地 丹皮 黄柏 牛膝 制香附 阿
胶 黑豆 红枣

清热固经汤(《简明中医妇科学》) 生黄芩 焦栀子 大生地 地骨皮 地榆 阿胶
(烊化) 生藕节 陈棕炭 炙龟板 牡蛎粉 生甘草

十二画

琥珀散(《普济本事方》) 荆三棱 蓬莪术 赤芍药 刘寄奴 牡丹皮 官桂 熟干
地黄 菊花 蒲黄 当归

琥珀膏(《太平惠民和剂局方》) 琥珀 木通 桂心 当归 白芷 防风 松脂 朱
砂 木鳖 麻油 丁香 木香

琥珀黑龙丹(《太平惠民和剂局方》) 五灵脂 当归 川芎 干地黄 良姜 赤石
脂 花乳石 琥珀 乳香 硫黄 百草霜

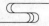

斑龙丸(《医学正传》) 鹿角胶 鹿角霜 菟丝子 柏子仁 熟地黄 白茯苓 补骨脂

越鞠丸(《口齿类要》) 苍术 神曲 香附 山楂 山栀 川芎 麦芽

越鞠丸(《丹溪心法》) 苍术 香附 川芎 神曲 栀子

紫苏饮(《普济本事方》) 紫苏 陈皮 大腹皮 白芍 当归 川芎 人参 甘草

黑逍遥散(《医宗己任编》) 柴胡 白芍 归身 白术 茯苓 甘草 熟地

温冲汤(《医学衷中参西录》) 生山药 当归身 乌附子 肉桂 补骨脂 小茴香 核桃仁 紫石英 真鹿角胶

温经汤(《金匮要略》) 吴茱萸 当归 芍药 川芎 人参 生姜 麦门冬 半夏 牡丹皮 阿胶 甘草 桂枝

温胆汤(《三因极一病证方论》) 半夏 竹茹 枳实 陈皮 甘草 茯苓

滋血汤(《太平惠民和剂局方》) 马鞭草 荆芥穗 当归 肉桂 丹皮 赤芍 枳壳 川芎

犀角地黄汤(《备急千金要方》) 犀角(现用水牛角代) 生地 牡丹皮 赤芍药

十四画

膈下逐瘀汤(《医林改错》) 当归 川芎 赤芍 桃仁 红花 枳壳 延胡索 五灵脂 丹皮 乌药 香附 甘草

十五画

镇肝熄风汤(《医学衷中参西录》) 牛膝 生赭石 龙骨 牡蛎 白芍 玄参 天冬 川楝子 龟板 生麦芽 茵陈 甘草

镇固奇脉方(《临证指南医案》) 人参 龙齿 枣仁 茯神 桑螵蛸 远志 紫石英

十九画

鳖甲煎丸(《金匮要略》) 鳖甲 乌扇 黄芩 柴胡 鼠妇 干姜 大黄 芍药 桂枝 葶苈 石韦 厚朴 牡丹 瞿麦 紫葳 半夏 人参 土鳖虫 阿胶 蜂窠 赤硝 蜣螂 桃仁